Biostatistica in Radiologia

Progettare, realizzare e scrivere un lavoro scientifico radiologico

Francesco Sardanelli • Giovanni Di Leo

Biostatistica in Radiologia

Progettare, realizzare e scrivere un lavoro scientifico radiologico

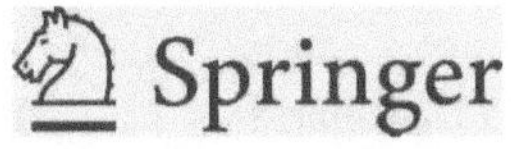

Springer

PROF. FRANCESCO SARDANELLI
Professore Associato di Radiologia
Università degli Studi di Milano
Dipartimento di Scienze Medico-Chirurgiche
Direttore Unità di Radiologia
IRCCS, Policlinico San Donato
e-mail: francesco.sardanelli@unimi.it

DR. GIOVANNI DI LEO
Ricercatore
Unità di Radiologia
IRCCS Policlinico San Donato
e-mail: gianni-dileo77@gmail.com

ISBN 978-88-470-0604-1
e-ISBN 978-88-470-0605-8

Springer fa parte di Springer Science+Business Media
springer.com
©Springer-Verlag Italia 2008

Impaginazione: Ferrari – studio editoriale, Cologno Monzese (Milano)
Stampa: Printer Trento S.r.l., Trento

Stampato in Italia
Springer-Verlag Italia S.r.l., Via Decembrio 28, I-20137 Milano

A Genny, Francesca e Federica
FS

A mio padre,
che mi ha insegnato
a dare il giusto peso alle cose
GDL

Prefazione

Per molti anni "Biostatistica in Radiologia" è stato il sogno nel cassetto del meno giovane dei due autori. È apparso quindi naturale che il compito di questa Prefazione fosse assunto dal sottoscritto, in prima persona. È l'occasione per una valutazione degli anni trascorsi che spiega la genesi di questo libro e – forse – può essere utile ai giovani colleghi che intendono dedicarsi alla ricerca in Radiologia.

Oltre venticinque anni or sono frequentavo la Scuola di Specializzazione in Radiodiagnostica dell'Università di Genova, diretta dal Prof. Luigi Oliva, e svolgevo attività clinica presso la Cattedra R di Radiologia, diretta dal Prof. Giorgio Cittadini. Quest'ultimo era stato relatore della mia tesi di Laurea: "Effetti ipotonizzanti colici della fenoverina e del N-butil-bromuro di scopolamina: scomposizione della varianza mediante test non parametrici". Un'attenzione al metodo di analisi dei risultati predittiva di futuri sviluppi.

Nel 1984, dopo alcuni anni prevalentemente dedicati alla radiologia a doppio contrasto del tubo digerente, fui inserito in un piccolo team di medici, fisici e ingegneri che ebbe la fortuna di lavorare con uno dei primissimi tomografi a risonanza magnetica installati in Italia. Era un prototipo con magnete resistivo a basso campo, operante a soli 0.15 T. Per utilizzare al meglio questa nuova tecnologia diagnostica era necessario comprendere il fenomeno fisico NMR, il gioco delle sequenze di impulsi a radiofrequenza e il ruolo dei gradienti di campo che generano le immagini. All'epoca, i fisici spiegavano la risonanza magnetica in corsi e convegni mediante dimostrazioni formali basate sulle equazioni di Bloch, combinando i modelli classico e quantistico del fenomeno. Le loro lezioni apparivano incomprensibili. Solo quando formule ed equazioni erano tradotte in un linguaggio diverso, concretamente ancorato al significato clinico delle immagini, l'audience radiologica apriva gli occhi e afferrava il senso pratico di quelle teorie. Per la prima volta ebbi la percezione netta che la trasmissione delle conoscenze fosse un processo cruciale e non scontato, che richiedeva intelligenza, fantasia e creatività.

Nello stesso anno collaborai alla redazione di un breve articolo intitolato "Sensibilità, specificità, accuratezza diagnostica. Quale significato attribuire a queste tre parole così spesso usate nel linguaggio scientifico radiologico?"[1]. Quello scritto era il risultato di un'interessante discussione iniziata nello studio del Prof. Cittadini nel tardo pomeriggio e protrattasi a lungo. Il tema – la quantificazione della perfomance diagnostica – mi era sembrato affascinante e mi ripromisi di approfondirlo. C'era un mondo da conoscere: la valutazione dell'incertezza intrinseca ai fenomeni biologici e ai processi di misura e, quindi, alla diagnosi medica. Ero solo uno specializzando che aveva collaborato alla redazione di un articolo ma misi nel cassetto il sogno di scrivere un libro su questi temi. Il capitolo dedicato agli indici di performance diagnostica inserito nel testo "Diagnostica per Immagini e Radioterapia", giunto ora alla sesta edizione,[2] ne avrebbe rappresentato la forma embrionaria.

Qualche anno più tardi, dopo l'inserimento (prima come Assistente e poi come Aiuto Ospedaliero) nello staff della Cattedra R di Radiologia della stessa Università, all'attività clinica cominciò ad affiancarsi un'attività scientifica di livello più elevato. Emersero le linee di ricerca che si giovavano della fattiva collaborazione del partner clinico, come accadde con il Dr. Giuseppe Molinari (Cardiologia universitaria) e con il Dr. Giuseppe Canavese (Chirurgia senologica, Istituto Nazionale per la Ricerca sul Cancro, Genova). Di fronte al problema della redazione di articoli scientifici per riviste internazionali che li sottopongono a valutazione critica, realizzai rapidamente che solide conoscenze tecniche e una buona e aggiornata esperienza clinica non bastano. Sono una condizione necessaria ma non sufficiente. Il nocciolo duro è costituito dall'ideazione e dal disegno dello studio, dalle modalità di presentazione e analisi dei dati e, in particolare, dalle tecniche statistiche necessarie per dimostrare la significatività dei risultati.

Cominciai ad interagire con alcuni statistici. C'era, di nuovo, un blocco nella trasmissione di informazione. Rilevavo che i radiologi stavano da una parte del muro e gli statistici dall'altra, com'era accaduto con i fisici per la risonanza magnetica. Questo muro crollò grazie alla ricerca sulla sclerosi multipla, nella quale l'imaging a risonanza magnetica stava iniziando a giocare un ruolo determinante. La triangolazione tra il Prof. Gianluigi Mancardi (Clinica Neurologica dell'Università di Genova), il Dr. Paolo Bruzzi (Epidemiologia Clinica, Istituto nazionale per la Ricerca sul Cancro, Genova) e il sottoscritto fu un punto di svolta. Ciascuno dei tre voleva imparare ciò che sapevano gli altri due ed era disponibile a investire ore ed ore per... capire.

Questa serie di eventi ed incontri, sommata all'interazione con i revisori delle riviste che analizzavano – impietosamente, come dev'essere – i miei scritti, cominciò a determinare un modesto accumulo di conoscenze di biostatistica e di metodologia della ricerca applicate alla Radiologia. Mentre imparavo – e continuo ad imparare – dagli errori, i testi di statistica medica si accumulavano sullo scaffale.

---

[1] Sardanelli F, Garlaschi G, Cittadini G. Sensibilità, specificità, accuratezza diagnostica. Quale significato attribuire a queste tre parole così spesso usate nel linguaggio scientifico radiologico? Il Radiologo 1984;23:58-59.

[2] Cittadini G, Cittadini G jr, Sardanelli F. Diagnostica per Immagini e Radioterapia. Genova: Ecig, 2008.

Un altro evento rilevante, all'inizio degli anni Novanta, fu l'assunzione della responsabilità del modulo di Diagnostica per immagini del Centro di Senologia che all'epoca vedeva la cooperazione tra l'Azienda Ospedale San Martino e Cliniche Universitarie Convenzionate e l'Istituto Nazionale per la Ricerca sul Cancro di Genova. L'esperienza clinica e scientifica in mammografia, ecografia e risonanza magnetica mammaria erano contestuali al dibattito vivace che animava il mondo della radiologia senologica italiana. Il punto di vista della mammografia clinica si contrapponeva a quello della mammografia di screening. La stragrande maggioranza delle donne che si presentavano ai servizi di Radiologia per eseguire la mammografia erano asintomatiche. Una sorta di ossimoro: la mammografia clinica (ossia corredata da visita senologica e spesso da complemento ecografico) in donne prive di sintomi. Per chi veniva da un'esperienza clinica, cioè di indagini effettuate su pazienti, con sintomi, era difficile valutare che qui non poteva più valere una prioritaria cultura della sensibilità che rimanda la specificità ad ulteriori indagini in una quota elevata di pazienti. Si rischia di medicalizzare una popolazione sana. Era un tipico problema dato dalla bassa prevalenza di malattia. Nelle donne asintomatiche si doveva operare coniugando la sensibilità con un'altrettanto prioritaria cultura della specificità. D'altra parte, era difficile ignorare che l'ecografia è in grado di diagnosticare tumori in donne con mammografia negativa e che la mammografia periodica è utile anche prima dei 50 e dopo i 70 anni. Tuttavia, di nuovo, c'era un muro tra i due campi, la clinica e lo screening. Anche questa esperienza consigliava di tirare fuori il sogno dal cassetto.

Intanto, iniziava un'intensa attività di revisore per le riviste internazionali, attività che consentiva il confronto, per ogni manoscritto valutato, con le opinioni degli altri revisori. E, alla fine del decennio, cominciava il sodalizio scientifico con la Dr.ssa Franca Podo dell'Istituto Superiore di Sanità (Roma), fisico, esperto di risonanza magnetica a livello internazionale. Insieme abbiamo condotto il trial italiano HIBCRIT per la sorveglianza multimodale delle donne ad alto rischio genetico-familiare di tumore mammario. Qui era l'alta prevalenza di malattia che giustificava una sorveglianza annuale intensiva che include visita clinica, mammografia, ecografia e risonanza magnetica. Un'esperienza che mi ha insegnato molto. Un'interazione intensa e proficua nella quale, fin dall'inizio, non c'erano muri da abbattere, destinata a durare nel tempo e che oggi va estendendosi a nuovi temi.

Tra il 1999 e il 2000, il breve periodo trascorso alla Direzione della Radiologia dell'Istituto Biomedical in Genova ebbe il notevole merito di arricchire lo spettro dell'esperienza complessiva. Il confronto con le più marcate esigenze di efficienza che quella realtà positivamente esprimeva sarebbe stato di grande utilità di lì a poco.

Nel 2001, la Direzione dell'Unità di Radiologia presso il Policlinico San Donato pose un problema di dimensioni nuove. Giudicavo indispensabile arrivare a mettere in campo una squadra che coniugasse efficienza clinica e ricerca scientifica. La piena libertà di azione e la fiducia accordatami hanno consentito di realizzare un processo di formazione e selezione che ha iniziato a dare i suoi frutti, grazie anche alla collaborazione di persone preziose che hanno costituito i perni del funzionamento quotidiano del sistema. In questo senso devo un "grazie" di cuore ai Dottori Alberto Aliprandi, Bijan Babaei e Pietro Bertolotti e ai Coordinatori Tecnici Francesco Gerra ed Eleonora

Norma Lupo. La recente acquisizione del Dr. Carlo Ottonello, specializzando a Genova tra il 1992 e il 1996, ha ulteriormente solidificato la squadra. I colleghi più giovani operano oggi in un contesto nel quale possono dimostrare le loro qualità, anche in virtù delle numerose collaborazioni in atto con le Unità Cliniche, Ospedaliere e Universitarie, del Policlinico San Donato.

Negli ultimi anni, la combinazione della Direzione dell'Unità di Radiologia del Policlinico San Donato (sede del Dipartimento di Scienze Medico-Chirugiche dell'Università e recentemente divenuto Istituto di Ricovero e Cura a Carattere Scientifico) con la posizione di Professore Associato dell'Università di Milano ha senz'altro favorito l'approfondimento metodologico. L'ultimo capitolo di questo libro nasce infatti da una lezione intitolata "Come si scrive un lavoro scientifico", tenuta nel 2004 agli specializzandi in Radiodiagnostica della stessa Università su esplicita richiesta del Prof. Gianpaolo Cornalba, Direttore della Scuola, nel quadro di una forte intesa e unità di intenti.

Dall'altro lato, ha agito l'esperienza di questi ultimi due anni in seno al Direttivo Nazionale della Società Italiana di Radiologia Medica in qualità di Delegato alla Ricerca. Nel corso del quadriennio precedente, su iniziativa dell'allora Delegato alla Ricerca, Prof. Alessandro Del Maschio, era stato promosso un Corso di Metodologia Scientifica curato da due colleghi dell'Istituto Mario Negri di Milano, la Dr.ssa Irene Floriani e il Dr. Valter Torri, replicato in molteplici sedi. L'iniziativa rispondeva a un'esigenza emersa anche dai trial multicentrici SIRM: elevare la conoscenza degli aspetti metodologici da parte del mondo radiologico. Il sottoscritto si è limitato a riproporre questo schema su scala più allargata e a inserire tra i docenti del corso un gruppo di radiologi e un giovane fisico. Quest'ultimo sarebbe poi divenuto il Coautore di questo libro. Il lavoro di preparazione del Corso, le giornate passate insieme ai docenti a preparare le lezioni e le lunghe e proficue discussioni, in particolare con Irene Floriani e Valter Torri, sono state un nuovo stimolo alla realizzazione del sogno nel cassetto. Anche a loro va un "grazie" non formale.

Ma tutto ciò non sarebbe stato sufficiente. C'era ancora un problema. Nella mia formazione mancava un solido background matematico che consentisse agilità di movimento. La scelta di privilegiare gli aspetti logici rispetto a quelli computazionali non poteva esimere dal rigore formale. Il coinvolgimento del Dr. Giovanni Di Leo, brillante fisico di Scuola napoletana, ricercatore dell'IRCCS Policlinico San Donato inserito a tempo pieno nell'Unità di Radiologia, ha permesso il superamento dell'ultimo ostacolo. Abbiamo lavorato a quattro mani su tutti i capitoli, anche se la prima versione è stata sua per quelli a prevalente contenuto matematico e mia per quelli a prevalente contenuto metodologico. Ma ciascuno dei due ha fatto numerose proposte e critiche costruttive al lavoro dell'altro.

Devo infine un ringraziamento particolare ad Antonella Cerri della Casa Editrice Springer che ha afferrato con entusiasmo il significato di questa idea, fin da quando – alcuni anni fa – ebbi modo di metterla al corrente del progetto durante una chiacchierata amichevole a Vienna, alla fine di uno dei meeting dell'Editorial Board di European Radiology.

Speriamo davvero di contribuire a trasmettere al mondo radiologico italiano conoscenze metodologiche che sembrano assumere sempre maggiore rile-

vanza. Ricordo spesso un chirurgo che molti anni fa mi pose una domanda inattesa: «Sai qual è la differenza tra un radiologo e un chirurgo?». Prima ancora che tentassi una risposta, egli disse: «Tu dici "la mia TAC", io dico "il mio paziente"». Era vero. Sempre di più dobbiamo mirare a dimostrare che le immagini di elevata qualità che siamo in grado di ottenere producono un impatto "significativo" sullo stato di salute e sulla qualità di vita dei pazienti e dell'intera popolazione. Questo libro è un piccolo contributo per raccogliere questa sfida.

Come accennavo all'inizio, i più giovani, forse, possono ricavare un consiglio da queste vicende personali. Al risveglio, tutte le mattine, non smettete di sognare. Prima o poi, tirate fuori dal cassetto i vostri sogni.

San Donato Milanese, Aprile 2008

Francesco Sardanelli

Ringraziamenti

Un sentito ringraziamento va:
- ai Docenti del Corso SIRM sulla Metodologia Scientifica che, oltre ai due autori, hanno collaborato con Irene Floriani e Valter Torri: Giuseppe Brancatelli, Laura Crocetti, Antonella Filippone e Roberto Carlo Parodi;
- a Lorna Easton che, impegnata nel lavoro di segreteria presso la Direzione dell'Unità di Radiologia, ha trovato il tempo per la ricerca degli impact factor delle riviste riportati nelle lunghe tabelle del Capitolo 10;
- al Dr. Francesco Secchi per la valutazione sistematica delle *Instructions for Authors* delle riviste radiologiche;
- agli Autori e alle Case Editrici che ci hanno permesso la riproduzione di tabelle e figure tratte da articoli radiologici della letteratura;
- ad Alessandra Born ed Elisabetta Ostini per il lavoro di elaborazione grafica e di impaginazione del testo.

Indice

Introduzione

Nell'ultimo decennio, si è progressivamente affermata la tesi secondo la quale le decisioni diagnostiche e terapeutiche devono essere basate sulla valutazione critica dei risultati ottenuti dalla ricerca reperibili nella letteratura scientifica. Tale valutazione è oggi grandemente agevolata dai numerosi siti *Internet* attraverso i quali si può accedere *online* alle più recenti ricerche ancor prima che siano pubblicate in forma cartacea o, come accade sempre più spesso, con accesso esclusivo attraverso la rete. Questa tesi ha generato una disciplina, la *Medicina basata sulle evidenze* (*Evidence-Based Medicine*, EBM), le cui basi furono poste già nell'Ottocento (Pierre C. A. Luis), nel primo (Ronald A. Fisher) e nel secondo Novecento (Austin Bradford Hill, Richard Doll e Archie Cochrane). È tuttavia soltanto nell'ultimo scorcio del secolo scorso che la Scuola canadese della McMaster University guidata da Dave L. Sackett ha promosso la tendenza secondo la quale la pratica clinica deve essere guidata dai migliori risultati – le *evidenze* – della ricerca [GREENHALG, 2006a]. La definizione di EBM data da Sackett è:

The conscientious, explicit, and judicious use of current best evidence in making decision about the care of individual patients [SACKETT ET AL, 1996].

Evidence-Based Medicine (EBM): definizioni

Una definizione alternativa molto efficace è quella di Anna Donald e Trisha Greenhalgh:

Evidence-based medicine is the use of mathematical estimates of the risk of benefit and harm, derived from high-quality research on population samples, to inform clinical decision making in the diagnosis, investigation or management of individual patients [GREENHALGH, 2006b].

La traduzione letterale italiana *medicina basata sulle evidenze* è, per la verità, alquanto impropria. Il termine inglese *evidence* ha, infatti, più il significato

F. Sardanelli, G. Di Leo, *Biostatistica in Radiologia*. ISBN 978-88-470-0604-1; © Springer 2008.

di *prova*, *testimonianza*, *attestazione* o *dimostrazione* che non di semplice *evidenza* nel senso di *pointedness*, *visibility* o *perspicuity*. Una traduzione più appropriata potrebbe essere *medicina basata sulle prove* o *medicina basata sulle dimostrazioni*, che renderebbe meglio il senso della nuova disciplina, ossia l'idea di superare una pratica clinica prevalentemente basata su conoscenze tramandate, opinioni, percezioni e impressioni e impostarne una più solidamente basata su dimostrazioni che – al meglio di quanto è noto – provano la correttezza di una o più decisioni assunte nell'interesse del paziente, integrando le *evidenze* con la conoscenza del caso clinico.

EBM: limiti e critiche

È bene che il lettore tenga presente che la stessa EBM non è esente da limiti e critiche. Da una parte, vi sono ampie aree dell'operare clinico che non dispongono (ancora?) di ampi studi che propongano giustificazioni secondo criteri EBM, dall'altra parte il paziente per il quale il medico si trova a dover scegliere una procedura diagnostica o un trattamento può essere molto diverso da quelli descritti negli studi clinici, soprattutto per la presenza di *comorbilità*, ovvero di patologie compresenti che rendono le conclusioni degli studi non direttamente applicabili al caso concreto. In geriatria tale evento è realtà quotidiana. L'invecchiamento della popolazione nei paesi avanzati mette a dura prova l'approccio EBM o, meglio, lo trasforma in una base di conoscenze generali che devono essere tradotte e adattate. Tali limiti sarebbero in generale correlati al fatto che l'EBM in qualche modo mette al centro della visione più la popolazione che non il singolo paziente [TONELLI, 1998]. Non deve tuttavia sfuggire la correttezza di fondo della EBM – che tenta di scegliere il meglio anche per il singolo paziente sulla base di un ragionamento probabilistico – e l'elevata positività del salto qualitativo che essa impone alla medicina contemporanea.

L'applicazione dell'EBM implica una difficoltà di fondo non facilmente superabile. Non soltanto la realizzazione in prima persona di studi che contribuiscano alla generazione delle *evidenze*, ma anche la semplice lettura critica della letteratura medico-scientifica richiede una serie di conoscenze di base e una certa familiarità con principi e tecniche della *Biostatistica*, ossia dei metodi che consentono di *quantificare l'incertezza che deriva dalla variabilità intrinseca ai fenomeni biologici* e, quindi, al concreto divenire del paziente e della sua malattia.

La Biostatistica quantifica l'incertezza data dalla variabilità dei fenomeni biologici

La quantificazione della variabilità dei dati osservati e la sua efficace rappresentazione attengono al campo della *Statistica descrittiva*. Essa ha appunto il compito di descrivere il campione oggetto di studio riassumendone le caratteristiche mediante strumenti di presentazione (diagrammi, tabelle e grafici) e grandezze (media, deviazione standard, mediana ecc.) che definiscono gli aspetti salienti dei dati osservati. La quantificazione dell'incertezza è invece necessaria per comprendere con quale probabilità potremo (o non potremo) applicare i risultati di uno studio alla popolazione generale dalla quale sono stati estratti i soggetti studiati. Tutto ciò attiene al campo della *Statistica inferenziale*, la quale è in grado di fare affermazioni sulla natura del fenomeno che si osserva, construendone un modello teorico. Ciò consente di fare previsioni su eventi futuri, cioè di *inferire*, ossia operare un procedimento di deduzione che valuta l'applicabilità, con probabilità di errore controllata, dei risultati di uno studio su un campione di soggetti alla popolazione generale. Ne deriva una vasta contiguità tra la statistica inferenziale e la *Teoria della probabilità*.

Statistica descrittiva

Statistica inferenziale

La Biostatistica implica, quindi, l'utilizzo di strumenti matematici, a volte molto semplici o addirittura elementari, altre volte più complessi. In ogni caso, il problema non è mai di semplice calcolo (che oggi può essere eseguito dal computer), ma di comprensione del significato dei numeri che si ottengono e di come sono ottenuti, sia sul piano teorico (che cosa intendiamo per *specificità* o per *likelihood ratio*?) sia sul piano pratico e clinico.

Si rifletta sul fatto che *un risultato statisticamente significativo può essere clinicamente irrilevante, ma un'evidenza clinicamente rilevante deve essere basata su una significatività statistica*. Uno studio può produrre significatività statistiche elevate ma prive di importanza clinica. Chi utilizzerebbe un nuovo farmaco antipertensivo capace di ridurre sistematicamente – ossia in tutti i soggetti – di 1 mmHg la pressione arteriosa rispetto al trattamento standard? Il rilevante effetto clinico di un nuovo farmaco antineoplastico, se reale, sarà invece dimostrato da una significatività statistica in uno studio controllato (cioè in confronto a un gruppo di controllo con trattamento standard) attraverso l'incremento dell'intervallo libero da malattia o della sopravvivenza. In altre parole: dobbiamo giudicare l'entità della differenza statisticamente significativa di un effetto per concludere che tale differenza è anche clinicamente rilevante, mentre una differenza clinicamente rilevante, per divenire un'evidenza, deve dare luogo a una differenza statisticamente significativa.

Le *linee guida* prodotte dalle Società Scientifiche del mondo della medicina mirano a presentare una sintesi ragionata, operata da gruppi di esperti, dei risultati pubblicati su problemi clinici definiti, ovvero delle evidenze della letteratura.

Quanto detto vale anche per la Diagnostica per Immagini e la Radiologia, anche se soltanto recentemente si è iniziato a parlare di *Evidence-Based Radiology* (EBR) o *Evidence-Based Imaging* (EBI), ossia di utilizzo razionale delle tecniche di diagnostica per immagini sulla base delle *evidenze* [TAïEB, VENNIN, 2001; DODD ET AL, 2004; BLACKMORE, 2004; BLACKMORE, MEDINA, 2006; ERTURK ET AL, 2006; STAUNTON, 2007; HOLLINGWORTH, JARVICK, 2007; MEDINA, BLACKMORE, 2007] e solo nel 2006 è apparsa la prima edizione del testo di L. Santiago Medina e C. Craig Blackmore intitolato *Evidence-based Imaging* [MEDINA, BLACKMORE, 2006]. Sussistono, infatti, in ambito radiologico alcune importanti *peculiarità* che hanno rallentato la diffusione dei principi EBM. La comparazione tra tecniche diagnostiche per immagini pone, infatti, problemi metodologici diversi da quelli che si affrontano nella comparazione tra trattamenti terapeutici, tipicamente tra un nuovo farmaco e quello in uso comune o un placebo.

In primo luogo, la valutazione delle performance diagnostiche delle tecniche per immagini deve basarsi su un'approfondita *conoscenza delle tecnologie* adottate nel processo di formazione delle immagini e nella loro elaborazione, il cosiddetto *postprocessing*. Qui occorrono conoscenze in ambito fisico, ingegneristico e informatico. Alla base di un avanzamento clinico dell'imaging vi è, ogni tanto, l'introduzione di tecnologie completamente nuove, com'è avvenuto per la risonanza magnetica all'inizio degli anni Ottanta del secolo scorso. Tuttavia, più frequentemente, importanti miglioramenti della risoluzione spaziale o temporale, del rapporto segnale/rumore o del rapporto contrasto/rumore, della risoluzione di contrasto ecc. sono ottenuti mediante innovazioni hardware e software di una tecnologia preesistente, fino ad ampliarne sostanzialmente le possibilità di uso clinico. Così è stato recentemente per l'evoluzione della tomografia computerizzata dall'acquisizione elicoidale a strato singolo a quella multistrato.

In secondo luogo, appare ormai inevitabile che le tecniche diagnostiche per immagini affrontino il filtro doveroso dell'analisi della *riproducibilità* dei risultati (da parte dello stesso osservatore, tra osservatori diversi, tra indagini ripetute), analisi che impongono l'utilizzo di metodologie statistiche dedicate.

In terzo luogo, nella ricerca radiologica clinica, a partire dai semplici studi di performance diagnostica (sensibilità, specificità ecc.), la frequente mancanza dei presupposti necessari per l'applicazione delle classiche tecniche della *Statistica parametrica* (basate sulla diretta elaborazione dei valori numerici ottenuti da misure assolute delle variabili in studio) rende spesso necessario il ricorso alle tecniche della *Statistica non parametrica* (basate invece sulla suddivisione dei dati in classi qualitative, o su punteggi di rango assegnati in graduatorie di ordinamento, o altro ancora), la cui comprensione richiede, peraltro, la conoscenza degli elementi di base della statistica parametrica.

Tale *prevalente utilizzo della statistica non parametrica in Radiologia* è dovuto a motivi diversi, i più importanti dei quali sono: l'utilizzo frequente di scale di valutazione categoriali, spesso dicotomiche (positivo o negativo) o ordinali (esempio tipico, la scala BI-RADS® (*Breast Imaging Reporting and Data System*) per la valutazione diagnostica per immagini in senologia [AMERICAN COLLEGE OF RADIOLOGY, 2003]; la scarsa possibilità di dimostrare che dati misurati su scale quantitative continue sono distribuiti normalmente, precondizione necessaria per l'utilizzo della Statistica parametrica; la ridotta dimensione dei campioni. Tutto ciò rende poco adatti al Radiologo i molti testi di Statistica medica disponibili, dedicati più alla Statistica parametrica che a quella non parametrica, peraltro in modo non finalizzato al suo utilizzo in Diagnostica per Immagini. Una rara eccezione è il testo del medico nucleare di scuola romana, Prof. Guido Galli, *Guida alla Statistica nelle scienze radiologiche* [GALLI, 2002].

Occorre inoltre considerare i problemi posti dalla disponibilità di sempre più numerose opzioni diagnostiche per immagini e dalla loro continua, talvolta inattesa, evoluzione e sofisticazione tecnologica, spesso molto più veloce della possibilità di realizzare studi clinici sufficientemente ampi che ne verifichino anche la sola performance diagnostica.

Infine, è oggi atteso un salto di qualità nella ricerca radiologica: dalla dimostrazione della crescente capacità di *vedere di più e meglio* alla dimostrazione di un *significativo cambiamento indotto nei piani di trattamento* o, meglio ancora, di un *significativo miglioramento dello stato di salute e/o della qualità di vita dei pazienti*, l'*outcome* degli autori anglosassoni.

È ormai accettata una classificazione dei livelli di impatto degli studi radiologici che definisce una gerarchia della loro efficacia. La prima formulazione in cinque livelli degli anni Settanta del secolo scorso in uno storico paper che valutava l'impatto diagnostico e terapeutico della TC cranica [FINEBERG, ET AL 1977], più recentemente descritta a metà degli anni Novanta [MACKENZIE, DIXON, 1995], si è evoluta in una scala a sei livelli, grazie all'aggiunta di un livello superiore, di *impatto sociale* [THORNBURY, 1994]. Tale scala è stata riproposta qualche anno or sono su *Radiology* [SUNSHINE, APPLEGATE, 2004] nel contesto di una serie di articoli denominata *Statistical Concepts Series*. Se ci riferiamo a questi sei livelli di impatto degli studi radiologici (Tab. 0.1), appare evidente che la letteratura scientifica radiologica è prevalentemente costituita da studi di livello 1

Tabella 0.1. Gerarchia di efficacia dei test diagnostici

Livello	Parametri oggetto di misura
6. Impatto sociale	Costo-efficacia sul piano sociale; costo per vita salvata
5. Impatto sull'*outcome*	Frazione dei pazienti migliorati dopo aver eseguito il test confrontata con quella dei pazienti migliorati senza aver eseguito il test; differenze in morbilità tra i pazienti con il test e quelli senza; incremento in anni di vita aggiustati per la qualità (*quality-adjusted life years*, QUALY) dei pazienti con il test rispetto a quelli senza test
4. Impatto terapeutico	Frazione dei casi nei quali il test è utile nella definizione del piano di trattamento o nei quali il piano di trattamento è modificato in base alle informazioni fornite dal test
3. Impatto diagnostico	Frazione dei casi nei quali il test è giudicato utile alla diagnosi o nei quali la diagnosi, dopo l'esecuzione del test, è sostanzialmente modificata, *likelihood ratio* per i risultati positivo e negativo
2. Performance diagnostica	Sensibilità, specificità, accuratezza, valori predittivi positivo e negativo; area sotto la curva ROC (*receiver operator characteristic*)
1. Performance tecnica	Risoluzione spaziale nel piano (coppie di linee per mm, dimensioni del pixel) e attraverso il piano (spessore di strato), sintetizzate dalle dimensioni del voxel; rapporto segnale-rumore; risoluzione di contrasto (rapporto contrasto-rumore); risoluzione temporale (immagini/secondo) ecc.

Fonte: Thornbury, 1994; Sunshine, Applegate, 2004; con ampie modificazioni

(*performance tecnica*) o, più frequentemente, di livello 2 (*performance diagnostica*). Ciò è in parte inevitabile. La valutazione delle performance tecniche della diagnostica per immagini e del possibile miglioramento delle performance diagnostiche compete propriamente al mondo radiologico. È tuttavia già meno frequente l'analisi dell'impatto diagnostico (livello 3) e dell'impatto terapeutico (livello 4) del *medical imaging*, mentre la verifica dell'impatto sull'*outcome* (livello 5) e dell'impatto sociale (livello 6) è senz'altro più rara.

Ci sono motivazioni concrete a spiegare questa minore frequentazione radiologica dei livelli elevati della scala gerarchica di impatto. Da una parte, opera la spinta dell'incessante e rapida evoluzione tecnologica che obbliga costantemente a ritornare ai livelli bassi della scala. Dall'altra parte, soprattutto studi di livello 5 e 6 comportano tempi lunghi, alti costi e disponibilità di risorse organizzative finalizzate alla raccolta longitudinale di dati sull'*outcome* del paziente e, molto spesso, impongono disegni degli studi che implicano la necessità di randomizzazione. In questo caso, si pongono quindi due esigenze irrinunciabili: la piena collaborazione con i clinici che spesso gestiscono il paziente prima e dopo l'imaging e l'acquisizione del background metodologico tipico degli studi clinici controllati. Ciò non dovrebbe spaventare. È una strada nota alla Radiologia, che con lo screening mammografico ha da molti decenni segnato la via di una medicina che con la diagnosi precoce riesce a contribuire alla significativa riduzione della mortalità per una malattia che ha la rilevanza sociale del carcinoma mammario.

Perché la ricerca radiologica tende a rimanere ai livelli inferiori della scala?

Questa serie complessa di motivazioni rende ragione della necessità per i Radiologi di acquisire conoscenze di Biostatistica applicata. Nei capitoli seguenti tali conoscenze saranno proposte con prevalenza degli aspetti logici rispetto a quelli computazionali.

Capitolo 1: performance diagnostica

Nel *primo capitolo* sono descritti i classici indici che quantificano la performance diagnostica [sensibilità, specificità, valori predittivi, accuratezza e curve ROC (*receiver operator characteristic*)], tipicamente utilizzati negli studi radiologici, insieme a indici detti *likelihood ratio* che quantificano la capacità di un'indagine diagnostica di modificare la probabilità di malattia o di assenza di malattia (la *potenza* dell'indagine), ancora scarsamente utilizzati nella letteratura radiologica. In tale contesto saranno illustrati alcuni aspetti della teoria della probabilità e il teorema di Bayes o della probabilità soggettiva o condizionata.

Capitolo 2: variabili e scale di misura, distribuzione normale e intervalli di confidenza

Nel *secondo capitolo* è definito il concetto di *variabile* e dei tipi di variabili, con particolare riferimento alle loro *scale di misura*, alcuni elementi essenziali di *Statistica descrittiva*, la *distribuzione normale* e gli *intervalli di confidenza*. Le scale di misura sono fondamentali per definire quali test statistici siano adatti al tipo di dati che occorre analizzare. La comprensione almeno generale della distribuzione normale è un passo obbligato per chiunque intenda muovere qualche passo in Biostatistica. Gli intervalli di confidenza rappresentano, infine, un ponte concettuale e pratico tra la statistica descrittiva e quella inferenziale: descrivono, infatti, i limiti di variabilità del risultato della potenziale ripetizione dello stesso studio su un campione delle stesse dimensioni di pazienti con le stesse caratteristiche. La crescente importanza degli intervalli di confidenza è rilevabile dal fatto che le maggiori riviste radiologiche (tipicamente *Radiology*) richiedono obbligatoriamente (spesso anche nell'*Abstract*) gli intervalli di confidenza al 95% associati a qualsiasi indice di performance diagnostica.

Capitolo 3: teoria dell'esperimento scientifico e significatività statistica

Il *terzo capitolo* è dedicato alla teoria dell'esperimento scientifico, ossia all'*ipotesi nulla* e alla *significatività statistica*. È il tema che ha le maggiori implicazioni filosofiche e metodologiche generali. Si tratterà di capire perché la dimostrazione di un'*ipotesi sperimentale* (per esempio, che vi sia, tra due opzioni diagnostiche, una differente sensibilità per una data malattia) è ottenuta mediante l'elaborazione di un'ipotesi ad essa contraria (ovvero che non vi sia la differenza ipotizzata nell'esempio), detta ipotesi nulla. Il fine è dimostrare che l'ipotesi nulla è sufficientemente improbabile per accettare la conclusione, indiretta, che è probabilmente vera l'ipotesi sperimentale. Conclusione che non è mai dimostrata in modo diretto e definitivo…

Capitolo 4: Statistica parametrica

Capitolo 5: Statistica non parametrica

Nel *quarto capitolo* sono affrontati, in estrema sintesi, alcuni elementi essenziali *della Statistica parametrica* e delle condizioni necessarie per l'applicazione dei test statistici parametrici, mentre nel *quinto capitolo* sono descritti i più importanti *test statistici non parametrici*, con definizione delle loro condizioni di applicabilità.

Capitolo 6: associazione, correlazione e regressione

Nel *sesto capitolo* sono illustrati i concetti di *associazione, correlazione e regressione* e le tecniche più importanti che ne consentono la loro quantificazione. Un'attenzione particolare sarà dedicata alla distinzione tra l'associazione o la correlazione tra due variabili e la deduzione di un rapporto di causa-effetto, di per sé mai dimostrabile sulla base del solo calcolo statistico.

Capitolo 7: riproducibilità intra- e interosservatore

Nel *settimo capitolo* sono presentate le principali tecniche di valutazione della *riproducibilità* del risultato di un'indagine diagnostica, quando tratta variabili misurate su scale continue (analisi di Bland-Altman), o variabili categoriali o ordinali (kappa di Cohen). Sono qui introdotti i concetti di *variabilità intraosservatore e interosservatore*. Gli studi di riproducibilità sono oggi molto apprezzati ai fini della definizione del ruolo clinico di vecchie e nuove tecniche radiologiche.

Nell'*ottavo capitolo* sono descritti i principali *tipi di studi* in relazione al loro disegno (osservazionale o sperimentale randomizzato; prospettico o retrospettivo; longitudinale o trasversale ecc.) e il problema del calcolo della *dimensione campionaria*, ovvero del numero di pazienti che è necessario arruolare in uno studio prospettico per avere un'accettabile probabilità di dimostrare con significatività statistica ciò che si intende dimostrare. In tale capitolo è inserita anche una breve trattazione sulle *revisioni sistematiche*, ossia su quegli studi che ricercano l'informazione contenuta negli studi già pubblicati su un dato argomento, conducono un'analisi critica delle metodologie utilizzate, selezionano gli studi secondo criteri di qualità predefiniti e ne rielaborano i risultati in modo unitario (*metanalisi*), tentando di ottenere un risultato *medio* più attendibile mediante tecniche statistiche dedicate. Su tali basi sarà infine possibile definire i cosiddetti *livelli di evidenza* degli studi radiologici.

Nel *nono capitolo* il lettore troverà un elenco (senza dubbio incompleto) degli errori da non fare o, meglio, delle potenziali *fonti di distorsione sistematica* (*bias*) che devono essere evitate o quantomeno limitate ed esplicitamente riconosciute dagli autori dello studio.

Nel *decimo capitolo* è infine proposta una serie di consigli pratici per l'ideazione e soprattutto per la redazione di un lavoro scientifico radiologico, con particolare riferimento al contenuto dei blocchi della struttura logica del suo corpo (*Introduzione, Materiali e metodi, Risultati* e *Discussione*) e ai due fondamentali apparati che lo accompagnano (*Abstract* e *References*).

Ovviamente gli argomenti trattati sono ben lungi dall'esaurire il tema *Biostatistica in Radiologia*, anche perché la Radiologia s'interfaccia trasversalmente con le molteplici specialità della Medicina. Per fare solo alcuni esempi, le modalità di rappresentazione grafica dei dati, la regressione logistica, la regressione multipla, i concetti di rischio assoluto e relativo e le curve di sopravvivenza non sono stati affrontati neppure sommariamente. Lo abbiamo fatto per non appesantire il volume, che speriamo possa rappresentare una strada in salita ma accessibile.

Tutta la trattazione è accompagnata da esempi, resi evidenti da una scelta grafica dedicata, ideati appositamente o tratti dalla letteratura radiologica, affinché il lettore possa assimilare nel concreto i concetti proposti sul piano teorico. Consigliamo al lettore che ha compreso con facilità la definizione teorica di questo o quell'argomento di non saltare l'esempio, che potrebbe consentire una fissazione mnemonica dei concetti più duratura. Allo stesso modo, consigliamo al lettore che ha incontrato difficoltà nella comprensione teorica di qualche tema di concentrarsi sull'esempio, che potrebbe illuminare d'un tratto la comprensione concettuale.

Un'ultima raccomandazione. Nel testo sono inserite alcune formule matematiche. Sono state introdotte per completezza e per i lettori che intendessero comprendere il meccanismo di calcolo. Tale comprensione non è tuttavia necessaria per afferrare il senso generale dei concetti e del loro utilizzo pratico.

Non è obiettivo degli autori di questo libro la formazione di Radiologi che possano sostituirsi agli Statistici, ma di Radiologi che possano dialogare con gli Statistici con competenza e senso critico.

Capitolo 8: disegno dello studio, dimensione campionaria, revisioni sistematiche (metanalisi) e livelli di evidenza

Capitolo 9: distorsioni sistematiche (bias) negli studi radiologici

Capitolo 10: scrivere un lavoro scientifico radiologico

Non saltare gli esempi

Non farsi spaventare dalle formule matematiche

Dialogare con gli Statistici

Bibliografia

AMERICAN COLLEGE OF RADIOLOGY. ACR breast imaging reporting and data system (BI-RADS): breast imaging atlas. Reston, Va: American College of Radiology, 2003.

BLACKMORE CC, MEDINA LS. Evidence-based radiology and the ACR Appropriateness Criteria. J Am Coll Radiol 2006;3:505-509.

BLACKMORE CC. Critically assessing the radiology literature. Acad Radiol 2004;11:134-140.

DODD JD, MACENEANEY PM, MALONE DE. Evidence-based radiology: how to quickly assess the validity and strength of publications in the diagnostic radiology literature. Eur Radiol 2004;14:915-922.

ERTURK SM, ONDATEGUI-PARRA S, OTERO H, ROS PR. Evidence-based radiology. J Am Coll Radiol 2006;3:513-519.

FINEBERG HV, BAUMAN R, SOSMAN M. Computerized cranial tomography. Effect on diagnostic and therapeutic plans. JAMA 1977;238:224-227.

GALLI G. Guida alla Statistica nelle scienze radiologiche. Roma: Ecoedizioni Internazionali, 2002.

GREENHALGH T. How to read a paper. The basics of evidence-based medicine. 3rd ed. Oxford, England: Blackwell, 2006:ix-xii (a); 1-3 (b).

HOLLINGWORTH W, JARVIK JG. Technology assessment in radiology: putting the evidence in evidence-based radiology. Radiology 2007;244:31-38.

MACKENZIE R, DIXON AK. Measuring the effects of imaging: an evaluative framework. Clin Radiol 1995;50:513-518.

MEDINA LS, BLACKMORE CC. Evidence-based imaging. 1st ed. New York, NY: Springer, 2006.

MEDINA LS, BLACKMORE CC. Evidence-based radiology: review and dissemination. Radiology 2007;244:331-336.

SACKETT DL, ROSENBERG WM, GRAY JA, HAYNES RB, RICHARDSON WS. Evidence based medicine: what it is and what it isn't. BMJ 1996;312:71-72.

STAUNTON M. Evidence-based radiology: steps 1 and 2-asking answerable questions and searching for evidence. Radiology 2007;242:23-31.

SUNSHINE JH, APPLEGATE KE. Technology assessment for Radiologists. Radiology 2004;230:309-314.

TAÏEB S, VENNIN P. Evidence-based medicine: towards evidence-based radiology. J Radiol 2001;82:887-890.

THORNBURY JR. Clinical efficacy of diagnostic imaging: love it or leave it. AJR Am J Roentgenol 1994;162:1-8.

TONELLI MR. The philosophical limits of evidence-based medicine. Acad Med 1998;73:1234-1240.

Misure di performance diagnostica

Non devi mai piegarti davanti a una risposta. [...]
Una risposta è il tratto di strada che ti sei lasciato alle spalle.
Solo una domanda può puntare oltre.

JOSTEIN GAARDER

La *performance* di un'indagine diagnostica[1] corrisponde complessivamente al suo grado di *accuratezza*, ovvero alla capacità di identificare come positivi all'indagine i soggetti affetti da una data malattia e come negativi all'indagine i soggetti che, invece, non ne sono affetti. Sono classicamente definiti come *indici di performance diagnostica* quelli che misurano, in modi diversi, tale performance e *studi di performance diagnostica* gli studi che hanno come finalità la misura della performance di un'indagine o, spesso, il confronto tra le performance di più indagini.

    Sono cinque gli indici fondamentali di performance diagnostica più utilizzati nella letteratura radiologica: sensibilità, specificità, valore predittivo positivo (VPP), valore predittivo negativo (VPN) e accuratezza diagnostica. Dovremo inoltre considerare le curve ROC (*receiver operator characteristic*), anch'esse ormai ampiamente utilizzate negli studi radiologici, e i *rapporti di verosimiglianza*, più conosciuti come *likelihood ratio*, che quantificano la capacità di un'indagine diagnostica di modificare la probabilità di malattia o di assenza di malattia (ovvero la *potenza* dell'indagine), ancora scarsamente utilizzati nella letteratura radiologica. In tale contesto saranno

Performance diagnostica

*Indici che misurano
la performance diagnostica*

---

[1] Per chiarezza, eviteremo di riferirci alle indagini radiologiche come a "test" diagnostici. Sebbene tale termine sia ineccepibile sul piano lessicale, preferiamo parlare di "indagini" diagnostiche onde evitare la possibile confusione con i "test" statistici. Faranno eccezione a questa regola le usuali locuzioni "probabilità pre-test" e "probabilità post-test" di malattia, che saranno introdotte a proposito del teorema di Bayes, per indicare la capacità del "test", ossia di qualsiasi indagine diagnostica, di incrementare o ridurre la probabilità di presenza di malattia nei soggetti che hanno eseguito l'indagine con risultato positivo o negativo e poche altre situazioni particolari chiaramente evidenti dal contesto.

F. Sardanelli, G. Di Leo, *Biostatistica in Radiologia*. ISBN 978-88-470-0604-1; © Springer 2008.

illustrati alcuni aspetti della teoria della probabilità e il teorema di Bayes o della *probabilità soggettiva o condizionata*. Per motivi didattici, i *likelihood ratio* saranno trattati prima delle curve ROC.

1.1. I risultati di un'indagine a confronto con un reference standard

Reference standard

La valutazione della performance di un'indagine diagnostica richiede il confronto tra i risultati dell'indagine e uno *standard di riferimento* (*reference standard*), termine oggi preferito a quello di *gold standard*, considerato eccessivamente ottimistico (anche in Biostatistica *non è tutto oro quel che luccica*). In diagnostica oncologica, l'esempio tipico è quello della verifica, in un campione di n pazienti, del risultato di un'indagine radiologica rispetto al referto istopatologico, entrambi riferiti a una lesione definita. Supponiamo che il Radiologo sia forzato a emettere un giudizio *dicotomico* (sì/no) sulla presenza di tumore maligno e che altrettanto valga per l'istopatologo. L'esame istopatologico rappresenta lo standard di riferimento che consente di emettere un giudizio sulla veridicità o non veridicità del risultato dell'indagine. Tale risultato può quindi essere definito: *vero positivo*, quando il Radiologo ha correttamente ritenuto positiva all'indagine una lesione maligna; *vero negativo*, quando il Radiologo ha correttamente ritenuto negativa all'indagine una formazione benigna; *falso positivo*, quando il Radiologo ha commesso un errore ritenendo positiva all'indagine una formazione benigna; *falso negativo*, quando do il Radiologo ha commesso un errore ritenendo negativa all'indagine una lesione maligna. Gli n *casi* che costituiscono il campione si distribuiscono tra queste quattro possibilità mutuamente esclusive (ogni reperto è assegnato a una e una soltanto delle quattro categorie), dando luogo a una *tabella di contingenza 2 × 2* nella quale sono riportati il numero di veri positivi, falsi positivi, falsi negativi e veri negativi dell'indagine radiologica rispetto allo standard di riferimento (Tab. 1.1).

Vero positivo, vero negativo, falso positivo, falso negativo

Tabella di contingenza 2 × 2

Si noti che la Tabella 1.1 può essere utilmente completata dalla somma delle righe e dalla somma delle colonne, ovvero da una serie di totali marginali (tutti i positivi all'indagine; tutti i negativi all'indagine, tutti i positivi allo standard di riferimento, tutti i negativi allo standard di riferimento) e dal totale generale (n) dei pazienti studiati, come nella Tabella 1.2.

Il lettore attento avrà notato che in questo ragionamento abbiamo parlato di *pazienti* o di *casi*. Occorre avere presente alcune distinzioni terminologiche. Mentre, per esempio, parleremo propriamente di *pazienti* nel caso dello stu-

Pazienti, casi e soggetti

Tabella 1.1. Tabella di contingenza 2 × 2 per il confronto tra i risultati di un esame radiologico e quelli di uno standard di riferimento

		Standard di riferimento	
		Positivo	Negativo
Esame radiologico	Positivo	Veri positivi (VP)	Falsi positivi (FP)
	Negativo	Falsi negativi (FN)	Veri negativi (VN)

Tabella 1.2. Tabella di contingenza 2 × 2 per il confronto tra i risultati di un esame radiologico e quelli di uno standard di riferimento, completa di totali marginali e generale

		Standard di riferimento		
		Malati	Sani	Totali
Esame radiologico	Positivo	Veri positivi (VP)	Falsi positivi (FP)	Totale positivi (VP + FP)
	Negativo	Falsi negativi (FN)	Veri negativi (VN)	Totale negativi (FN + VN)
Totali		Totale malati (VP + FN)	Totale sani (FP + VN)	Totale soggetti (VP + FP + FN + VN)

dio di soggetti che presentano sintomi (i pazienti, appunto), sarà meglio parlare di *soggetti* e non di pazienti nel caso di uno screening di popolazione che arruola soggetti asintomatici alla ricerca degli affetti di una data malattia (non è tuttavia improprio riferirsi ai pazienti come a soggetti). Come vedremo, la frequenza di soggetti o pazienti affetti dalla malattia sarà certamente superiore nella prima situazione rispetto alla seconda, con importanti conseguenze pratiche. Fin qui la questione appare quasi puramente lessicale e relativamente banale.

Diversa è invece la situazione nella quale l'*unità statistica* alla quale ci si riferisce non è più il soggetto o il paziente ma, per esempio, la singola lesione, considerando che un soggetto o paziente può avere più lesioni (come tipicamente accade nella ricerca di lesioni epatiche focali). Analogo ragionamento può essere fatto quando l'unità statistica è il singolo lobo o segmento di un organo o struttura (cervello, fegato, polmone, prostata, albero coronarico ecc.) o uno di due organi pari (reni, mammelle, polmoni). Deve sempre essere molto chiaro se gli indici di performance diagnostica sono calcolati per soggetto-paziente, o per lobo, segmento, organo pari, lesione. *Poiché il termine "caso" è giudicato ambiguo (non definisce quale sia l'unità statistica), se ne sconsiglia l'utilizzo in ambito scientifico. Si raccomanda sempre il riferimento esplicito all'unità statistica oggetto di studio.* Vale inoltre il principio generale secondo il quale, mentre negli studi iniziali di una nuova indagine o procedura d'indagine è utile riferire gli indici di performance alle lesioni, nei successivi studi di validazione clinica è opportuno che l'unità statistica sia costituita dal soggetto-paziente, affrontando le difficoltà concettuali, talvolta impegnative, della definizione di soggetto-paziente vero positivo, falso positivo, vero negativo e falso negativo in presenza di lobi, segmenti o organi pari potenzialmente colpiti dalla malattia o di lesioni multiple in uno stesso lobo, segmento o organo pari.

L'unità statistica oggetto di misura

1.2. Indici di performance diagnostica

Le quattro grandezze veri positivi, falsi positivi, veri negativi e falsi negativi consentono di calcolare una serie di indici che misurano la performance di un'indagine diagnostica. Nella Tabella 1.3 ne sono proposte le definizioni e le formule ed è indicata la loro dipendenza o meno dalla prevalenza di malattia.

Tabella 1.3. Indici che misurano la performance di un'indagine diagnostica

Indice	Definizione	Formula	Dipendenza dalla prevalenza di malattia
1. Sensibilità (o frazione dei VP)	Capacità dell'indagine di individuare la malattia	VP/(VP + FN)	No
2. Specificità (o frazione dei VN)	Capacità dell'indagine di individuare l'assenza della malattia	VN/(VN + FP)	No
3. Valore predittivo positivo	Attendibilità del risultato positivo	VP/(VP + FP)	Sì
4. Valore predittivo negativo	Attendibilità del risultato negativo	VN/(VN + FN)	Sì
5. Accuratezza diagnostica	Attendibilità globale dell'indagine	(VP + VN)/ (VP + VN + FP + FN)	Sì
6. Frazione dei FN	Peso dei FN rispetto agli affetti dalla malattia	FN/(FN + VP) = (1 – Sensibilità)	No
7. Frazione dei FP	Peso dei FP rispetto ai non affetti dalla malattia	FP/(FP + VN) = (1 – Specificità)	No
8. Rapporto di verosimiglianza del risultato positivo (LR positivo)	Incremento della probabilità di malattia in presenza di risultato positivo	Sensibilità/ (1 – Specificità)	No
9. Rapporto di verosimiglianza del risultato negativo (LR negativo)	Riduzione della probabilità di malattia in presenza di risultato negativo	(1 – Sensibilità)/ Specificità	No

LR = *likelihood ratio*.

La *prevalenza di malattia*, essendo il rapporto tra il numero di soggetti affetti e il totale del campione studiato, è pari a (VP + FN)/(VP + VN + FP + FN).

Si tratta di semplici proporzioni o rapporti, ovvero di relazioni che combinano differentemente le grandezze della tabella di contingenza 2 × 2. I primi sette possono assumere valori compresi tra 0 e 1, spesso riportati come percentuali. I primi cinque esprimono una condizione di elevata performance dell'indagine quanto più sono prossimi all'unità. Il sesto e il settimo esprimono una condizione di elevata performance dell'indagine quanto più sono prossimi allo 0 e sono per lo più indicati come *complemento a 1 della sensibilità*, ovvero *1 – sensibilità* (la frazione dei falsi negativi) e come *complemento a 1 della specificità*, ovvero *1 – specificità* (la frazione dei falsi positivi). Gli ultimi due, i *rapporti di verosimiglianza*, per i quali è ormai diffusa la dizione *likelihood ratio per il risultato positivo* (LR positivo) e *likelihood ratio per il risultato negativo* (LR negativo), sono indici più complessi. Possono teoricamente variare tra 0 e infinito, ma più concretamente esprimono una condizione di efficacia dell'indagine quanto più si allontanano da 1, il LR positivo verso valori positivi, il LR negativo verso lo 0.

1.3. Sensibilità e specificità, tasso dei falsi negativi e tasso dei falsi positivi

Il significato della *sensibilità* è intuitivo: *è la capacità dell'indagine di identificare la presenza di una data malattia*. Può essere considerata come la frazione dei soggetti positivi all'indagine sul totale dei malati, cioè la frazione di soggetti malati che il Radiologo ha identificato correttamente. È data dal rapporto VP/(VP + FN), ovvero *la frazione dei positivi tra i malati*.

Se i veri positivi sono costanti, la sensibilità dipende inversamente dalla numerosità dei falsi negativi. Infatti, il *tasso o frazione dei falsi negativi*, cioè la proporzione di soggetti falsamente considerati esenti dalla malattia, sommato alla sensibilità, dà 1 (in altre parole, come già detto, il tasso dei falsi negativi è il complemento a 1 della sensibilità).

> **Esempio 1.1. Sensibilità della mammografia e della risonanza magnetica (RM) a contrasto dinamico nel riconoscimento di lesioni tumorali mammarie in pazienti candidate a mastectomia**. Sono state considerate 99 mammelle in 90 pazienti sottoposte a mastectomia monolaterale (n = 81) o bilaterale (n = 9). Lo standard di riferimento, costituto dall'esame istopatologico delle mammelle escisse, ha identificato 188 lesioni tumorali. Alla mammografia si sono avuti 124 veri positivi e 64 falsi negativi, alla RM 152 veri positivi e 36 falsi negativi. La sensibilità è quindi risultata 124/(124 + 64) = 0.660 per la mammografia, 152/(152 + 36) = 0.809 per la RM. Diremo quindi che la sensibilità (per lesione) della mammografia è risultata pari a 66.0%, mentre quella della RM è risultata pari a 80.9%. Il tasso o frazione dei falsi negativi è risultato 0.340 o 34.0% per la mammografia e 0.191 o 19.1% per la RM [SARDANELLI ET AL, 2004]. Si noti che in questo caso l'unità statistica è la lesione, non la paziente né la mammella.

Meno intuitivo è il significato della *specificità*. Si tratta della *capacità dell'indagine di identificare l'assenza della malattia*. È data dal rapporto VN/(VN + FP), ovvero *la frazione dei negativi tra i sani*. Se i veri negativi sono costanti, dipende inversamente dalla numerosità dei falsi positivi. Infatti, il *tasso o frazione dei falsi positivi*, cioè la proporzione di soggetti falsamente considerati affetti dalla malattia, sommato alla specificità, dà 1 (in altre parole, come detto in precedenza, il tasso dei falsi negativi è il complemento a 1 della specificità). La minore intuitività del significato del termine specificità è determinata dal suo utilizzo improprio – ancora frequente soprattutto nel *parlato* italiano – per indicare la capacità di un'indagine di *fare una diagnosi sicura*. Tale utilizzo sottende spesso molteplici errori logici.

Se, per esempio, si afferma che *la tomografia computerizzata (TC) è molto "specifica" nella diagnosi di emorragia cerebrale*, si vorrebbe intendere che essa, in base alla presenza di iperdensità intraparenchimale, è in grado di *identificare con sicurezza il focolaio emorragico intraparenchimale*, nel duplice senso che se c'è davvero emorragia è probabile che la TC ne permetta il riconoscimento e che una diagnosi TC di emorragia cerebrale è improbabile si riveli un falso positivo. In termini scientifici ciò equivale a dire che la TC ha elevata sensibilità e – come vedremo tra poco – elevato valore predittivo positivo per emorragia cerebrale. Poiché sia la specificità sia il valore predittivo positivo dipendono inversamente dal peso dei falsi positivi, se i falsi positivi sono rari è pur vero che l'indagine, in presenza di un congruo numero di veri negativi, sarà anche altamente specifica (torneremo più avanti su questo tema a proposito dell'influenza della prevalenza di malattia...). *Ma, in ogni caso, assumere che dicendo che un'indagine è molto "specifica" se ne affermi anche la contemporanea elevata sensibilità è un errore concettuale. Se sensibilità e specificità sono elevate, siamo in presenza di un'indagine molto "accurata", non solo molto "specifica", come effettivamente è la TC per la diagnosi di emorragia cerebrale.*

Si rifletta attentamente: un'indagine può essere gravata da pochi falsi positivi e avere invece molti falsi negativi e quindi essere altamente specifica ma anche scarsamente sensibile. Sarà quindi, per esempio, di ben poca utilità nella ricerca di malattia in un campione di soggetti sintomatici, anche se altamente specifica.

Le cose si complicano ulteriormente quando si fanno affermazioni del tipo: *la TC è altamente specifica nella distinzione tra emorragia cerebrale e ischemia cerebrale acuta.* A ben vedere, in base a quanto esposto poco sopra, ciò dovrebbe implicare un ragionamento sulla sensibilità per l'una e l'altra affezione, diversa in ragione del tasso di falsi negativi, probabilmente superiore nel caso dell'ischemia, soprattutto se modestamente estesa. Allo stesso modo, anche la reale specificità della TC sarà differente per le due patologie considerate, in ragione del differente tasso di falsi positivi, probabilmente più elevato per le ipodensità suggestive di ischemia (potenzialmente presenti a causa di pregressi focolai ischemici cronici nell'anziano, artefatti ecc.) rispetto alle iperdensità suggestive di emorragia. Il fatto è che l'elevata specificità della TC per l'emorragia cerebrale non implica un'elevata specificità per l'ischemia. Lo stesso ragionamento si può fare per la sensibilità. *Se vogliamo avere idee chiare, dovremo sempre distinguere sensibilità e specificità della TC per ciascuna delle due affezioni.*

Esempio 1.2. Specificità. Screening del carcinoma polmonare mediante TC a bassa dose. Su un totale di 1611 soggetti asintomatici sottoposti al primo round di screening, sono risultati positivi alla TC 186 soggetti (ulteriormente studiati con TC ad alta risoluzione), 21 dei quali sono stati sottoposti a biopsia. Tredici soggetti sono risultati affetti da carcinoma polmonare. In assenza di cancri di intervallo, ossia di tumori diagnosticati tra il primo e il secondo round di screening, abbiamo 1425 veri negativi (1611 soggetti totali meno 186 positivi) e 173 falsi positivi (186 positivi meno 13 veri positivi). La specificità sarà quindi 1425/(1425 + 173) = 1425/1598 = 0.892 = 89.2% [SOBUE ET AL, 2002]. In questo caso è considerata una lesione per soggetto. Lesione e soggetto coincidono nell'unità statistica.

Sensibilità e specificità consentono di rispondere alle domande che dovremmo porci prima di eseguire una data indagine, quindi, in questo senso, *a priori*[2]:

Sensibilità e specificità: risposte a domande a priori

---

[2] La distinzione tra sensibilità e specificità come risposte a domande *a priori* rispetto all'esecuzione dell'indagine diagnostica e dei valori predittivi come risposte a domande *a posteriori* rispetto all'esecuzione dell'indagine diagnostica consente di afferrare il diverso significato logico di queste misure della performance dell'indagine. Sensibilità e specificità sono infatti riferite alla performance dell'indagine in sé, mentre i valori predittivi valutano l'attendibilità dei suoi risultati. Ciò non va confuso con i concetti di probabilità di malattia a priori, cioè prima dell'esecuzione dell'indagine diagnostica, detta anche *probabilità pre-test*, e probabilità di malattia a posteriori, cioè dopo l'esecuzione dell'indagine diagnostica e l'ottenimento del suo risultato, detta anche *probabilità post-test*, concetti che saranno introdotti a proposito dell'applicazione del teorema di Bayes (v. Paragrafo 1.5).

– se il paziente ha la malattia, che probabilità ha l'indagine di risultare positiva (sensibilità)?
– se il paziente non ha la malattia, che probabilità ha l'indagine di risultare negativa (specificità)?

Sensibilità e specificità (come pure tasso dei falsi negativi e tasso dei falsi positivi) dipendono dalle caratteristiche tecniche dell'indagine, dall'abilità del Radiologo e della sua équipe (tecnici, infermieri ecc.) nell'eseguirla e dalla capacità del Radiologo nell'interpretarla. Non sono influenzate dalla prevalenza di malattia nella popolazione indagata (sono invece influenzate dalla gravità della malattia, come vedremo oltre). Si ricorda qui per inciso che la *prevalenza* indica il numero degli individui affetti dalla malattia rispetto a un campione o all'intera popolazione in un dato intervallo temporale, mentre l'*incidenza* indica il numero di nuovi casi della malattia in un dato intervallo temporale (per il calcolo della prevalenza in un campione di soggetti sottoposti a un'indagine diagnostica si veda la Nota alla Tab. 1.3).

Sono rari nella pratica clinica i casi in cui livelli molto elevati di sensibilità o specificità consentono conclusioni definitive. Gli autori anglosassoni hanno definito queste due situazioni estreme con due acronimi che qualificano le indagini con alta sensibilità (*SNOUT*) e alta specificità (*SPIN*). Un'indagine è *snout* quando, con risultato negativo, esclude la possibilità di malattia (*when a test has a very high Sensitivity, a Negative result rules OUT the diagnosis*); è invece *spin* quando, con risultato positivo, conferma definitivamente la presenza di malattia (*when a test has a very high SPecificity, a positive result rules IN the diagnosis*). Nelle rimanenti situazioni (che rappresentano parte rilevante della pratica clinica radiologica), avremo un maggiore o minore grado di certezza ma non una conclusione definitiva.

In altre parole, sensibilità e specificità non consentono, da sole, di tradurre nella pratica clinica il risultato di un'indagine radiologica.

1.4. Valori predittivi, accuratezza diagnostica e influenza della prevalenza di malattia

Una possibilità di tradurre nella pratica clinica il risultato di un'indagine radiologica è offerta dai *valori predittivi*. Essi esprimono *l'attendibilità del risultato positivo o negativo* dell'indagine e rispondono alle domande che possiamo porci una volta che l'indagine è stata effettuata quindi, in questo senso, *a posteriori*:

– se l'indagine è risultata positiva, che probabilità ha il paziente di essere realmente affetto dalla malattia (valore predittivo positivo)?
– se l'indagine è risultata negativa, che probabilità ha il paziente di non essere affetto dalla malattia (valore predittivo negativo)?

I valori predittivi non dipendono solo dalle caratteristiche tecniche dell'indagine e dall'abilità dell'équipe radiologica nell'eseguirla e interpretarla. Infatti, rimanendo costanti sensibilità e specificità, essi si modificano in fun-

zione della prevalenza di malattia: il valore predittivo positivo è direttamente proporzionale alla prevalenza di malattia, il valore predittivo negativo è inversamente proporzionale alla prevalenza di malattia.

La dipendenza dei valori predittivi dalla prevalenza di malattia non solo è pesantemente controintuitiva, ma ha anche rilevanti conseguenze pratiche. Si rifletta sul fatto che sensibilità anche molto elevate, in presenza di una bassa prevalenza di malattia, possono combinarsi con valori predittivi positivi molto ridotti.

Un ragionamento utile alla comprensione del problema è il seguente. Se il campione di soggetti sottoposti all'indagine è interamente composto da affetti dalla malattia, il valore predittivo positivo sarà sempre 1.0 (ovvero 100%) anche con una sensibilità bassissima (purché diversa da 0) e il valore predittivo negativo sarà sempre 0 (ovvero 0%) anche con una specificità altissima (anche pari a 1.0, ovvero al 100%). Specularmente, se il campione di soggetti sottoposti all'indagine è interamente composto da non affetti dalla malattia, il valore predittivo negativo sarà sempre 1.0 (ovvero 100%) anche con una sensibilità bassissima (purché diversa da 0) e il valore predittivo positivo sarà sempre 0 (ovvero 0%) anche con una specificità altissima (anche pari a 1.0, ovvero al 100%). *Questi apparenti paradossi sono dovuti a quanto segue: non c'è sensibilità, per quanto alta, che possa diagnosticare una malattia in soggetti sani e non c'è specificità, per quanto alta, che possa diagnosticare l'assenza di malattia in soggetti malati.*

In pratica, per quanto possiamo migliorare la nostra performance radiologica ottenendo sensibilità e specificità elevate, l'attendibilità dei nostri referti (i nostri valori predittivi) sarà sempre dipendente dalla prevalenza di malattia, ovvero dal contesto epidemiologico e, nell'attività clinica, dalla selezione che i colleghi operano nell'inviarci il paziente con un dato quesito diagnostico.

È importante osservare che *la malattia può presentarsi a livelli di gravità (o stadio) assai diversi* e che la probabilità che l'indagine sia positiva generalmente aumenta con la gravità della malattia. In un programma di screening oncologico annuale o biennale su soggetti asintomatici è verosimile che, nei soggetti affetti, il livello di gravità della malattia sia inferiore rispetto a quello dei soggetti sintomatici che si sottopongono alla stessa indagine nella pratica clinica. *Ne risulterà un'influenza diretta sulla sensibilità e sulla specificità: esse saranno maggiori nei soggetti sintomatici per la maggiore facilità nel distinguere i malati dai sani, rispetto ai soggetti asintomatici nei quali la malattia è più frequentemente in fase iniziale.* Tale differenza sarà minore nel primo *round* dello screening (quando è elevato il numero di tumori *prevalenti*, già presenti e probabilmente diagnosticabili da tempo) e diverrà massima a partire dai round successivi (nei quali osserveremo i tumori *incidenti*, non presenti o comunque non visibili o non diagnosticati nel primo round). *In buona sostanza, quindi, la preselezione dei pazienti, determinando anche la maggiore o minore gravità media della malattia dei soggetti che si sottopongono all'indagine, influenza anche sensibilità e specificità.* Torneremo su questo aspetto più avanti, dopo avere introdotto il concetto di soglia discriminante.

L'accuratezza diagnostica esprime *la capacità dell'indagine di individuare correttamente soggetti affetti e non affetti dalla malattia rispetto al totale dei soggetti esaminati.* Risponde alla domanda: che probabilità ho di avere un risultato dell'indagine comunque veritiero? È una sorta di *indice globale di performance diagnostica*, ma si distribuisce, con andamento lineare, tra il valore della sensibilità e quello della specificità. Si avvicinerà alla maggiore delle due con l'aumentare della prevalenza di malattia e alla minore delle due con il ridursi della prevalenza di malattia. *In pratica si tratta di una sorta di "media" tra sensibilità e specificità, pesata in funzione della prevalenza.* La sua relazione con i valori predittivi è data dalla comune dipendenza dalla prevalenza di malattia.

Una valutazione di come si modificano valori predittivi e accuratezza diagnostica in funzione della prevalenza di malattia può essere ottenuta osservando i grafici della Figura 1.1.

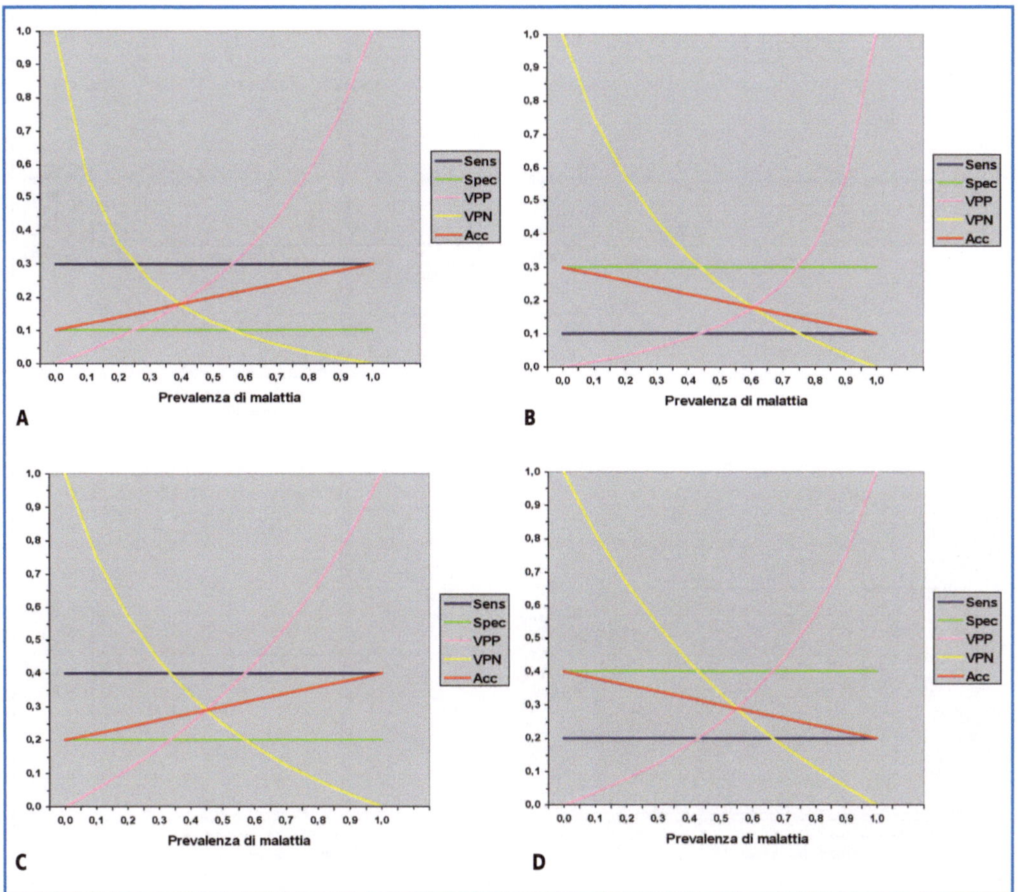

Figura 1.1. Andamento del valore predittivo positivo (VPP), del valore predittivo negativo (VPN) e dell'accuratezza diagnostica (Acc) in funzione della prevalenza di malattia. È qui prospettata una serie di coppie di grafici dell'andamento del VPP, del VPN e dell'accuratezza in funzione della prevalenza di malattia. In ciascun caso rappresentato nel grafico i valori di sensibilità (Sens) e specificità (Spec) sono costanti, rappresentati dalla linea blu e verde, rispettivamente. Anche la differenza assoluta tra sensibilità e specificità è mantenuta costante, pari a 0.15. A scopo didattico sono qui rappresentate le seguenti coppie di valori di sensibilità e specificità, rispettivamente: 0.3 e 0.1 (A) e, viceversa, 0.1 e 0.3 (B); e così via, 0.4 e 0.2 (C) e 0.2 e 0.4 (D); 0.5 e 0.3 (E) e 0.3 e 0.5 (F); 0.6 e 0.4 (G) e 0.4 e 0.6 (H); 0.7 e 0.5 (I) e 0.5 e 0.7 (L); 0.8 e 0.6 (M) e 0.6 e 0.8 (N); 0.9 e 0.7 (O) e 0.7 e 0.9 (P).

Segue

Seguito

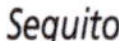

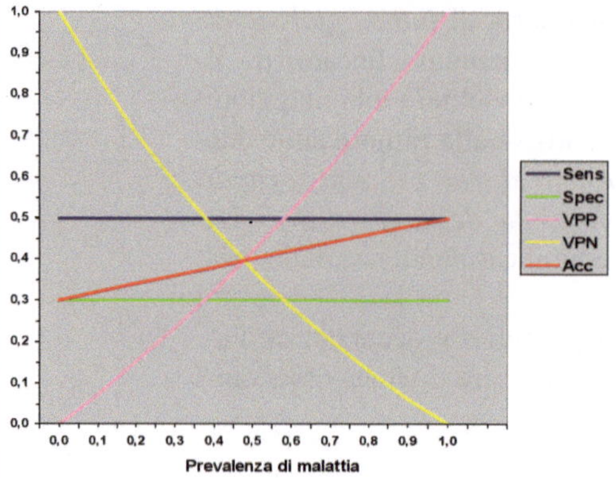

Si osservi come: i) il valore dell'accuratezza (linea rossa) abbia sempre un andamento lineare tra i valori costanti della sensibilità e della specificità, ascendente quando la sensibilità è maggiore della sensibilità (grafici a sinistra), discendente nel caso contrario (grafici a destra); ii) per quanto alti o bassi possano essere sensibilità e specificità, il VPP (linea rosa) e il VPN (linea gialla) variano sempre tra 0 e 1, con andamento lineare soltanto nel caso particolare dell'equidistanza di sensibilità e specificità dalla linea equatoriale posta a 0.5 (v. pannelli G e H); iii) il punto di intersezione tra valori predittivi e accuratezza corrisponde a una prevalenza di 0.5 nel caso dell'equidistanza di sensibilità e specificità dalla linea equatoriale posta a 0.5 e in

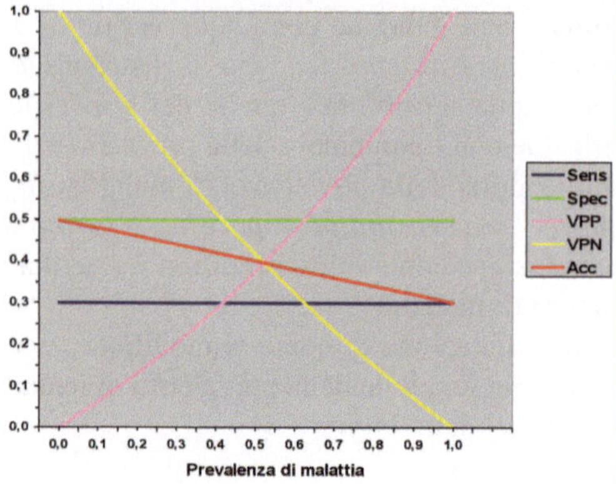

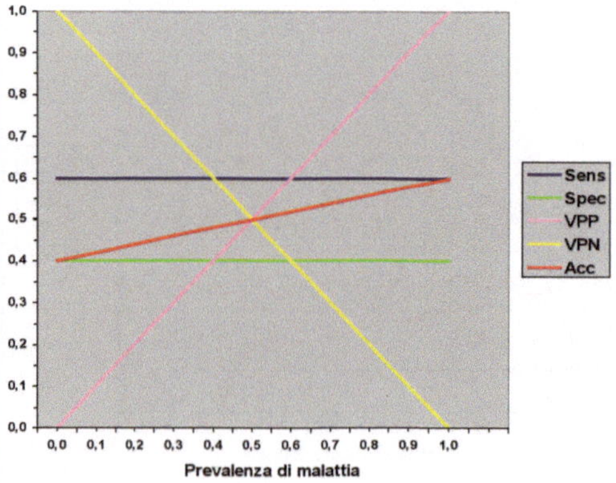

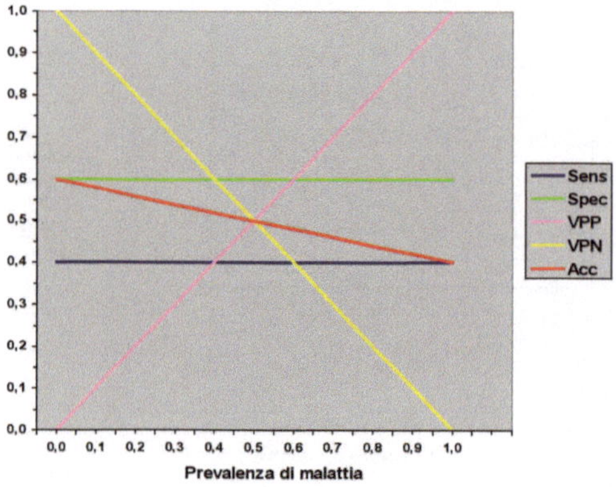

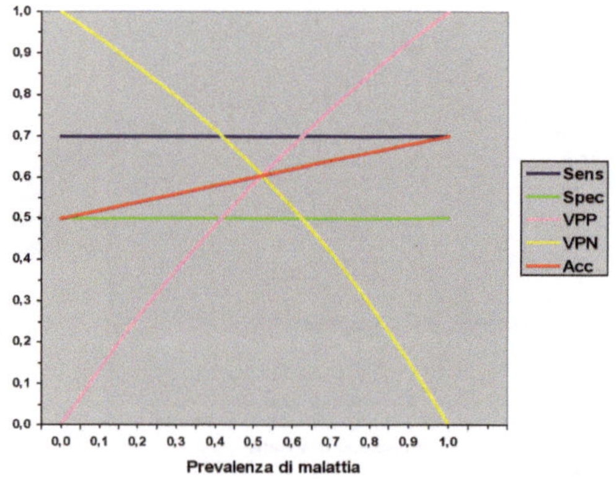

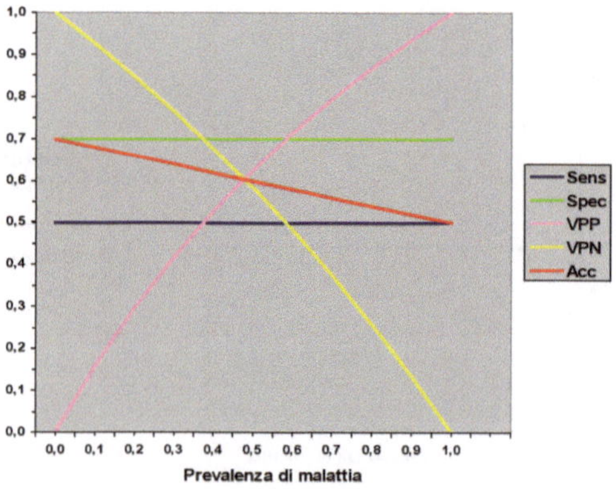

Segue

Seguito

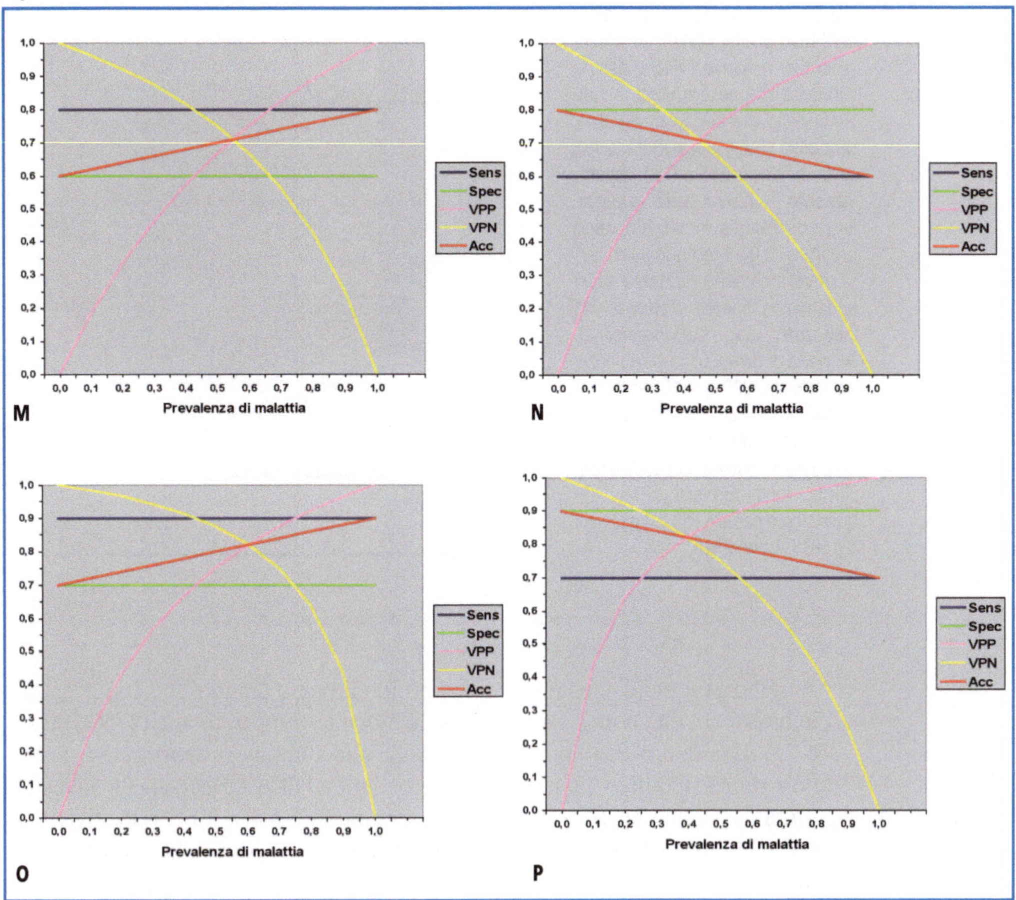

questo caso anche i valori predittivi e l'accuratezza sono pari a 0.5 e l'intersezione è al centro del quadrante cartesiano (anche quando sensibilità e specificità si eguagliano, l'intersezione tra valori predittivi e accuratezza corrisponde a una prevalenza di 0.5 ma per valori di ordinate corrispondenti a quelli di sensibilità e specificità, casi non mostrati in forma grafica); iv) per valori di sensibilità e specificità analoghi a quelli della pratica clinica (ovvero superiori a 0.5), occorre considerare la sola metà superiore del quadrante, laddove il punto di intersezione tra valori predittivi e accuratezza si sposta oltre 0.5 di prevalenza (cioè a destra) quando la sensibilità e superiore alla specificità, al di sotto di 0.5 (cioè a sinistra) quando viceversa la specificità è superiore alla sensibilità (nella metà inferiore del quadrante, ovvero con valori di sensibilità e specificità inferiori a 0.5) la situazione è specularmente invertita). Con riferimento ai pannelli G e H, si consideri ancora che: i) i *likelihood ratio* (v. Paragrafo 1.5), dipendendo da sensibilità e specificità, sono anch'essi costanti, entrambi pari a 1.0; ciò significa che la potenza dell'indagine è nulla, ma la prevalenza di malattia è in grado di determinare comunque una variazione tra 0 e 1 dei valori predittivi, in questo caso secondo funzioni lineari; ii) se incrementassimo progressivamente la differenza tra sensibilità e specificità, l'obliquità della retta rossa (accuratezza) tenderebbe a sovrapporsi a quella di uno dei valori predittivi. Non sono qui mostrati casi limite con sensibilità e/o specificità pari a 1 o 0.

Esempio 1.3. Valori predittivi in mammografia clinica e di screening. Con una sensibilità del 95% e una specificità dell'80% applicate a 10000 donne sintomatiche con nodulo palpabile, supponendo una prevalenza di malattia del 50%, avremo 4750 veri positivi, 4000 veri negativi, 1000 falsi positivi e 250 falsi negativi. Il valore predittivo positivo sarà 4750/(4750 + 1000) = 0.826 = 82.6%; il valore predittivo negativo sarà 4000/(4000 + 250) = 0.941= 94.1%.

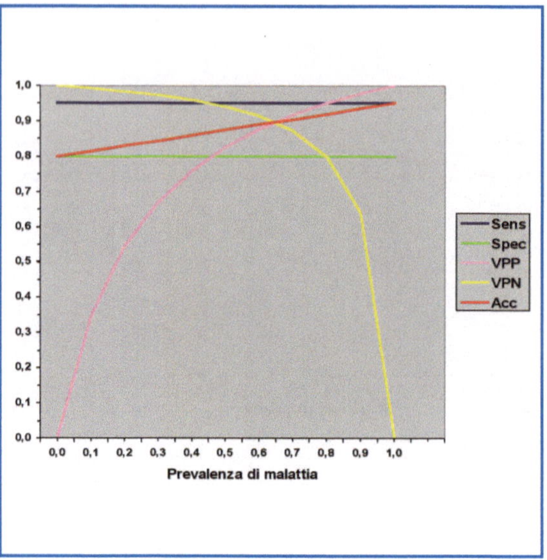

Figura 1.2. Andamento del valore predittivo positivo (VPP), del valore predittivo negativo (VPN) e dell'accuratezza diagnostica (Acc) in funzione della prevalenza di malattia; sensibilità (Sens) e specificità (Spec) costanti, pari a 0,95 e 0,80, rispettivamente. Si osservi come la prevalenza di malattia modifichi i valori predittivi da 0 a 1 secondo due diverse curve, mentre l'accuratezza ha un andamento lineare crescente tra 0.80 (specificità) e 0.95 (sensibilità). Al livello di circa 0.65 di prevalenza, accuratezza, VPP e VPN tendono a eguagliarsi (0.89). Ovviamente, i *likelihood ratio* (LR), qui non rappresentati, dipendendo da sensibilità e specificità, sono anch'essi costanti, in questo caso pari a 4.750 (LR positivo) e 0.063 (LR negativo).

Avremo così mediamente solo un approfondimento diagnostico con eventuale biopsia in una donna sana ogni quasi 5 donne con carcinoma (4750/1000 = 4.75). E la donna con un nodulo palpabile che alla fine si dimostrerà benigno non riterrà inutili o pericolosi approfondimenti diagnostici anche invasivi. Tuttavia, se con le stesse sensibilità e specificità (95% e 80%, rispettivamente) valutiamo una popolazione di 10000 donne asintomatiche (come tipicamente accade nei programmi di screening), supponendo una prevalenza di malattia dello 0.3%, avremo 285 veri positivi, 7760 veri negativi, 1940 falsi positivi e 15 falsi negativi. Il valore predittivo negativo salirà a 7760/(7760 + 15) = 0.998 = 99.8%, il valore predittivo positivo crollerà a 285/(285 + 1940) = 0.128= 12.8%. In pratica, dovremo mediamente richiamare per approfondimenti con eventuale biopsia quasi 7 donne sane (1940/285 = 6.8) prima di arrivare a diagnosticare un carcinoma. Il tasso di richiamo sarà molto elevato, pari al 22.25% (2225/10000). L'effetto sarà quello del *falso allarme* (se a ogni round si richiama il 20-25% delle donne, in 4-5 round tutte le donne saranno mediamente richiamate). Al di là di ogni considerazione sul carico di lavoro e sui costi economici derivati, le donne perderanno fiducia nel programma di screening. La rappresentazione grafica degli indici di performance di un'indagine caratterizzata dal 95% di sensibilità e dall'80% di specificità in funzione della prevalenza di malattia è riportata nella Figura 1.2.

Esempio 1.4. Cardio-TC per la diagnosi di stenosi coronariche. Ipotizziamo per la coronaro-TC con apparecchiature multistrato avanzate una sensibilità del 95% e una specificità del 95%. L'esecuzione dell'indagine su soggetti con alta probabilità pre-test di stenosi emodinamicamente significativa (prevalenza di malattia dell'80%) porterebbe a negare la coronarografia terapeutica ai falsi negativi, pari al 5% (4000 malati). Con le stesse sensibilità e specificità, l'esecuzione di coronaro-TC su 100000 sog-

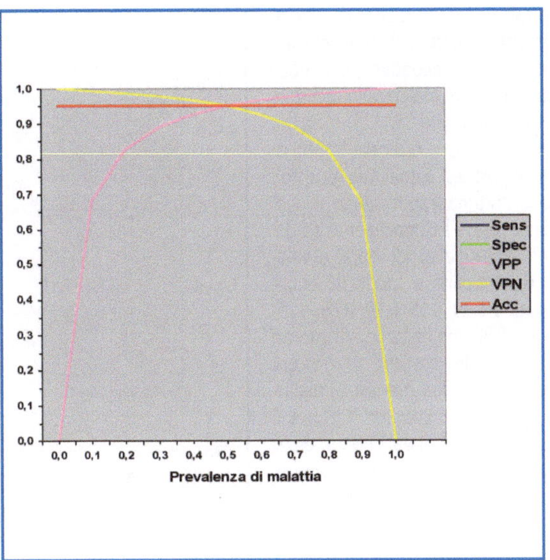

Figura 1.3. Andamento del valore predittivo positivo (VPP), del valore predittivo negativo (VPN) e dell'accuratezza diagnostica (Acc) in funzione della prevalenza di malattia; sensibilità (Sens) e specificità (Spec) costanti, entrambe pari a 0.95. Si osservi come: i) la linea rossa (accuratezza) sia sovrapposta a quella blu della sensibilità e a quella verde della specificità; ii) il VPP (linea rosa) si riduca drasticamente per valori di prevalenza inferiori al 30%; il VPN (linea gialla) si riduca drasticamente per valori di prevalenza superiori al 70%. Ovviamente, i *likelihood ratio* (LR) dipendendo da sensibilità e specificità, sono anch'essi costanti, in questo caso pari a 19.000 (LR positivo) e 0.053 (LR negativo).

getti a bassa probabilità pre-test di malattia (supponiamo uno screening negli ultrasessantacinquenni con un 5% di prevalenza), indurrebbe all'esecuzione di 4750 coronarografie negative inutili. Anche ipotizzando livelli ottimali di sensibilità e specificità per paziente, l'obiettivo *nobile* della coronaro-TC (evitare una quota delle coronarografie negative) può essere realizzato soltanto attraverso un'accurata preselezione dei pazienti in base alla probabilità pre-test di stenosi emodinamicamente significativa, definita in base alla storia clinica e agli accertamenti strumentali (ECG, prova da sforzo ecc.). Si pone infatti oggi indicazione alla coronaro-TC per i soggetti a rischio intermedio (30-70%). Il lettore potrà esercitarsi nel calcolo dei valori predittivi partendo dai dati qui prospettati. La rappresentazione grafica degli indici di performance di un'indagine caratterizzata dal 95% di sensibilità e dal 95% di specificità in funzione della prevalenza di malattia è riportata nella Figura 1.3.

Una visione generale della dipendenza dei valori predittivi dalla prevalenza di malattia può essere ottenuta rappresentando la *probabilità post-test di malattia* (ovvero la probabilità di malattia dopo l'esecuzione dell'indagine con risultato positivo o negativo) in funzione della *probabilità pre-test di malattia* (ovvero la prevalenza di malattia). Ovviamente, la probabilità post-test di malattia nel caso di risultato positivo dell'indagine equivale al VPP, mentre la probabilità post-test di malattia nel caso di risultato negativo dell'indagine equivale al complemento a 1 del VPN. Nella Figura 1.4 è rappresentata una serie di curve del VPP e del complemento a 1 del VPN, ciascuna delle quali ottenuta per coppie definite di valori di sensibilità e specificità.

Una prima notazione a quanto fin qui prospettato. Mentre per i valori predittivi è molto evidente che la performance dell'indagine è relativizzata a una

Figura 1.4. Dipendenza del valore predittivo positivo (VPP) e del valore predittivo negativo (VPN) dalla prevalenza di malattia. In ascisse la probabilità pre-test di malattia (prevalenza), in ordinate la probabilità post-test di malattia (v. testo). Quest'ultima rappresenta il VPP (linee rosa) e il complemento a 1 del VPN (linee gialle) per coppie di valori di sensibilità e specificità eguagliate a 0.99, 0.95, 0.90, 0.85, 0.75, 0.65, 0.50 (dall'esterno all'interno dell'area del grafico). Al crescere della probabilità pre-test di malattia (prevalenza), cresce il VPP e il complemento a 1 del VPN (ovvero si riduce il VPN). La diagonale rappresenta l'andamento delle due grandezze quando sensibilità e specificità sono entrambe eguali a 0.50.

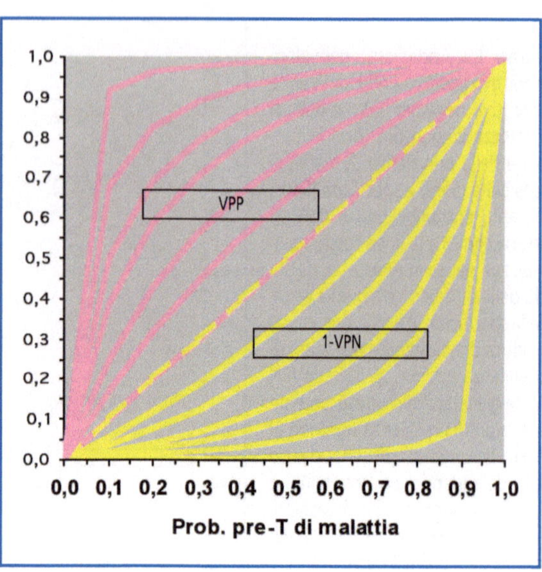

malattia definita (l'indagine ha predetto correttamente la presenza di tumore maligno?), sensibilità e specificità possono sembrare caratteristiche intrinseche all'indagine, indipendenti dalla malattia che si vuole confermare o escludere. Non è così. *Sensibilità e specificità di un'indagine radiologica non dipendono dalla prevalenza di malattia, ma devono sempre essere riferite a una malattia definita.* Spesso tale riferimento è omesso (o dato per implicito), ma ciò genera equivoci e false aspettative non soltanto nei pazienti ma anche nei colleghi non radiologi. Si veda quanto già detto a proposito della TC nella diagnosi di emorragia e ischemia cerebrale.

Una seconda notazione. Sensibilità e specificità assumono rilevanza diversa secondo la prevalenza e la gravità di malattia della popolazione indagata. Nello studio di soggetti sintomatici (*Radiologia clinica*) cercheremo di avvalerci di indagini ad alta sensibilità e saremo disposti ad accettare una specificità non elevata che potrà essere controbilanciata da ulteriori passi dell'iter diagnostico. Viceversa, nello studio di soggetti asintomatici (*Radiologia di screening*) cercheremo di avvalerci di indagini ad alta specificità, accettando anche il prezzo di una minore sensibilità. Infatti, mentre nel primo caso l'obiettivo prioritario è diagnosticare la presenza di malattia sintomatica, potenzialmente avanzata, nel secondo caso l'obiettivo della diagnosi di malattia asintomatica deve essere controbilanciato dalla limitazione del numero di accertamenti inutili in quote rilevanti della popolazione sottoposta a screening. Ciò comporta, entro certi limiti, un diverso atteggiamento mentale del Radiologo nelle due situazioni. *Mentre nella Radiologia clinica il Radiologo renderà evidenti nel referto anche minimi elementi di sospetto di malattia (soprattutto se correlabili alla sintomatologia) rimandando a ulteriori accertamenti (anche invasivi) la compiuta definizione diagnostica, nell'attività di screening i casi con minimi segni possono essere rinviati al successivo round onde evitare un eccessivo tasso di richiami per accertamenti.*

1.5. Teorema di Bayes o della probabilità soggettiva o condizionata e likelihood ratio

La *probabilità pre-test di malattia* è la probabilità che il paziente sia affetto dalla malattia, nota prima di eseguire l'indagine e di disporre del risultato. In assenza di altre informazioni, ovvero di quanto possiamo apprendere dall'anamnesi familiare e personale, dalla storia clinica, dall'esame obiettivo e da altre indagini già eseguite, è data direttamente dalla *prevalenza di malattia*, ovvero dalla quota di popolazione che ha la malattia rispetto alla totalità della popolazione, quindi il rapporto *ammalati/(ammalati + sani)*. È evidente che nel caso dei programmi di screening la probabilità pre-test sarà equivalente alla prevalenza di malattia nella popolazione generale. In diagnostica clinica, la probabilità pre-test equivarrà alla prevalenza nella popolazione generale modificata dai criteri selettivi del medico richiedente l'indagine, sulla base della sequenza anamnestico-clinica. In tal modo si tiene conto dei fattori di rischio demografici (età, sesso, gruppo etnico), della storia familiare, dell'esposizione a fattori di rischio per la malattia sospettata (per esempio, alcol e fumo di sigaretta), dell'anamnesi patologica remota e prossima e dei riscontri dell'esame obiettivo.

Il *teorema di Bayes*, detto anche *teorema della probabilità soggettiva* o *teorema della probabilità condizionata*, consente di calcolare – in ciascuno dei passaggi logici della sequenza diagnostica a cui corrispondono nodi decisionali – la probabilità pre-test e la probabilità post-test di una data malattia. Esso afferma che *la probabilità che il risultato di un'indagine corrisponda o meno alla presenza di malattia dipende dalla probabilità pre-test e dalla potenza dell'indagine*. Cercheremo di capire che cosa sia la potenza di un'indagine diagnostica.

Il teorema fu dimostrato dal pastore presbiteriano Thomas Bayes (1702-1761) e pubblicato postumo nel 1763. Per esprimere la formula del teorema occorre utilizzare la notazione probabilistica. Con essa, la probabilità che un evento y si verifichi è definita come P(y); inoltre, il simbolo "|" significa "dato che", "supposto che", ovvero il fatto che si sia predeterminato un altro evento che condiziona la probabilità di y. Quindi, per esprimere la probabilità P dell'evento y supposto che si sia verificato l'evento x, scriveremo P(y | x). Il teorema di Bayes afferma che:

$$P(y \mid x) = \frac{P(x \mid y)P(y)}{P(x)}$$

dove:

P(y) è la *probabilità a priori* di y, P(x | y) è la *funzione di verosimiglianza*, P(x) è la *probabilità marginale*, ovvero la probabilità di osservare x senza alcuna informazione pregressa e P(y | x) è *la probabilità a posteriori* di y, dato x. P(x | y)/P(x) è il coefficiente che modifica P(y) per dare P(y | x). È possibile dimostrare che P(y | x) è sempre maggiore o uguale a 1. Se l'evento x è il risultato positivo dell'indagine diagnostica, il teorema consente di calcolare la probabilità della presenza di malattia (l'evento y) dopo un risultato positivo dell'indagine diagnostica (probabilità post-test) se è nota la probabilità pre-test.

L'interpretazione del concetto di *probabilità* come grado di fiducia nel verificarsi di un evento (*probabilità soggettiva*) è alla base della *Statistica*

Teorema di Bayes

bayesiana e si contrappone all'interpretazione classica della *Statistica frequentista*, basata su frequenze o proporzioni (*probabilità oggettiva*). Nel mondo degli statistici, la scuola bayesiana ha da sempre rappresentato una componente minoritaria rispetto a quella frequentista, i cui strumenti sono oggi ampiamente utilizzati in campo medico anche per la possibilità di tradurre in valori numerici (la famosa *p*) l'attendibilità di un'ipotesi oggetto di studio. Tuttavia, *proprio nel campo della valutazione dell'attendibilità delle indagini diagnostiche, il teorema di Bayes ha un'importanza concettuale del tutto fondamentale*, anche se gli indicatori della performance di un'indagine diagnostica quali sensibilità, specificità ecc. sono poi comunemente trattati nella letteratura medico-scientifica mediante strumenti tipici della statistica frequentista. Il dibattito scientifico tra le due scuole, anche per gli aspetti epistemologici sottesi, è tuttora aperto, ravvivato dalle possibilità che il calcolo mediante computer dà attualmente ai sostenitori della scuola bayesiana.

La completa formulazione matematica del teorema di Bayes esteso alla possibilità di plurimi eventi alternativi esula dai limiti della presente trattazione. Per spiegarne il funzionamento in termini semplificati faremo qui riferimento

al concetto di *odds*, parola anglosassone alla quale corrispondono significati come: differenza, disaccordo, disparità, vantaggio o svantaggio, ma anche posta o quota nel gioco d'azzardo (da lì deriva storicamente l'impianto logico della teoria probabilistica). *Nel linguaggio scientifico, il termine odds assume il significato di probabilità in un senso diverso da quello usuale di frequenza rispetto al campione*. Valutando la probabilità di malattia in un campione di 10 soggetti che include 3 malati, diremo che la *frequenza di malattia rispetto al campione* è di 3/10, ovvero di 0.3 (pari al 30%), mentre l'odds di malattia è 3/7, ovvero 0.43. L'odds rappresenta quindi il rapporto tra malati e sani, ossia quanti malati ci sono per ogni sano.

Tra questi due modi di esprimere la *probabilità o rischio di malattia* nel campione sussiste la seguente semplice relazione matematica:

$$\text{se odds} = a/b,$$
$$\text{allora, } \textit{frequenza rispetto al campione} = a/(a + b)$$

Viceversa,

$$\text{se } \textit{frequenza rispetto al campione} = x,$$
$$\text{allora, odds} = x/(1 - x)$$

L'utilità dell'espressione della probabilità o rischio in termini di odds nasce dal fatto che, secondo il teorema di Bayes:

$$\textit{odds di malattia post-test} = \text{LR positivo} \times \textit{odds di malattia pre-test}$$

Si osservi che questa non è altro che l'equazione di una retta con coefficiente angolare pari al LR positivo.

Quindi, avendo a disposizione l'odds di malattia pre-test e il LR positivo dell'indagine – che, ricordiamo, equivale a sensibilità/(1 – specificità) – possiamo calcolare l'odds di malattia post-test. Questo potrà essere infine ritradotto in frequenza rispetto al campione utilizzando la prima delle tre relazioni matematiche sopra definite. *In pratica, conoscendo il LR positivo di un test, il clinico può trasformare la probabilità pre-test in probabilità post-test, ovvero in concreto significato diagnostico dell'indagine effettuata.* Un analogo simmetrico ragionamento può essere fatto per la probabilità di non malattia e il LR negativo, che equivale a (1 − sensibilità)/specificità.

A questo punto dovrebbe essere chiaro quale sia la sostanza logica dei LR. Sono due indici che rispondono alle domande:

La sostanza logica dei likelihood ratio

- di quanto il risultato positivo dell'indagine incrementa la probabilità di malattia (LR positivo)?
- di quanto il risultato negativo dell'indagine riduce la probabilità di malattia (LR negativo)?

Si tratta quindi di due coefficienti: quando equivalgono all'unità indicano che l'indagine non apporta alcuna informazione perché lascia immutate le probabilità pre-test. Viceversa, valori di LR positivo progressivamente superiori a 1 e valori di LR negativo progressivamente inferiori a 1 indicano livelli crescenti di efficacia dell'indagine. Valori di LR positivo maggiori di 10 indicano che l'indagine è conclusivamente diagnostica per la presenza di malattia mentre valori di LR negativo inferiori a 0.1 indicano che l'indagine è conclusivamente diagnostica per assenza di malattia. Valori intermedi indicano gradi intermedi di certezza diagnostica. In sostanza *i LR esprimono la potenza dell'indagine*.

Likelihood ratio come "potenza" dell'indagine

Il lettore potrebbe osservare che un ragionamento analogo potrebbe essere fatto anche per sensibilità e specificità. È vero, ma non è la stessa cosa. Il *gioco* matematico opera una trasformazione sostanziale. *Sensibilità e specificità consentono il calcolo dei LR che sono, quindi, "solo" un modo di rappresentarle matematicamente in modo combinato. Ma i LR consentono di trasformare le probabilità pre-test di malattia in probabilità post-test di malattia, obiettivo "nobile" che sensibilità e specificità, in quanto tali, non raggiungono.*

Una modalità semplificata per ottenere la probabilità post-test da quella pre-test è consentita dal nomogramma, una meraviglia della lunga fase storica preinformatica della matematica, un semplice abaco, rappresentazione grafica della soluzione di un'equazione matematica a più variabili. Il *nomogramma bayesiano di Fagan* [FAGAN, 1975] trasforma la probabilità pre-test in quella post-test mediante semplice proiezione geometrica, senza necessità di calcoli (Fig. 1.5). La pendenza della retta sul nomogramma consente di *vedere* graficamente la potenza dell'indagine.

Nomogramma di Fagan

1.6. Soglie discriminanti e curve ROC

Nello sviluppo logico del ragionamento fin qui dispiegato abbiamo lasciato sullo sfondo un aspetto rilevante. Abbiamo infatti detto: *supponiamo che il Radiologo sia forzato a emettere un giudizio dicotomico (sì o no) sulla presenza di tumore maligno.* Ma sappiamo bene che la Radiologia clinica purtroppo non è fatta di bianchi e neri, ma di un'ampia *scala di grigi*, ovvero di livelli differenziati di certezza nel porre diagnosi di malattia o di non malattia. Ciò pone il problema delle *soglie discriminanti*, altrimenti dette *soglie decisionali*, ovvero della definizione del *cutoff* oltre il quale un certo segno radiologico è considerato indicativo di malattia.

Soglie discriminanti e cutoff

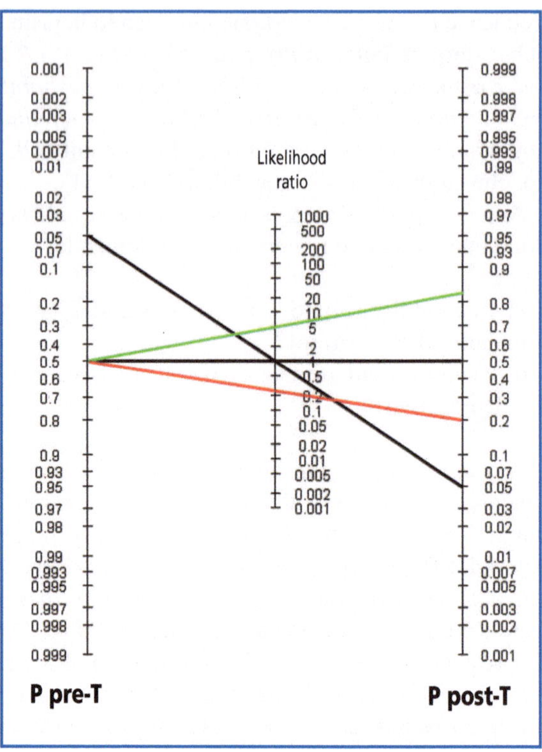

Figura 1.5. Nomogramma bayesiano di Fagan. Sull'asse verticale centrale sono rappresentati i valori dei *likelihood ratio* (LR); sull'asse verticale a sinistra è rappresentata la probabilità pre-test (P pre-T); sull'asse verticale a destra è rappresentata la probabilità post-test (P post-T). La linea verde mostra come un LR positivo pari a +5 sia in grado di trasformare una probabilità pre-test di 0.5 (ovvero l'incertezza assoluta sulla presenza o meno di malattia) in una probabilità post-test di circa 0.83 (ovvero in un'elevata probabilità di malattia). Le due linee nere dimostrano come un'indagine diagnostica con LR pari a 1 ottenga probabilità post-test uguali a quelle pre-test. La linea rossa mostra come un LR negativo di 0.35 sia in grado di trasformare una probabilità di 0.5 in una post-test di 0.2. Ecco come praticamente i LR operano come coefficienti angolari della rette di lettura del nomogramma bayesiano.

Tale concetto è intuitivo quando è applicato a un esame ematochimico: se il valore normale massimo della glicemia viene abbassato da 120 mg/dl a 100 mg/dl, i soggetti con valori tra 101mg/dl e 120 mg/dl che in precedenza erano considerati normali, ovvero negativi per iperglicemia, diverranno patologici, ovvero positivi per iperglicemia. Se una frazione di questi è rappresentata da soggetti realmente malati, avremo (rispetto alla situazione precedente il cambiamento della soglia discriminante) un incremento dei veri positivi e una riduzione dei falsi negativi, ovvero un aumento della sensibilità; tuttavia, se nel contempo una frazione degli stessi è in realtà non malata avremo un incremento dei falsi positivi e una riduzione dei veri negativi, ovvero una riduzione della specificità.

Effetti della modificazione del cutoff

In pratica, abbassando la soglia discriminante guadagniamo in sensibilità e perdiamo in specificità, alzando la soglia discriminante guadagniamo in specificità e perdiamo in sensibilità. Ciò è particolarmente evidente allorquando la variabile oggetto di valutazione è misurata su una scala di valori continua, come accade per un esame ematochimico, o, in ambito radiologico, per misure dimensionali (con qualsiasi tecnica) o densitometriche (TC, mineralometria ossea) o di intensità di segnale (RM). Una sintesi grafica generale del problema della soglia discriminante è riportata nella Figura 1.6.

Un esempio tratto dalla pratica radiologica quotidiana è la diagnosi della natura metastatica di linfonodi mediastinici riconoscibili alla TC, fondamentalmente basata sulle loro dimensioni. Utilizzando la classica soglia discriminan-

Figura 1.6. Soglia discriminante. Effetto del posizionamento della soglia discriminante o *cutoff* per la diagnosi di malattia in una popolazione di soggetti composta da due gruppi numericamente equivalenti di sani e di malati. Distribuzione di una qualsiasi grandezza (anche radiologica) che tende ad assumere valori maggiori nei malati (curva a campana rovesciata, delimitante l'area colorata in rosso) rispetto ai sani (curva a campana delimitante l'area colorata in verde). La curva dei malati è rappresentata rovesciata per facilitare la comprensione dell'effetto della curva discriminante. Data l'ampia sovrapposizione di valori tra le due curve sull'asse delle ascisse, la soglia discriminante (linea gialla verticale) non può che produrre, oltre alle due ampie frazioni di veri positivi (VP) e di veri negativi (VN), anche due frazioni, minori ma non trascurabili, di falsi positivi (FP) e di falsi negativi (FN). Lo spostamento della soglia verso sinistra ridurrà i FN ma aumenterà i FP, viceversa farà lo spostamento a destra.

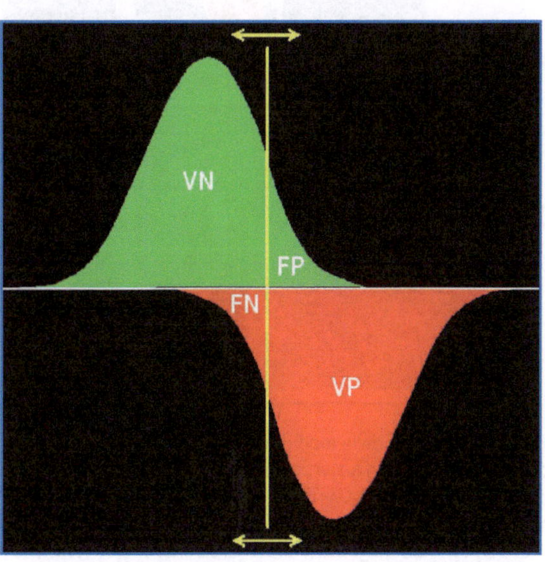

te che definisce come metastatici i linfonodi con diametro maggiore di 10 mm, non potremo evitare una quota di falsi negativi (i piccoli linfonodi metastatici con diametro fino a 10 mm) né una quota di falsi positivi (i linfonodi non metastatici con diametro maggiore di 10 mm). Abbassando la soglia alzeremo la sensibilità ma ridurremo la specificità, viceversa alzando la soglia ridurremo la sensibilità e alzeremo la specificità.

È evidente che la soglia potrà essere *ottimizzata* scegliendo la posizione che minimizza gli errori, ovvero che determina il minor numero di falsi positivi e negativi. Tuttavia, nella pratica clinica, noi modifichiamo, spesso inconsciamente, la soglia discriminante adottata per distinguere il normale dal patologico in funzione della storia clinica (che determina la probabilità pre-test della malattia). L'informazione relativa alla storia oncologica del paziente ci porterà istintivamente a ridurre la soglia per la definizione della positività di un linfonodo mediastinico. L'elevata familiarità per tumori mammari e ovarici (che depone per una probabile mutazione deleteria BRCA1) o anche la semplice notizia di pregresso tumore mammario ridurranno la soglia discriminante alla lettura della mammografia. In questo modo il Radiologo utilizza il teorema di Bayes (anche senza conoscerlo) alzando la sensibilità, poiché valuta che sussista una più elevata probabilità pre-test di malattia.

Possiamo adesso tornare su un aspetto trattato nel Paragrafo 1.4, ossia l'influenza che la preselezione dei soggetti che si sottopongono a una data indagine esercita sulla gravità della malattia o comunque sul tipo di popolazione oggetto di studio. Abbiamo già spiegato che, anche con prevalenza di malat-

Ottimizzazione del cutoff

Influenza dello spettro di malattia

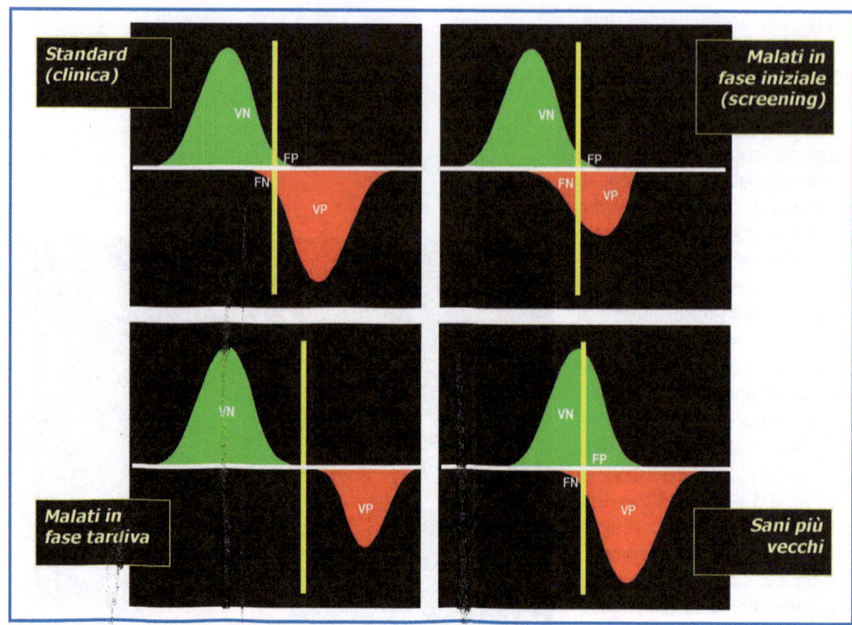

Figura 1.7. Effetto della modificazione dello spettro di malati e di sani sottoposti a un'indagine diagnostica per una data malattia. In verde l'area sottesa dalla curva dei sani; in rosso l'area sottesa dalla curva dei malati; la linea verticale gialla indica la soglia discriminante. In alto a sinistra la situazione *clinica* di riferimento: soltanto circa metà dei soggetti con certi sintomi ha la malattia e l'indagine è gravata da pochi falsi negativi (elevata sensibilità) e falsi positivi (elevata specificità). In alto a destra ciò che potrebbe accadere in uno screening: i malati si riducono di numero, ma sono anche *meno malati* e la curva che li descrive delimita un'area ridotta, spostata a sinistra e più ampiamente sovrapposta alla curva che descrive i sani; aumentano i falsi negativi, quindi e, si riducono sensibilità e valore predittivo negativo. In basso a sinistra il campione dei malati è costituito da soggetti *più malati*: l'area rossa è ridotta (alcuni malati sono già deceduti) e spostata a destra; spostando a destra la soglia discriminante, la distinzione tra sani e malati è totale (non ci sono più falsi negativi né falsi positivi). Infine, in basso a destra la situazione determinata da un mutamento dello spettro dei sani: l'invecchiamento della popolazione sana sposta a destra la curva che delimita l'area verde, determinando un aumento dei falsi positivi e, quindi, una riduzione della specificità e del valore predittivo positivo.

tia invariata, se cambia lo *spettro* dei sani e dei malati, sensibilità e specificità possono risentirne ampiamente. Ciò è rappresentato graficamente nella Figura 1.7.

Curva ROC   Immaginando di non variare gli altri fattori in gioco (prevalenza di malattia, spettro dei soggetti sani e malati ecc.), è possibile rappresentare l'efficienza di un'indagine diagnostica tenendo conto delle sue performance a diversi livelli della soglia discriminante? La risposta è sì. E si tratta non casualmente di un metodo che, come il LR positivo, combina sensibilità e 1 – specificità (che, si ricordi, coincide con il tasso dei falsi positivi). Tale risultato è ottenuto non mediante una formula, ma con una rappresentazione grafica su un sistema di assi cartesiani. È la *curva ROC* (*receiver operator characteristic*), nella quale troviamo la sensibilità sull'asse delle ordinate e 1 – specificità su quello delle ascisse, per ciascuna coppia di valori assunta dalle due variabili ai diversi livelli della soglia discriminante.

Figura 1.8. Curva ROC *(receiver operator characteristic).* La rappresentazione grafica della relazione tra sensibilità e complemento a 1 della specificità (o frazione dei falsi positivi) consente di valutare la potenza di un'indagine diagnostica, espressa dall'area sottesa alla curva *(area under the curve,* AUC). A scopo puramente illustrativo, sono indicati sulla curva cinque livelli di soglia [come potrebbe essere fatto sulla base della nota scala mammografica BI-RADS® *(Breast Imaging Reporting and Data System)].* Le coordinate cartesiane del punto 5 indicano la combinazione tra sensibilità e 1 – specificità che si otterrebbe considerando come positivi soltanto i reperti classificati BI-RADS® 5 (bassa sensibilità e alta specificità), e così via fino al punto 1, con elevatissima sensibilità e specificità nulla.

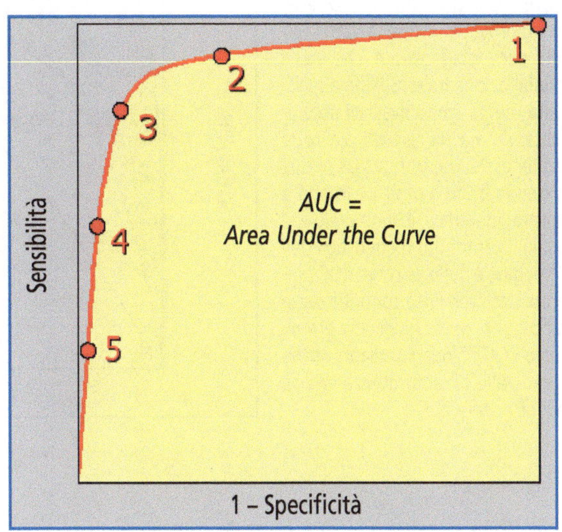

La curva ROC è, come l'ecografia e altri strumenti del *medical imaging*, il risultato dell'applicazione civile di sviluppi scientifici nati nel contesto bellico. Furono utilizzate per la prima volta per ottimizzare il riconoscimento di segnali radio dopo l'attacco giapponese a Pearl Harbor, al fine di comprendere perché i *receiver operator* dei radar non avessero segnalato la presenza dei velivoli giapponesi. A partire dagli anni Cinquanta del secolo scorso cominciarono a essere utilizzate nell'ambito della psicofisiologia, in particolare per quantificare l'efficienza del riconoscimento di segnali.

La curva ROC è uno strumento di grande forza euristica: può rappresentare la potenza di un'indagine virtualmente a tutti i livelli possibili di soglia discriminante. In pratica si ottiene una rappresentazione accettabile della curva utilizzando almeno cinque livelli della soglia discriminante, come avviene tipicamente in senologia con la scala BI-RADS® *(Breast Imaging Reporting and Data System)* [AMERICAN COLLEGE OF RADIOLOGY, 2003] (Fig. 1.8). L'intercetta tra la curva ROC e la linea obliqua tracciata tra l'angolo superiore sinistro e l'angolo inferiore destro rappresenta la migliore performance raggiungibile allorquando si desideri un equilibrio matematico tra sensibilità e specificità che dia la maggiore accuratezza diagnostica possibile. Tuttavia, come illustrato precedentemente, in molte situazioni si può preferire una maggiore sensibilità al prezzo di una minore specificità o viceversa. Nella Figura 1.9 è rappresentata una serie di curve ROC con performance progressivamente crescenti.

Un'applicazione rilevante delle curve ROC in ambito radiologico è il confronto tra diverse modalità di imaging, tra diverse tecniche della medesima modalità di imaging o tra diversi lettori (per esempio, con differente esperienza) relativamente alla diagnosi di malattia nello stesso gruppo di pazienti o in

Applicazioni delle curve ROC in Radiologia

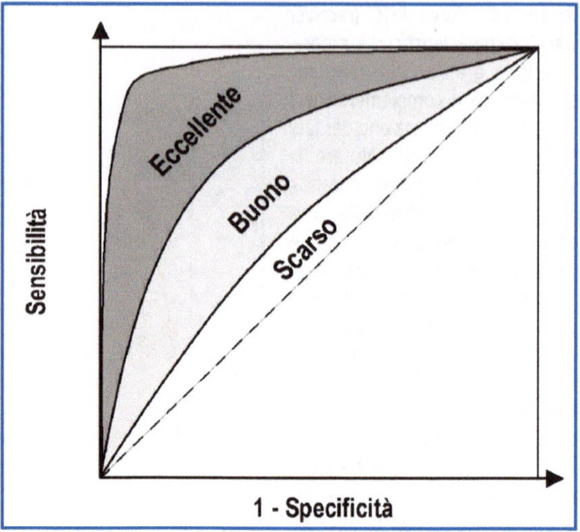

Figura 1.9. Curve ROC *(receiver operator characteristic)*. Indagini diagnostiche caratterizzate da curve ROC che sottendano aree maggiormente estese hanno performance diagnostiche che nella combinazione tra sensibilità e specificità raggiungono livelli di accuratezza via via più elevati. La retta tratteggiata che congiunge i due angoli in basso a destra e in alto a sinistra identifica il limite oltre il quale il contributo diagnostico dell'indagine è nullo; le curve ROC rappresentate con linea continua separano aree nelle quali troveremo curve ROC di indagini diagnostiche con livelli di accuratezza scarsi, buoni, eccellenti.

due diversi gruppi di pazienti. È degno di nota il fatto che in quest'ultimo caso (la comparazione tra due diverse serie di pazienti), il confronto tra le AUC dia risultati equivalenti al test *U* di Mann-Whitney (che testa le differenze tra le mediane dei due gruppi), ossia si comporti come il tipico test non parametrico per il confronto tra due gruppi diversi di soggetti (v. Cap. 5). Ciò dimostra come aspetti apparentemente diversi della Biostatistica siano in realtà connessi da un filo logico-matematico.

La comprensione di uno dei tasselli del mosaico aiuta a comprenderne un altro apparentemente lontano… Alla fine apparirà un'immagine globale meno complessa di quello che le difficoltà iniziali avevano fatto sospettare.

Bibliografia

AMERICAN COLLEGE OF RADIOLOGY. ACR breast imaging reporting and data system (BI-RADS): breast imaging atlas. Reston, Va: American College of Radiology, 2003.

FAGAN TJ. Nomogram for Bayes theorem. N Engl J Med 1975;293:257.

SARDANELLI F, GIUSEPPETTI GM, PANIZZA P, ET AL. Sensitivity of MRI versus mammography for detecting foci of multifocal, multicentric breast cancer in fatty and dense breasts using the whole-breast pathologic examination as a gold standard. AJR Am J Roentgenol 2004;183:1149-1157.

SOBUE T, MORIYAMA N, KANEKO M, ET AL. Screening for lung cancer with low-dose helical computed tomography: anti-lung cancer association project. J Clin Oncol 2002;20:911-920.

Variabili e scale di misura, distribuzione normale e intervalli di confidenza

La scienza è fatta di dati come una casa di pietre.
Ma un ammasso di dati non è scienza
più di quanto un mucchio di pietre sia una casa.

JULES HENRI POINCARÉ

Il dilemma tra sensibilità e specificità evidenziato dalla scelta della soglia discriminante nasce dal fatto che i fenomeni biologici, da quelli cellulari a quelli di organo o sistemici nel corpo umano, presentano una loro variabilità intrinseca, sia in assenza che in presenza di processi patologici. Quando si *misura* la stessa caratteristica per un gruppo di soggetti, si ottiene sempre uno *spettro di valori*, cioè un insieme numerico più o meno ampio che descrive quel gruppo per la caratteristica misurata. Non è un caso se, nel Capitolo 1, abbiamo rappresentato nella Figura 1.5 l'insieme dei valori della variabile oggetto di misura mediante due curve a campana. Queste curve indicano che la variabile può assumere *tutti* i valori in esse compresi (cioè posti sull'asse delle ascisse) e che i valori più frequenti, cioè quelli ottenuti il maggior numero di volte, corrispondono alla parte centrale delle curve.

In altre circostanze, la variabile che ci interessa può assumere soltanto valori *qualitativi*. Ciò accade, per esempio, per la presenza o assenza di un segno radiologico. Se studiamo un campione di n soggetti, solamente una quota di essi mostrerà quel segno radiologico.

L'oggetto della nostra misura prende comunque il nome di *variabile*. I valori che essa assume variano secondo una legge matematica chiamata *distribuzione*. Uno degli obiettivi della Statistica è rappresentato dalla descrizione e dalla rappresentazione delle variabili e delle loro distribuzioni. In questo capitolo illustreremo i principali tipi di variabile e alcuni elementi essenziali di *Statistica descrittiva* (la quale, appunto, *descrive* la variabilità dei fenomeni). Vedremo, inoltre, le caratteristiche fondamentali della *distribuzione gaussiana*.

Si noti, per inciso, che anche la *percezione* di un segno radiologico è soggetta a variabilità: per la *stessa* indagine, può variare tra due o più osservatori e

Variabili e distribuzioni

F. Sardanelli, G. Di Leo, *Biostatistica in Radiologia*. ISBN 978-88-470-0604-1; © Springer 2008.

per lo stesso osservatore in momenti o condizioni diverse. Tale aspetto attiene a un caso particolare della variabilità, la cosiddetta *riproducibilità* di un'indagine diagnostica, che sarà trattato in modo dedicato nel Capitolo 7.

2.1. Variabili e scale di misura

Definizione di variabile

Definiamo *variabile* una caratteristica suscettibile di osservazione e misurazione, ovvero una caratteristica che possa assumere almeno due diversi valori. Sinonimi molto utilizzati (anche in questo libro) sono *grandezza, caratteristica, quantità. Una variabile è una sorta di contenitore che può contenere un'informazione di qualsiasi tipo.* Rappresentazione ed elaborazione di questa informazione dipendono dal tipo di variabile.

L'analisi statistica dipende principalmente dal tipo di variabile

Un aspetto importante è la sottile distinzione tra variabile in sé, tipo di variabile e scala di misura utilizzata per rappresentarla. Dalla *scala di misura* dipendono i valori che la variabile può assumere e la procedura (misura o giudizio) utilizzata per ricavare questi valori. Cambiare la scala di misura può, inoltre, far passare la variabile da un tipo a un altro. Per esempio, consideriamo come variabile il grado di stenosi delle arterie carotidi: possiamo indicare questa variabile con un valore numerico che indichi la percentuale di occlusione, oppure distinguere il grado di stenosi in lieve, moderato o severo. In entrambi i casi, la variabile di interesse è il grado di stenosi, ma nell'uno abbiamo a disposizione una scala di misura numerica tra 0% e 100%, nell'altro possiamo utilizzare soltanto tre *categorie*. Come vedremo, questo cambiamento della scala di misura fa passare la variabile (il grado di stenosi) dal tipo continuo al tipo ordinale. *È evidente, allora, che la scala di misura definisce il tipo di variabile.* Per questo motivo, alcuni autori ritengono che la classificazione che proponiamo nei Paragrafi 2.1, 2.2 e 2.3 debba essere attribuita alle scale di misura, senza operare la distinzione tra tipo di variabile e scala di misura. Sebbene, in effetti, in molti casi i due concetti coincidano, esistono comunque circostanze in cui la differenza tra tipo di variabile e scala di misura è evidente.

Relazione tra tipo di variabile e scala di misura

Riportiamo di seguito una breve schematizzazione dei vari tipi di variabile e delle possibili scale di misura [SIEGEL, CASTELLAN, 1992]. Spesso la differenza tra un tipo di variabile e l'altra è davvero minima e, a prima vista, può non essere del tutto chiara. Invitiamo il lettore a porre attenzione: il riconoscimento del tipo di variabile è il punto di partenza di qualsiasi analisi statistica. La prima importante distinzione è quella tra variabili *categoriali* e variabili *numeriche*.

2.1.1. Variabili categoriali

Variabili nominali

Le variabili categoriali sono quelle i cui valori identificano appunto delle categorie, cioè caratteristiche o qualità del soggetto che non possono essere messe in una qualche relazione d'ordine o gerarchica. Tipici esempi sono il colore, il sesso, la tecnica di imaging, la subspecialità radiologica ecc. Per questi esempi, i valori che possono assumere sono soltanto dei *nomi* (giallo, femmina, RM, Radiologia interventistica ecc.) e, per questo motivo, sono anche definite *nominali.* Un tipo estremo di variabili categoriali sono quelle *dicotomiche*, come il

Variabili dicotomiche

risultato di un'indagine diagnostica, positivo o negativo.

In alcuni casi, per esempio il giudizio del Radiologo sul quadro mammografico (scala BI-RADS®) [AMERICAN COLLEGE OF RADIOLOGY, 2003], esiste comunque un ordine intrinseco sebbene non si possa quantificare la differenza tra un punteggio e l'altro. In questi casi la variabile è detta *ordinale*. Un altro esempio è la stadiazione tumorale TNM [UICC, 2002]. L'analisi statistica di un insieme di dati di tipo ordinale è spesso eseguita convertendo le corrispondenti categorie in *ranghi*, cioè associando a essi valori numerici progressivi che li rendano gestibili da un punto di vista computazionale. Quello che si fa tipicamente è attribuire una sequenza di numeri interi (1, 2, 3…) ai valori della variabile. Il giudizio del Radiologo può, per esempio, essere dato in scala BI-RADS® 1, 2, 3, 4 o 5, anziché come negativo, benigno, probabilmente benigno, sospetto, altamente sospetto.

La conversione in ranghi delle variabili ordinali rappresenta il ponte concettuale tra le variabili categoriali e quelle numeriche. Per queste ultime, l'analisi statistica è, in generale, più potente.

Variabili ordinali

I ranghi

2.1.2. Variabili numeriche discrete

Le variabili numeriche discrete possono assumere soltanto un numero limitato di valori numerici. In genere si tratta quasi sempre di conteggi riguardanti l'età, il numero di lesioni ecc.

Occorre sottolineare la differenza tra le variabili numeriche discrete e quelle ordinali o per ranghi. Nelle prime esiste sempre una relazione d'ordine tra i suoi valori. Pensiamo, per esempio, al numero di lesioni maligne (variabile numerica discreta) e alla stadiazione tumorale (variabile ordinale): quattro lesioni maligne sono il doppio di due, ma uno stadio II non può essere considerato come il doppio dello stadio I.

Nelle variabili numeriche discrete, la differenza tra un valore e il successivo è costante (si pensi alle unità Hounsfield in TC) e rappresenta un *intervallo*. Nelle unità Hounsfield, per esempio, la differenza tra la densità elettronica dei tessuti e quella dell'acqua è rapportata a quella dell'acqua e quindi moltiplicata per 1000, in modo tale da consentire una distribuzione del contrasto su un ampio range di valori.

Differenza tra variabili
numeriche discrete
e variabili ordinali

2.1.3. Variabili numeriche continue

Le variabili numeriche continue possono assumere un numero infinito di valori, generalmente ottenuti mediante una misura strumentale diretta o indiretta. Infatti, data la possibilità di essere rappresentate con un numero arbitrario di cifre decimali, queste variabili possono ipoteticamente assumere qualsiasi valore in un intervallo definito. In campo radiologico, tipici esempi sono la dimensione di una lesione, l'intensità di segnale RM, il volume di un organo, il diametro di un vaso ecc. Queste grandezze sono spesso misurate attraverso appositi strumenti informatici di cui sono dotate le console di elaborazione.

In talune circostanze è possibile trattare variabili discrete come se fossero continue, purché nel campione sia comunque presente un elevato numero di valori diversi. Per esempio, consideriamo l'età in anni di un campione costituito da 30 soggetti: se la distribuzione dell'età copre un intervallo che va da 20 a 80 anni, allora que-

Le misure dimensionali sono
variabili numeriche continue

sta variabile, sebbene discreta, può essere considerata come continua. Per fare lo stesso in un campione di bambini occorre esprimere l'età in mesi anziché in anni; per un campione di neonati, in giorni anziché in mesi. È quindi importante scegliere la scala di misura più adatta ai fini dell'analisi statistica che si vuole condurre.

È inoltre possibile operare il procedimento opposto a quello appena descritto. Una variabile continua, infatti, può essere *discretizzata* dividendo l'intervallo dei possibili valori in due o più sottointervalli. Questi ultimi possono avere ampiezza uguale (la variabile continua diviene intervallare) o diversa (la variabile continua diviene ordinale). Per esempio, il criterio NASCET [NASCET, 1991] per la classificazione delle stenosi delle arterie carotidi utilizza la seguente classificazione del grado di stenosi:

– $\leq 29\%$ = stenosi lieve;
– tra 30% e 69% = stenosi moderata;
– $\geq 70\%$ = stenosi severa.

In questo caso, una variabile continua come la percentuale di occlusione è convertita in una variabile ordinale grazie al passaggio da una scala di misura all'altra.

2.1.4. Scale di misura

Il lettore avrà notato che abbiamo definito i vari tipi di variabili sempre sulla base dei valori che esse possono assumere, cioè sulla base delle corrispondenti scale di misura. Come detto in precedenza, i due concetti non sono indipen-

Tabella 2.1. Scale di misura

Tipo	Definizione	Caratteristiche	Esempi
Qualitativo	Nominale o categoriale	Assenza di gerarchia o ordinamento tra le categorie	Positivo/negativo (variabile dicotomica); colore, sesso, etnia, tecnica di imaging, subspecialità radiologica
	Ordinale o per ranghi	Presenza di gerarchia o ordinamento tra i livelli o ranghi, ma senza possibilità di quantificare l'intervallo tra un livello e il successivo	Punteggio BI-RADS® per la refertazione delle indagini senologiche
Quantitativo	Intervallare	Intervalli costanti tra un livello e il successivo senza un vero punto zero di partenza; la variabile può assumere valori positivi e negativi; non consente il calcolo di proporzioni	Densità in tomografia computerizzata (unità Hounsfield), temperatura in gradi Celsius, T score in densitometria ossea
	Razionale	Intervalli costanti tra un livello e il successivo con punto zero di partenza; la variabile può assumere soltanto valori positivi (o negativi); consente il calcolo di proporzioni	Frequenza cardiaca, rapporto segnale/rumore, dimensioni di un reperto

denti. Per sottolineare che anche per le scale di misura è possibile operare la stessa distinzione fatta per il tipo di variabile, riportiamo nella Tabella 2.1 un'analoga schematizzazione.

In campo medico siamo quotidianamente di fronte a tutti i tipi di variabili e scale di misura. Una parte rilevante del lavoro di lettura e interpretazione del Radiologo consiste nella trasformazione di variabili continue in valutazioni categoriali, fino alla definizione dicotomica dell'indagine come positiva o negativa per la presenza di una data malattia.

Come detto precedentemente, il riconoscimento del tipo di variabile che si sta studiando è molto importante, perché mentre variabili numeriche possono essere trattate, se sussiste una serie di condizioni, con tecniche statistiche parametriche (v. Cap. 4), quelle categoriali devono essere sempre analizzate con tecniche statistiche non parametriche (v. Cap. 5).

2.2. La distribuzione di Gauss

Nel paragrafo precedente abbiamo trattato della classificazione delle variabili. Qui introduciamo un'estensione di quanto detto prima per le variabili continue. Il concetto di *distribuzione* è piuttosto intuitivo. Una trattazione completa delle varie distribuzioni (continue e discrete) esula dagli scopi di questo libro. Si rimanda il lettore interessato a testi specialistici [SOLIANI, 2007]. La lettura di questo paragrafo richiede un piccolo sforzo da parte del lettore, ma è indispensabile in quanto alla base della maggior parte della statistica parametrica.

Supponiamo di sottoporre un campione di 50 soggetti di sesso maschile di età compresa tra 20 e 50 anni e non affetti da malattie cardiovascolari a TC dell'addome e di misurare il diametro dell'aorta addominale soprarenale. Nella Tabella 2.2 sono mostrati i risultati.

Come si costruisce la distribuzione di Gauss?

Tabella 2.2. Diametri aortici per un campione di 50 soggetti sani

Soggetto	Diametro (mm)	Soggetto	Diametro (mm)	Soggetto	Diametro (mm)
1	29.8	19	30.3	37	32.5
2	30.2	20	31.0	38	33.4
3	30.1	21	30.5	39	26.5
4	31.2	22	29.6	40	27.4
5	28.6	23	32.3	41	30.4
6	29.7	24	27.9	42	30.5
7	30.5	25	28.5	43	31.0
8	30.9	26	28.9	44	29.6
9	31.2	27	31.4	45	29.8
10	29.4	28	31.6	46	33.1
11	29.2	29	30.1	47	30.0
12	29.9	30	30.6	48	30.1
13	27.5	31	30.7	49	29.8
14	27.2	32	29.7	50	30.1
15	31.8	33	29.9		
16	32.2	34	29.3		
17	30.2	35	30.1		
18	29.9	36	30.2		

Tabella 2.3. Numero di diametri aortici in ciascun sottointervallo

Intervallo (mm)	Conteggi
[26,0-26,9]	1
[27,0-27,9]	4
[28,0-28,9]	3
[29,0-29,9]	13
[30,0-30,9]	17
[31,0-31,9]	7
[32,0-32,9]	3
[33,0-33,9]	2
Totale	**50**

In questo campione il diametro dell'aorta addominale assume valori molto prossimi ai 30 mm, con un minimo di 26.5 mm e un massimo di 33.4 mm. I dati sono espressi con una sola cifra decimale e i 50 soggetti si distribuiscono su un range di 33.4-26.5 = 6.9 mm.

La semplice osservazione dei dati non fornisce una valutazione completa delle informazioni in essi contenute. Un modo più utile per presentare i dati è dividere l'intervallo dei valori in sottointervalli e *contare* quanti diametri appartengono a ciascuno di essi. Possiamo, per esempio, considerare il numero di aorte il cui diametro è compreso negli intervalli [26.0-26.9] mm, [27.0-27.9] mm, [28.0-28.9] mm, e così via. Nella Tabella 2.3 è mostrato il numero di conteggi per ciascun sottointervallo.

All'esterno dell'intervallo [26.5-33.4] mm il conteggio è sempre nullo, mentre una buona parte (30/50, 60%) dei diametri si trova nei due intervalli centrali. Il passo successivo è riportare i dati così ottenuti su un grafico, come mostrato nella Figura 2.1.

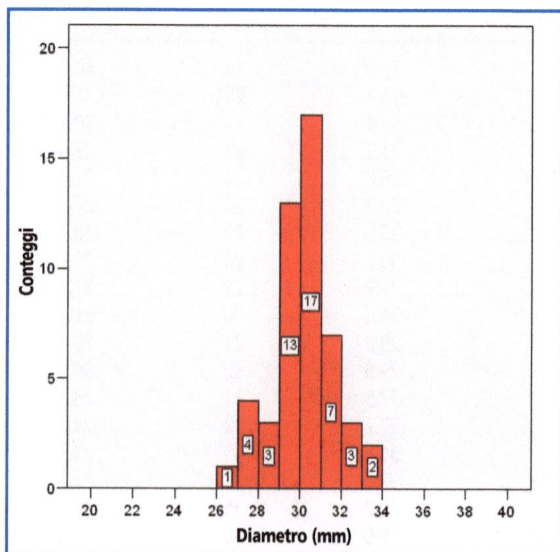

Figura 2.1. Istogramma dei diametri dell'aorta addominale. Sull'asse delle ascisse troviamo la suddivisione in sottointervalli proposta nella Tabella 2.3. Sull'asse delle ordinate è riportato il numero di diametri compresi in ciascun sottointervallo. Si noti che l'asse delle ascisse non parte da zero.

Questo tipo di grafico è detto *istogramma* e fornisce un'immediata interpretazione del significato dei dati grezzi riportarti nella Tabella 2.2. Infatti, gli intervalli più rappresentati sono quelli centrali e il numero dei diametri diminuisce molto rapidamente man mano che ci si allontana dal centro. La suddivisione in sottointervalli è arbitraria e dipende dalla numerosità del campione statistico; è opportuno, comunque, conseguire un giusto compromesso tra numero di sottointervalli e conteggi.

Facciamo un passo avanti. Supponiamo di aumentare il numero di soggetti del campione da 50 a 200. Il lettore non avrà difficoltà a capire che, in questo caso, è possibile dividere l'intero intervallo osservato in sottointervalli di ampiezza minore. Al limite, quando anziché considerare soltanto un *campione*, consideriamo la *popolazione*[1] di soggetti di sesso maschile di età compresa tra i 20 e i 50 anni e non affetti da malattie cardiovascolari in un'area geografica definita, potremo ridurre l'ampiezza dei sottointervalli al punto che l'istogramma assumerà la forma di una *curva continua*[2], come mostrato nella Figura 2.2.

La curva della Figura 2.2 è detta *distribuzione della popolazione* e rappresenta *un caso limite mai incontrato nella pratica*. Uno degli aspetti più interessanti della statistica è proprio la sua capacità di estendere informazioni ottenute da un campione (necessariamente limitato) all'intera popolazione. Questo aspetto attiene alla *Statistica inferenziale*, che sarà trattata diffusamente nei prossimi

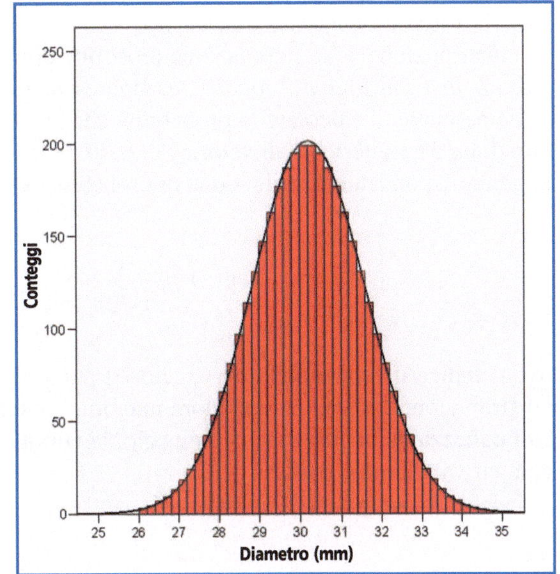

Figura 2.2. Istogramma del diametro dell'aorta addominale soprarenale costruito per l'intera popolazione. Si noti la curva a campana che rappresenta la situazione limite, quando l'ampiezza di ciascun sottointervallo diventa infinitamente piccola.

---

[1] In Statistica, per popolazione s'intende un insieme astratto, costituito da un numero infinito di unità. Nel campo della *Statistica medica*, tuttavia, per popolazione s'intende spesso un vero e proprio insieme di individui (persone) che hanno una caratteristica comune come, per esempio, la cittadinanza di uno Stato, la totalità dei pazienti ischemici o con tumore alla prostata, alla mammella, o di quelli studiati con un dato mezzo di contrasto ecc.

[2] Da un punto di vista matematico, l'istogramma diventa una vera e propria curva continua solamente quando l'ampiezza dei sottointervalli diventa infinitamente piccola.

capitoli. Quando si analizzano dati provenienti da campioni più o meno limitati, parleremo sempre di istogrammi. Spesso è utilizzato il termine "distribuzione" anche per campioni limitati, ma è importante sottolineare la differenza di terminologia: *istogrammi per i campioni; distribuzioni per le popolazioni.*

Il lettore si sarà chiesto il motivo dell'esclusione dei soggetti affetti da malattie cardiovascolari e di quelli di età inferiore a 20 anni o maggiore di 50 anni. In tal modo, il diametro dell'aorta tende a risultare una variabile casuale scarsamente influenzata da altri fattori (età, sesso, patologie). Ritorneremo più avanti su questo concetto.

La distribuzione di una variabile casuale assume *sempre* un andamento a campana come, per esempio, quello mostrato nella Figura 2.2. Da un punto di vista formale, questa curva è descritta da una funzione matematica introdotta da Karl F. Gauss (1777-1855) a partire dalle misurazioni geodetiche dello Stato tedesco dell'Hannover. Fu poi utilizzata dallo stesso Gauss per descrivere il moto dei corpi celesti. Sarà Francis Galton (1822-1911) a proporne l'utilizzo per la descrizione di molteplici fenomeni, intuendo che tale distribuzione fosse appunto la *norma* in natura. Di qui la denominazione di curva *normale*[3].

In realtà, non esiste alcuna dimostrazione rigorosa del fatto che una variabile casuale presenti sempre una distribuzione normale. Si tratta, infatti, di un *principio*, cioè una regola sempre verificata empiricamente e mai contraddetta. Questa regola viene anche utilizzata, in maniera opposta, per verificare che una data variabile sia casuale: in pratica, se abbiamo un campione statistico di cui misuriamo una variabile continua è sufficiente costruire il relativo istogramma e controllare che abbia un andamento pressoché gaussiano per poter concludere che la variabile misurata sia casuale[4].

La distribuzione della popolazione (costruita con i conteggi) può essere convertita in *distribuzione di probabilità*, rappresentata da una funzione matematica che permette di calcolare la probabilità che la variabile misurata cada all'interno di un dato intervallo di valori. Nel caso della curva gaussiana della Figura 2.2, la corrispondente distribuzione di probabilità è data dalla relazione[5]:

$$p(x) = \frac{1}{\sigma\sqrt{2\pi}}\, e^{-\frac{(x-\mu)^2}{2\sigma^2}} \qquad (2.1)$$

dove μ indica il centro della curva, cioè il punto dell'asse delle ascisse in cui la distribuzione assume il suo valore massimo mentre σ è un parametro legato alla larghezza della curva: se σ è piccolo, la curva è stretta e alta; se σ è grande, la curva è larga e bassa[6].

Variabile casuale

La distribuzione di Gauss è anche detta *normale*

Media e deviazione standard di una distribuzione di probabilità

---

[3] In questo contesto, *gaussiana* e *normale* sono utilizzati come sinonimi.

[4] È utile notare che il frequente riscontro di distribuzioni normali nella descrizione dei fenomeni biologici può essere attribuito alla loro genesi a opera di un numero molto elevato di fattori (dei quali soltanto una parte è nota). Tali fattori agiscono sia aumentando sia riducendo i valori della variabile determinando una sostanziale casualità del risultato.

[5] Espressa in questo modo, la funzione di Gauss indica la probabilità $p(x)$ che la variabile misurata cada nell'intervallo $[x, x + dx]$.

[6] Precisamente, 2σ è la distanza tra i due punti di flesso della curva, cioè la larghezza in un punto posto al 60.7% dell'altezza massima (v. Fig. 2.3).

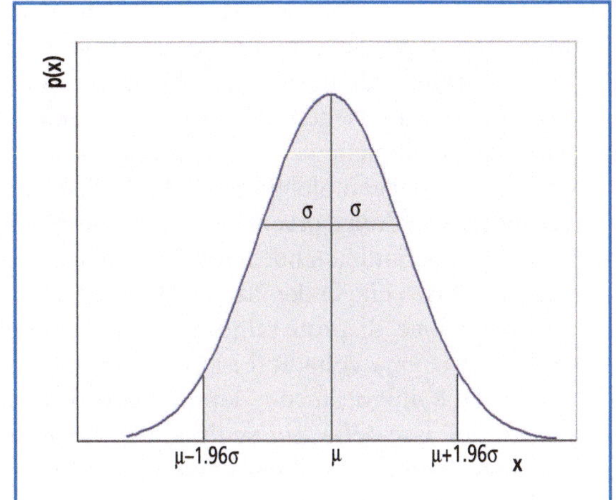

Figura 2.3. Distribuzione di probabilità di Gauss centrata intorno a μ e con larghezza σ. La probabilità che un individuo della popolazione abbia un valore x della variabile entro l'intervallo [μ – 1.96σ, μ + 1.96σ] è pari al 95%.

Abbiamo voluto introdurre l'espressione matematica della curva normale per poter discutere di una delle sue proprietà più importanti e più applicate in statistica. Infatti, per questa funzione si dimostra che nell'intervallo [μ – 1.96σ, μ + 1.96σ] è compreso il 95% delle osservazioni (Fig. 2.3). In pratica, se misurassimo una caratteristica (variabile) dell'intera popolazione, il 95% dei soggetti studiati mostrerebbe un valore contenuto nel suddetto intervallo: la probabilità che un dato individuo abbia un valore della variabile x compresa nell'intervallo [μ – 1.96σ, μ + 1.96σ] è proprio il 95%. Soltanto il restante 5% dei soggetti mostrerà un valore della variabile x posto nelle due code della curva. Come vedremo nel Paragrafo 2.6, questa proprietà è alla base della definizione degli intervalli di confidenza.

La principale proprietà della distribuzione gaussiana

Ritorniamo all'esempio del diametro dell'aorta addominale. Se aggiungiamo al campione i bambini, introduciamo una serie di valori minori di quelli riportati nella Tabella 2.2. La coda sinistra dell'istogramma si allunga verso lo zero. Se nel campione inseriamo, invece, le femmine adulte, oltre al massimo osservato per i maschi adulti a circa 30 mm, si produce un altro massimo intorno a un valore inferiore. Analogamente, se inseriamo nel campione pazienti affetti da patologie cardiovascolari, abbiamo una quota di soggetti con maggiore diametro dell'aorta che allunga la coda destra dell'istogramma. In ognuno dei tre casi considerati, l'istogramma appare *asimmetrico* e, per quanto detto in precedenza, ciò indica che la variabile misurata non è casuale.

Distribuzioni asimmetriche

La distribuzione di probabilità gaussiana è simmetrica intorno al parametro μ e ha una larghezza correlata a σ (v. Fig. 2.3). Ne omettiamo la dimostrazione matematica, ma è piuttosto intuitivo capire che μ *coincide con la media e* σ *con la deviazione standard della variabile che stiamo misurando nella popolazione.*

Per convincersene, torniamo all'esempio dell'aorta addominale e procediamo per gradi. I dati della Tabella 2.2 *tendono a stare intorno* ai 30 mm e il calcolo della media aritmetica (che sarà definita nel prossimo paragrafo) conferma questo *trend*, essendo pari a 30.1 mm. Il campione della Tabella 2.2 è però costituito soltanto da 50 soggetti e non da tutta la popolazione. L'unico modo per ottenere la *vera* media del diametro dell'aorta addominale di tutta la popolazione è misurare tale variabile in tutta la popolazione. Ma ciò è praticamente impossibile. Tuttavia, come abbiamo visto, la distribuzione di probabilità è *idealmente* costruita proprio per tutta la popolazione. È allora evidente che il punto massimo dell'istogramma di un campione di dimensione progressivamente crescente, che coincide con μ, viene man mano ad assumere il valore della media della popolazione. Analogamente, la deviazione standard (che sarà definita nel prossimo paragrafo) del campione nella Tabella 2.2 è una misura della larghezza dell'istogramma e tenderà a diventare la deviazione standard dell'intera popolazione. Poiché l'istogramma tende a diventare una curva normale la cui larghezza è data da σ, è chiaro che la deviazione standard tenderà a eguagliare σ.

La distribuzione normale dipende solo dalla media e dalla deviazione standard

La distribuzione di probabilità normale è completamente definita dai due parametri μ e σ: una volta noti i loro valori, la curva si ottiene tramite la relazione (2.1) ed è univocamente definita. Due distribuzioni con diversa μ saranno traslate sull'asse delle ascisse l'una rispetto all'altra, mentre se hanno diversa σ avranno larghezza e altezza diverse. Nell'esempio dell'aorta addominale, la distribuzione dei diametri nella popolazione delle femmine adulte sarà probabilmente centrata su un valore inferiore, con una certa quota di sovrapposizione con quella dei maschi adulti.

La distribuzione normale standard

Nella Figura 2.3 appare evidente che qualsiasi punto x sull'asse delle ascisse, cioè qualsiasi valore della variabile che misuriamo, può essere espresso in termini di distanza dalla media $(x - \mu)$. Per fare un esempio, il punto di ascissa $x = \mu + 1.96\sigma$ si trova a una distanza dalla media pari a $x - \mu = 1.96\sigma$. Dal momento che questa affermazione è valida per qualunque coppia di parametri (μ, σ) è possibile liberarsi dalla loro dipendenza considerando la variabile:

$$z = \frac{x - \mu}{\sigma}$$

È possibile dimostrare che se x è una variabile casuale e ha, quindi, una distribuzione normale, allora anche z è una variabile casuale con distribuzione normale (detta *distribuzione normale standard*) e, a differenza di x, ha una *media sempre pari a 0* e una *deviazione standard sempre pari a 1*. Il grafico della distribuzione di z è mostrato nella Figura 2.4. In pratica, per *qualunque varia-*

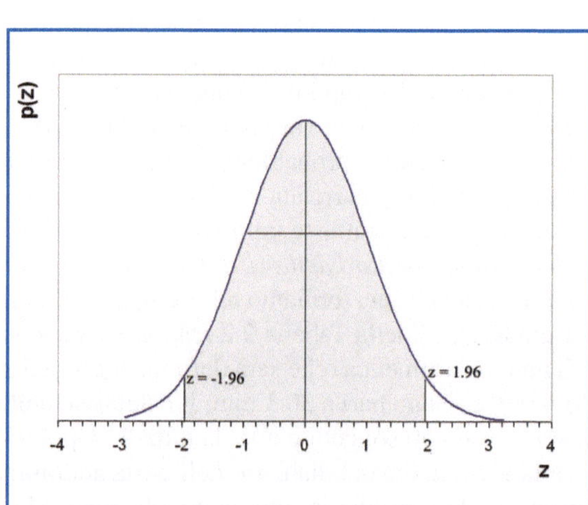

Figura 2.4. Distribuzione normale standard.

bile casuale è sempre possibile costruire la corrispondente normale standard, che è sempre la stessa, qualunque sia la variabile di partenza (diametro dell'aorta, dimensione di una lesione, volume renale ecc). Poiché x, μ e σ hanno la stessa dimensione (mm nel caso del diametro dell'aorta), allora z è un numero puro, cioè non ha dimensione. Per tutti questi motivi, *la distribuzione normale standard è universalmente utilizzata in tutta la Statistica inferenziale*. Si noti, nella Figura 2.4, rispetto alla Figura 2.3, la sostituzione sull'asse delle ascisse della variabile x con la variabile z e sull'asse delle ordinate della distribuzione p(x) con quella p(z). I due punti $x = \mu \pm 1.96\sigma$ diventano $z = \pm 1.96$ e nell'intervallo [−1.96, 1.96] è compreso il 95% delle osservazioni. In termini probabilistici, il valore di z di qualunque soggetto della popolazione ha il 95% di probabilità di cadere in questo intervallo.

Ricordiamo al lettore che *non occorre avere una conoscenza matematica approfondita di quanto detto finora*. Per tutte le applicazioni pratiche, infatti, sono disponibili tabelle di facile consultazione, il cui utilizzo sarà illustrato nei prossimi capitoli.

2.3. Cenni sulla Statistica descrittiva

Come accennato nell'Introduzione, lo scopo della *Statistica descrittiva* è descrivere i dati di un campione. Con il termine *campione* s'identifica un insieme di unità statistiche (spesso, in ambito medico, soggetti umani, ma talvolta singole strutture anatomiche, organi o lesioni) *estratte* da una popolazione caratterizzata da una o più proprietà. A titolo esemplificativo, la popolazione può essere data dai residenti in Italia (studi di Epidemiologia), dai neonati (studi di Neonatologia), dai malati di cancro (Oncologia), dai pazienti con un quadro clinico che pone indicazione a una certa indagine radiologica (Radiologia) ecc. Sebbene il numero di soggetti di ciascuna delle possibili popolazioni non sia realmente infinito, questo numero è pur sempre così elevato che risulta accettabile considerarlo come infinito.

Il concetto di popolazione

La popolazione da cui è estratto il campione è caratterizzata da una precisa distribuzione (non necessariamente normale) le cui proprietà si riflettono in quelle del campione. Se, per esempio, in un campione di n noduli polmonari allo screening TC osserviamo un'elevata frazione di formazioni benigne, questo è certamente indice del fatto che nell'intera popolazione di noduli la variabile osservata (frazione dei benigni) avrà un valore[7] prossimo a quello trovato nel campione e tale affermazione è tanto più vera quanto maggiore è la dimensione del campione.

La popolazione è caratterizzata da un valore vero, esistente ma ignoto

L'esempio appena riportato introduce un concetto di estrema importanza: il *campionamento casuale*. Si tratta di estrarre il campione dalla popolazione in modo del tutto casuale e senza selezione o influenza di alcun genere[8]. In caso contrario, le proprietà del campione non riflettono adeguatamente quelle della popolazione: lo studio sarà affetto da una distorsione sistematica o bias, tema

Campionamento casuale

---

[7] Spesso il valore che la variabile assume in tutta la popolazione è detto *valore vero*, terminologia che deriva dal fatto che tale valore non è noto sebbene esista realmente.

[8] Non è un caso se si utilizza il verbo *estrarre*, derivato dalla procedura di *estrazione* di una pallina da un'urna.

sviluppato nel Capitolo 9. La Statistica descrittiva è piuttosto estesa e una trattazione completa va oltre gli scopi di questo libro. Qui ci limitiamo a introdurre i parametri più importanti e più utilizzati.

2.3.1. Indici di tendenza centrale

Gli *indici di tendenza centrale* sono parametri che forniscono informazioni sulla *posizione* della distribuzione.

La media aritmetica

Il primo e più noto indice di tendenza centrale di un campione è la *media aritmetica*, spesso detta semplicemente *media*. Sia x una variabile continua. Indichiamo con $\{x_1, x_2, ..., x_n\}$ un campione di x di dimensione n. La media aritmetica m è data da:

$$m = \frac{x_1 + x_2 + ... + x_n}{n} = \frac{\sum_{i=1}^{n} x_i}{n} \qquad (2.2)$$

cioè dal rapporto tra la somma delle singole misurazioni e la numerosità del campione. Il lettore avrà notato che abbiamo indicato la media con la lettera latina "m" a differenza di quanto abbiamo fatto nel paragrafo precedente, dove abbiamo utilizzato la lettera greca "μ". *Questa differenza di notazione è generalmente adottata per distinguere la stima della media (calcolata cioè dal campione) dal suo valore vero (quello dell'intera popolazione).*

La media di variabili qualitative non può essere calcolata

La media aritmetica tiene conto di tutti i valori presenti nel campione ed è molto influenzata da eventuali dati estremi, isolati (*outlier*), tipici degli istogrammi asimmetrici. Bisogna inoltre ricordare che non è possibile calcolare la media di variabili ordinali. Se, per esempio, in un campione di lesioni mammarie, utilizziamo la classificazione BI-RADS® (1, 2, 3, 4 e 5) potremmo essere tentati di calcolare il valore del punteggio medio del campione. Tuttavia, sebbene possibile da un punto di vista puramente computazionale, otterremmo un risultato assolutamente privo di senso. Un punteggio medio pari, per esempio, a 3.4 non è in alcun modo interpretabile, in quanto non siamo in grado di quantificare la differenza tra un punteggio e il successivo.

La mediana

Un altro indice di tendenza centrale molto utilizzato è la *mediana*. Essa non è *calcolata*, come accade per la media, a partire dai dati del campione, ma è definita come il valore che divide il campione in due parti uguali secondo la seguente procedura:

1. si ordinano tutti i dati in modo crescente;
2. se n è dispari, la mediana coincide col valore centrale;
3. se n è pari, la mediana è data dalla media aritmetica dei due valori centrali.

Facciamo un esempio concreto. Consideriamo i seguenti campioni che indicano l'età (in anni) di n = 15 pazienti di due diversi gruppi:

18, 18, 23, 27, 32, 35, 36, 38, 38, 42, 47, 51, 52, 56, 57   Gruppo I

18, 18, 23, 27, 32, 35, 36, 38, 38, 42, 47, 51, 52, 86, 87   Gruppo II

I due gruppi sono praticamente identici se non per gli ultimi due valori che, però, differiscono notevolmente. Otteniamo:

media = 38.0 anni, mediana = 38.0 anni　　　　　　　　　　　Gruppo I

media = 42.0 anni, mediana = 38.0 anni　　　　　　　　　　　Gruppo II

Poiché n è dispari in entrambi i gruppi, la mediana coincide con il valore centrale, in modo tale che sette valori sono inferiori e sette sono superiori alla mediana stessa. La media è 38.0 anni nel Gruppo I e 42.0 anni nel Gruppo II: è evidente come la media sia influenzata nel Gruppo II dai due valori estremi (86 e 87 anni), a differenza della mediana che, invece, ha lo stesso valore in entrambi i gruppi. Questo effetto dipende principalmente dal fatto che la media è calcolata a partire da tutti i dati del campione, mentre la mediana è un indice di *posizione*, cioè si pone a metà della serie ordinata dei valori di un campione.

Introduciamo, infine, un altro parametro di tendenza centrale: la *moda*. La moda è semplicemente il valore più frequente del campione, cioè quello che si presenta il maggior numero di volte. Essa non è necessariamente unica (nell'ultimo esempio, 18 e 38 sono presenti due volte). In tal caso il campione è detto *multimodale*[9]. In generale la moda è poco utilizzata, anche perché può trovarsi molto lontano dal centro della distribuzione. Tuttavia, ha grande importanza concettuale: in caso di scale di misura nominali, è infatti l'unico indice di ciò che accade nel campione, nella forma a noi consueta della categoria maggiormente osservata, usualmente riportata come frequenza percentuale. In altre parole, *chiedersi quale di due o più categorie di una scala nominale è più frequente in una serie di osservazioni equivale a definirne la moda*.

La moda

Per meglio chiarire le relazioni che esistono tra media, mediana e moda consideriamo il seguente esempio.

Esempio 2.1. Consideriamo la dimensione dei linfonodi mediastinici valutati mediante TC in un campione di pazienti con tumore polmonare maligno. In esso potranno esservi molti linfonodi di piccole dimensioni (sani, infiammati e metastatici) e un numero progressivamente minore di linfonodi di dimensioni crescenti (prevalentemente, ma non esclusivamente, metastatici). Un esempio della possibile distribuzione della popolazione da cui il campione è estratto è mostrato nella Figura 2.5A. Per confronto, è mostrata la distribuzione del diametro dei linfonodi nella popolazione sana (Fig. 2.5B). Si noti come la simmetria/asimmetria della distribuzione influenzi la relazione tra i tre indici: soltanto se la distribuzione è simmetrica essi coincidono.

L'esempio 2.1 mostra quanto sia importante calcolare sia la media che la mediana di un campione. Dal loro confronto si deduce una proprietà assoluta-

---

[9] Si pensi all'esempio dei diametri dell'aorta addominale del Paragrafo 2.2. Se la popolazione da cui è estratto il campione contiene sia i maschi adulti sia le femmine adulte, la distribuzione ha presumibilmente due massimi, uno corrispondente al diametro medio degli uni e l'altro a quello delle altre.

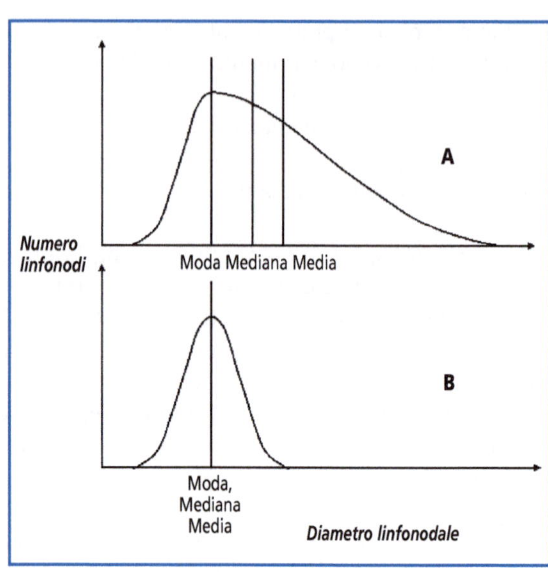

Figura 2.5. Media, mediana e moda. In ascissa il diametro e in ordinata il numero dei linfonodi, in un gruppo di pazienti con tumore polmonare maligno (A) e in gruppo di soggetti non affetti dalla malattia (B). Si osservi come la distribuzione asimmetrica in A comporti una diversificazione tra media, mediana e moda del diametro linfonodale, mentre la distribuzione simmetrica in B risulti nella coincidenza tra i tre indici.

La media è un indice poco adatto ad esprimere la tendenza centrale di distribuzioni asimmetriche

mente fondamentale per l'applicazione dei metodi della Statistica parametrica: la simmetria o asimmetria della distribuzione della popolazione[10]. *Se media e mediana si discostano sostanzialmente l'una dall'altra è sempre opportuno utilizzare la mediana come indice di tendenza centrale.*

2.3.2. Dispersione intorno alla tendenza centrale: varianza e deviazione standard

Nel paragrafo precedente abbiamo introdotto alcuni indici di tendenza centrale che, calcolati su un campione, danno informazioni sulla *posizione* della distribuzione. Se misuriamo la stessa variabile in due campioni estratti da popolazioni diverse (con diversa distribuzione), le medie ci diranno quanto si discostano i rispettivi *centroidi*[11]. Non sappiamo, però, ancora nulla sulla *forma* della distribuzione, cioè su come i dati si *disperdono* intorno al centroide della distribuzione. Il lettore ha ormai acquisito una certa familiarità con le curve che descrivono le distribuzioni e avrà certamente compreso che ciò che stiamo cercando è un indice che misuri in qualche modo la larghezza della distribuzione.

Indici di forma della distribuzione

Torniamo all'esempio del diametro dell'aorta addominale introdotto nel Paragrafo 2.2. Abbiamo visto che la media aritmetica di tale diametro è 30.1 mm e che il valore minimo e massimo sono 26.5 mm e 33.4 mm, rispettiva-

---

[10] In realtà non è sufficiente verificare la simmetria. L'ipotesi di base della Statistica parametrica è che la distribuzione sia normale. Tuttavia, nella stragrande maggioranza delle applicazioni la semplice simmetria comporta che la distribuzione sia anche normale.

[11] Non sarebbe corretto parlare di centro, perché per le distribuzioni asimmetriche non esiste un vero e proprio centro.

mente. Questi due valori definiscono il *range* dei valori osservati, ma non danno informazioni su *che cosa accade all'interno* dell'intervallo: i dati potrebbero distribuirsi in moltissimi modi, ma noi sappiamo che la vera distribuzione è quella che vede la maggior parte dei dati raggruppati intorno alla media (v. Fig. 2.2).

Il punto di partenza è calcolare la distanza di ciascun elemento del campione dalla media. Se indichiamo con x_i l'i-esimo elemento e con $\bar{x}$ la media del campione, la distanza di x_i da $\bar{x}$ è data dalla differenza $d_i = x_i - \bar{x}$. La differenza d_i è detta anche *residuo* e sarà positiva quando $x_i > \bar{x}$, negativa quando $x_i < \bar{x}$ e nulla quando $x_i = \bar{x}$. Per un noto teorema, la somma di tutti i residui è nulla[12]. Occorre quindi un indicatore differente. Una possibilità è utilizzare il quadrato del residuo, $d^2_i = (x_i - \bar{x})^2$. Si definisce *varianza* la quantità:

La varianza

$$s^2 = \frac{\sum_{i=1}^{n} d_i^2}{n-1} = \frac{\sum_{i=1}^{n} (x_i - \bar{x})^2}{n-1}$$

data dalla somma dei quadrati di tutti i residui divisa per i *gradi libertà*[13], pari a $(n-1)$. Anche per la varianza (s^2) abbiamo utilizzato una lettera latina, per distinguere il valore della varianza calcolata per il campione[14] da quella per l'intera popolazione, indicata con σ^2.

La varianza non si misura con la stessa unità di misura della variabile di partenza x, ma con il suo quadrato. Per questo motivo se ne ricava la radice quadrata. Si definisce *deviazione standard* la quantità:

La deviazione standard

$$s = \sqrt{s^2} = \sqrt{\frac{\sum_{i=1}^{n} (x_i - \bar{x})^2}{n-1}} \qquad (2.3)$$

cioè la radice quadrata della varianza. La deviazione standard, spesso abbreviata in "DS", ha la stessa unità di misura di x ed è una stima diretta della larghezza della distribuzione della popolazione, indicata con σ. La deviazione standard è l'indice di dispersione più noto ed è comunemente associato alla media nella forma *media ± DS*.

La deviazione standard assume valori sempre positivi ed è un ottimo indicatore della larghezza delle *distribuzioni simmetriche*. Come abbiamo detto per la differenza tra media e mediana, quando la distribuzione della variabile misurata è asimmetrica, occorre ricavare indici di dispersione più adatti della deviazione standard. Per chiarire questo concetto osserviamo le curve della Figura 2.5. Nel riquadro (A)

---

[12] Infatti, per ogni residuo positivo esiste il corrispondente negativo così che la somma è sempre nulla.
[13] Una comprensione intuitiva del concetto di gradi di libertà è data dalla seguente considerazione: se di un campione di n unità conosciamo la media e tutti i valori meno uno, quest'ultimo è univocamente determinato e, quindi, non più libero di assumere altro valore. I gradi di libertà della variabile nel campione saranno quindi $n - 1$.
[14] Nel prossimo paragrafo vedremo che la media e la varianza calcolate dal campione sono dette *campionarie*.

la curva è fortemente asimmetrica a destra. Poiché la deviazione standard è calcolata a partire da tutti i dati del campione, è molto influenzata dai valori estremi. Del resto, se nel riquadro (B) la larghezza della curva è equamente divisa a sinistra e a destra della media, lo stesso non può dirsi per la curva nel riquadro (A). Per le *distribuzioni asimmetriche* è più opportuno considerare i *quartili*, per i quali proponiamo prima la definizione rigorosa e poi un esempio chiarificatore.

Sia n la dimensione del campione. Ordiniamo i dati in ordine crescente. Si definisce *1° quartile* (o, alternativamente, *25° percentile*) il valore al di sotto del quale si trova la quarta parte (n/4) delle osservazioni; analogamente, il *2° quartile* (*50° percentile*) il valore al di sotto del quale si trova la metà (n/2) delle osservazioni; il *3° quartile* (*75° percentile*) il valore al di sotto del quale si trova il 75% (3n/4) delle osservazioni. Il lettore avrà certamente capito che il 50° percentile coincide con la mediana.

Consideriamo il seguente esempio:

$$21, 36, 4, 85, 4, 56, 87, 65, 12, 24, 2, 54, 9, 32, 30, 26$$

che indica l'età (in anni) di n = 16 pazienti. Il primo passo è ordinare i dati in modo crescente:

$$2, 4, 4, 9, 12, 21, 24, 26, 30, 32, 36, 54, 56, 65, 85, 87$$

Poiché n è pari, il 50° percentile (mediana) è la media aritmetica dei due valori centrali (26 e 30), cioè 28. Guardiamo ora alla prima metà dei valori. Siccome di nuovo n/2 è pari, il 25° percentile è la media tra i valori centrali 9 e 12, cioè 10.5. Nella seconda metà del campione calcoliamo la media tra 54 e 56, cioè 55, che rappresenta il 75° percentile.

2.4. Errore standard della media

Nel precedente paragrafo abbiamo introdotto i due principali parametri per la descrizione delle proprietà di un campione ottenuto misurando una variabile continua su un numero n di soggetti estratti casualmente dalla popolazione: media e DS.

Media e DS di un campione rappresentano soltanto *stime* dei valori veri di media e DS. Le espressioni matematiche (2.2) e (2.3) sono il mezzo attraverso il quale queste stime vengono calcolate. Per distinguere le formule dai valori calcolati si utilizza il termine *stimatore*. In pratica, gli stimatori media e DS forniscono una stima (m e s, rispettivamente) dei valori veri degli stessi parametri dell'intera popolazione (μ e σ, rispettivamente).

In passato sono stati proposti numerosi altri stimatori come indici di tendenza centrale e di dispersione e, in effetti, non abbiamo dato alcuna giustificazione della preferenza in favore di media e DS. Senza entrare nel dettaglio, ci limitiamo a dire che *media e DS sono gli unici stimatori che godono di quasi tutte le proprietà che uno stimatore deve avere*.

I valori numerici di media e DS, in quanto stime, sono essi stessi affetti da errore (imprecisione). I loro valori dipendono dal particolare campione estratto; se, per esempio, prendessimo un campione diverso (estratto comunque dalla stessa popolazione) e ricalcolassimo media e DS, otterremmo certamente valori differenti. Per sottolineare questa dipendenza dal campione, media e DS calcolate come in (2.2) e (2.3) sono dette media e DS *campionarie*.

Esempio 2.2. Media e DS campionarie. Consideriamo come popolazione l'insieme di tutte e sole le donne affette da tumore della mammella e valutiamo la dimensione media del tumore. Utilizzando la stessa strumentazione e tecnica diagnostica, due diversi centri ospedalieri misurano il diametro medio su due distinti campioni costituiti da 100 pazienti ciascuno. Il primo centro ottiene i seguenti risultati: m = 2.3 cm e s = 1.1 cm; il secondo centro: m = 2.5 cm e s = 1.0 cm. I risultati ottenuti dai due centri sono entrambe stime campionarie della media e della DS vere.

L'esempio 2.2 mette in evidenza come, a parità di condizioni, le stime campionarie dipendano dal particolare campione. In effetti, nella letteratura scientifica troveremo molti studi che riportano valori numerici diversi per una stessa variabile. Se la popolazione di partenza è la stessa e se non vi sono errori di progettazione o esecuzione dello studio, questo è un effetto del solo campionamento casuale[15].

Anche se non l'abbiamo qui dimostrato, la media aritmetica di un campione è la *migliore* stima del valore medio vero della variabile misurata. Ci poniamo ora la seguente domanda: "*quanto* la media campionaria è una *buona* stima della media della popolazione?". Per rispondere a questa domanda, dobbiamo conoscere *l'incertezza associata alla nostra stima*: maggiore è l'incertezza, minore è la precisione della stima e viceversa.

La media aritmetica è la migliore stima della media della popolazione

Supponiamo di fare il seguente *esperimento ideale*. Estraiamo dalla popolazione un numero elevato di campioni, tutti costituiti da n soggetti[16], e calcoliamo la media per ognuno di essi. Costruiamo un istogramma in cui riportiamo sull'asse delle ascisse le singole medie, anziché le singole osservazioni. Secondo il *teorema centrale del limite*, questo istogramma tende ad assumere un andamento gaussiano con media μ (cioè la stessa della popolazione) e DS pari a:

Distribuzioni campionarie: il teorema centrale del limite

$$\frac{\sigma}{\sqrt{n}}$$

La DS di questa distribuzione ideale è data dalla DS della popolazione divisa per la radice quadrata della dimensione campionaria. È evidente, quindi, che il risultato dell'esperimento ideale dà luogo a una distribuzione normale centrata sullo stesso punto, ma con larghezza tanto minore quanto maggiore è la dimensione campionaria. Infatti, se la media di un campione può comunque discostarsi anche notevolmente da μ, calcolando numerose medie e poi la *media delle medie*, si ottiene una stima più affidabile.

Quando si parla di *distribuzione delle medie campionarie* ci si riferisce implicitamente al risultato dell'esperimento ideale appena descritto, cioè a una distribuzione in cui *la variabile posta sull'asse delle ascisse non è la variabile di par-*

---

[15] Si noti per inciso che anche i valori riportati in letteratura di sensibilità, specificità, accuratezza e valori predittivi di un'indagine diagnostica per la rilevazione di una data patologia sono stime e, a tutti gli effetti, hanno le stesse proprietà di una media aritmetica.

[16] Si potrebbe dire "un campione di campioni".

tenza ma la media di uno dei numerosi campioni estratti dalla popolazione. Il teorema centrale del limite, inoltre, dimostra che la distribuzione delle medie campionarie tende ad avere un andamento gaussiano anche se la variabile di partenza non lo è e l'approssimazione è tanto migliore quanto maggiore è n.

La DS della distribuzione delle medie campionarie è definita *errore standard della media,* spesso detto semplicemente errore standard (ES), dato dalla relazione:

$$ES = \frac{\sigma}{\sqrt{n}}$$

Come si vede, essendo la distribuzione delle medie campionarie frutto di un esperimento ideale, l'ES dipende dalla DS vera, che resta un parametro ignoto. Del resto, nella pratica noi ci limitiamo ad analizzare soltanto un campione e tutto ciò che possiamo fare è stimare l'ES sostituendo σ con la DS dell'unico campione estratto, cioè:

$$ES = \frac{s}{\sqrt{n}}$$

Dato allora un campione, *l'ES è una misura dell'incertezza associata non alla singola misura ma alla media aritmetica in quanto stima della media della popolazione*: minore è l'ES della media, maggiore è la precisione della media campionaria e viceversa.

La domanda che ci siamo posti (*quanto* la media campionaria è una *buona* stima della media della popolazione?) non ha ancora avuto una risposta definitiva. Sappiamo ora ricavare l'incertezza associata alla media campionaria, ma non abbiamo un'espressione matematica che leghi insieme le due quantità. Che cosa significa che l'ES della media rappresenta l'incertezza associata alla media campionaria? In altri termini: la media aritmetica che calcoliamo in un campione è o non è uguale al valore vero della popolazione? E se non lo è, di quanto si discosta?

La media campionaria, m, può anche allontanarsi molto dal valore vero, μ. Ci occorre quindi un oggetto matematico in grado di calcolare la probabilità che m non si discosti da μ per più di una quantità fissata arbitrariamente. Questo approccio fissa l'attenzione sul valore vero e ha come scopo il calcolo di una probabilità. Oltre alla difficoltà pratica, c'è una contraddizione di tipo concettuale dipendente dal fatto che per calcolare questa probabilità occorrerebbe conoscere il valore vero. In effetti, il giusto approccio è quello opposto, cioè fissare una probabilità (*livello di confidenza*) e ricavare l'intervallo che contenga il valore vero con quella data probabilità. Questo intervallo è noto come *intervallo di confidenza*.

Torniamo all'esempio 2.2. Nel primo ospedale, la media e la DS della dimensione del tumore mammario sono pari a 2.30 cm e 1.10 cm, rispettivamente. Poiché il campione esaminato è costituito da n = 100 pazienti, possiamo ricavare l'ES della media come:

$$ES = \frac{s}{\sqrt{n}} = \frac{1.1}{\sqrt{100}} = 0.11 \ \ cm$$

Per quanto detto finora, la migliore stima della dimensione tumorale media nella popolazione è 2.30 cm con un'incertezza di 0.11 cm. Vogliamo ora trovare l'intervallo (in termini di dimensione tumorale) che, con un dato livello di confidenza, contenga il valore vero. Maggiore è la probabilità fissata a priori, maggiore è l'ampiezza dell'intervallo cercato. Se, al limite, volessimo avere la *certezza* e ricavare quell'intervallo che contenga il valore vero al 100%, il risultato sarebbe *da zero a infinito,* cioè l'insieme di tutti i valori che la variabile può assumere[17]. Da molti decenni, in letteratura si è affermata la convinzione che il livello ottimale di confidenza sia pari al 95%, pertanto nella stragrande maggioranza dei casi si calcola l'intervallo di confidenza al 95% (IC95%)[18].

Vediamo ora come ricavare l'IC95%. Abbiamo detto che la media rappresenta la migliore stima del valore vero, perciò l'intervallo di confidenza è ricavato sommando e sottraendo alla media una data quantità Δm, ottenendo così gli estremi superiore e inferiore dell'intervallo, rispettivamente:

$$IC95\% = m \pm \Delta m$$

Abbiamo anche visto che l'incertezza associata alla media è data dall'errore standard, pertanto Δm è un multiplo o sottomultiplo dell'ES. Chiamiamo $t_{95\%}$ il moltiplicatore che fornisce Δm conoscendo l'ES, cioè:

$$\Delta m = t_{95\%} ES$$

da cui:

$$IC95\% = m \pm t_{95\%} ES$$

$t_{95\%}$ è una quantità che segue la *distribuzione t di Student* per n – 1 gradi di libertà. Una trattazione completa della distribuzione t di Student va oltre gli scopi di questo libro. Ricordiamo che $t_{95\%}$ rappresenta un valore numerico facilmente ottenibile dalla consultazione di apposite tabelle [ALTMAN, 1991].

Nell'esempio 2.2 la dimensione del campione è pari a n = 100 e, quindi, il numero di gradi di libertà è n – 1 = 99. Dalle suddette tabelle ricaviamo $t_{95\%}$ = 1.984. Quindi:

$$IC95\% = 2.3 \pm 1.984 \cdot 0.11 = [2.08, 2.52] \ cm$$

Ovvero: al livello di confidenza del 95%, la dimensione media del tumore mammario nella popolazione è compresa tra 2.08 cm e 2.52 cm, il che non significa che è impossibile che sia minore di 2.08 cm o maggiore di 2.52 cm, ma soltanto che è molto improbabile (5%). *Questa affermazione rappresenta un ponte tra le proprietà del campione e quelle della popolazione.* Torneremo sugli intervalli di confidenza nel Paragrafo 2.6.

---

[17] Ricordiamo al lettore che la variabile misurata è la dimensione del tumore mammario che, ovviamente, non può assumere valori negativi.

[18] Vedremo i motivi (anche storici) di questa scelta nel Capitolo 3. È ovviamente possibile calcolare intervalli di confidenza più ampi (per esempio, al 99%) o più stretti (per esempio, al 90%).

2.5. Errore standard della differenza tra due medie campionarie

Introduciamo qui una semplice estensione del concetto di errore standard della media che ci sarà utile nel Capitolo 4. In numerose circostanze incontrate nella ricerca si confrontano le medie derivanti da due campioni indipendenti.

Esempio 2.3. Misura di *delayed enhancement* nella RM cardiaca. Si vuole valutare la differenza tra il *delayed enhancement* di due mezzi di contrasto (MdC). A tale scopo un campione di 21 pazienti post-ischemici viene sottoposto a RM cardiaca con sequenza inversion recovery turbo-gradient-echo 10 minuti dopo l'iniezione di 0.1 mmol/kg del MdC 1. Viene misurata l'intensità di segnale (IS) in unità arbitrarie (u.a.) in una piccola regione di interesse posta nel miocardio infartuato. Un secondo campione di 7 pazienti post-ischemici viene studiato con la stessa tecnica ma con 0.1 mmol/kg del MdC 2. I dati sono mostrati nella Tabella 2.4.

L'esempio 2.3 mostra la tipica situazione in cui due campioni indipendenti (di dimensioni n_1 e n_2 ed estratti da due diverse popolazioni[19]) vengono *trattati*

Tabella 2.4. Intensità di segnale (*delayed enhancement* miocardico) per due MdC in due diversi gruppi di pazienti

I campione	IS (u.a.) MdC 1	II campione	IS (u.a.) MdC 2
1	32.8	1	18.8
2	30.6	2	13.0
3	34.2	3	17.8
4	18.2	4	25.8
5	36.0	5	15.8
6	37.6	6	22.4
7	45.4	7	29.0
8	52.4		
9	66.8	m_2	20.4
10	67.8	s_2	5.7
11	23.2	ES_2	2.1
12	33.0		
13	62.0		
14	51.2		
15	72.2		
16	28.6		
17	29.4		
18	46.0		
19	51.8		
20	33.0		
21	65.8		
m_1	43.7		
s_1	16.1		
ES_1	3.5		

IS = intensità di segnale; MdC = mezzo di contrasto; u.a. = unità arbitrarie.

---

[19] Nell'esempio 2.3, la prima popolazione è rappresentata da tutti e soli quei pazienti post-ischemici a cui viene iniettato il MdC 1; la seconda popolazione è rappresentata da tutti e soli quei pazienti post-ischemici a cui viene iniettato il MdC 2.

diversamente: con farmaci o MdC differenti, con diverse modalità di imaging, o anche soltanto con diverse tecniche della stessa modalità di imaging ecc. In questi casi, la domanda che ci si pone è: "se troviamo delle differenze nei risultati, l'effetto è dovuto alla diversità dei trattamenti o, semplicemente, al caso?". Nell'esempio 2.3, la media dell'intensità di segnale è 43.7 unità arbitrarie (u.a.) nel campione trattato con il MdC 1 e 20.4 u.a. nel campione trattato con il MdC 2. È legittimo sospettare che questa differenza, anche se notevole, dipenda solamente dal fatto che i campioni sono diversi: nessuno può, infatti, escludere che utilizzando entrambi i MdC nello stesso campione si ottengano risultati molto simili tra loro, possibilità che tratteremo nel paragrafo successivo. La differenza tra il delayed enhancement ottenuto con i due MdC è significativa ($p = 0.0004$) all'analisi con un test statistico non parametrico (Mann Whitney U test), per il quale rimandiamo al Capitolo 5. Qui utilizziamo i dati di questo esempio per illustrare un parametro matematico indispensabile.

Nel paragrafo precedente abbiamo introdotto l'errore standard come il risultato di un esperimento ideale nel quale si calcola la media di numerosi campioni indipendenti della stessa dimensione n. Modifichiamo leggermente questo esperimento estraendo ogni volta non uno ma una coppia di campioni che abbiano ricevuto i due trattamenti che vogliamo confrontare. Calcoliamo la media di ciascuno e la differenza tra le due medie. Continuando a estrarre coppie di campioni, possiamo costruire la *distribuzione delle differenze delle medie* che è caratterizzata da una varianza, σ^2, pari alla somma delle due varianze σ^2_1 e σ^2_2. Vale quindi la relazione:

La distribuzione campionaria
della differenza tra due medie

$$ES(\mu_1 - \mu_2) = \sqrt{\frac{\sigma_1^2}{n_1} + \frac{\sigma_2^2}{n_2}}$$

dove $ES(\mu_1 - \mu_2)$ è l'errore standard della differenza delle medie delle due popolazioni. Poiché le singole vere varianze restano ignote, sostituiamo σ^2_1 e σ^2_2 con le loro migliori stime s^2_1 e s^2_2, per cui:

$$ES(m_1 - m_2) = \sqrt{\frac{s_1^2}{n_1} + \frac{s_2^2}{n_2}}$$

dove $ES(m_1 - m_2)$ è l'errore standard della differenza delle due medie campionarie m_1 e m_2 (vedremo nel Paragrafo 4.2 che esiste anche un altro metodo per calcolare l'errore standard). Per l'esempio 2.3:

$$ES(43.7 - 20.4) = \sqrt{\frac{16.1^2}{21} + \frac{5.7^2}{7}} = 4.1\,\text{u.a.}$$

In pratica, l'attenzione si sposta dalle due singole medie, m_1 e m_2, alla loro differenza $m_1 - m_2 = 43.7 - 20.4 = 23.3$ u.a., che diventa una nuova variabile la cui stima è caratterizzata da un'incertezza pari a 4.1 u.a. Analogamente a quanto visto nel precedente paragrafo, l'intervallo di confidenza della differenza delle medie è pari a:

$$IC95\% = (m_1-m_2) \pm t_{95\%}\ ES(m_1-m_2)$$

dove $t_{95\%}$ va ricercato nelle tabelle della distribuzione t a $(n_1 - 1) + (n_2 - 1) = n_1 + n_2 - 2$ gradi di libertà. Per l'esempio 2.3 $t_{95\%} = 2.056$, pertanto:

$$IC95\% = (43.7 - 20.4) \pm (2.056 \cdot 4.1) = [14.8,\ 31.8]\ \text{u.a.}$$

cioè, al livello di confidenza del 95%, la vera differenza tra le medie delle due popolazioni è compresa tra 14.8 u.a. e 31.8 u.a.

2.5.1. Il caso dei dati appaiati

Un caso particolare nel confronto tra due medie campionarie è quello in cui ciascuna unità del campione subisce due diversi trattamenti, circostanza che introduce la denominazione di *dati appaiati*. Nel confronto tra i due MdC dell'esempio 2.3 il Radiologo avrebbe potuto ripetere l'esame somministrando prima uno e poi l'altro MdC ai 21 + 7 = 28 pazienti[20]. La Tabella 2.4 si sarebbe modificata in modo tale da avere due valori di intensità di segnale per ciascuno dei 28 pazienti.

In questo caso il punto di partenza per ottenere l'intervallo di confidenza è calcolare la differenza soggetto per soggetto dei valori misurati. A questo punto l'attenzione si sposta dalla coppia di valori alla loro differenza.

Nella Tabella 2.5 la colonna delle differenze rappresenta una variabile con andamento pressoché normale centrato sul valore vero della differenza tra le due medie m_1 e m_2 di cui m rappresenta una stima.

La procedura per il calcolo degli intervalli di confidenza è analoga a quelle precedenti. Anche in questo caso, infatti, occorre calcolare l'ES e utilizzare il valore di $t_{95\%}$ riportato nella tabella della distribuzione t a n − 1 gradi di libertà:

$$IC95\% = m \pm t_{95\%}\ \frac{s}{\sqrt{n}}$$

---

[20] Si noti che, soprattutto per motivi etici e pratici, non sempre la ricerca può avvenire secondo il disegno sperimentale statisticamente più adatto. Il tema della progettazione di uno studio clinico radiologico è trattato nel Capitolo 8. Nel caso specifico, è possibile – a scopo di ricerca – la ripetizione dell'indagine negli stessi pazienti (con opportuno intervallo temporale e con ordine di priorità della somministrazione dei MdC casuale, ovvero *randomizzato* – v. Cap. 8).

Tabella 2.5. Confronto di due medie campionarie per dati appaiati

Soggetto	1ª misura	2ª misura	Differenza
1	a	b	a − b
2	c	d	c − d
...	...	...	...
...	...	...	...
n	y	z	y − z
Media	m_1	m_2	m
DS	s_1	s_2	s
			$ES = \dfrac{s}{\sqrt{n}}$

DS = deviazione standard. ES = errore standard.

2.6. Gli intervalli di confidenza

Nei paragrafi precedenti abbiamo introdotto gli intervalli di confidenza della media e della differenza tra due medie. In questo paragrafo vogliamo dare una chiave di interpretazione del concetto generale di intervallo di confidenza.

Iniziamo la nostra discussione ribadendo un'importante proprietà della distribuzione normale. In una distribuzione normale con media μ e deviazione standard σ il 95% delle osservazioni è compreso nell'intervallo:

$$\mu \pm 1.96\sigma \tag{2.4}$$

Questo risultato è valido per qualsiasi valore di μ e σ (quindi qualunque sia la variabile misurata, purché sia continua e casuale) in quanto basato soltanto sulla particolare forma matematica della curva di Gauss. Per esempio, se in un campione di 500 soggetti misuriamo una variabile continua e ne ricaviamo media e DS, il 95% dei soggetti (450) sarà *mediamente*[21] contenuto nell'intervallo media ± 1.96 DS. Possiamo anche dire che se estraiamo dalla popolazione un ulteriore soggetto, questo avrà il 95% di probabilità di ricadere nel suddetto intervallo.

L'espressione generale (2.4) mantiene la sua proprietà anche se consideriamo come distribuzione non quella direttamente misurata nel campione ma la distribuzione della media campionaria, cioè quella ipotetica distribuzione che abbiamo costruito nel Paragrafo 2.4 come frutto di un esperimento ideale. Per il già citato teorema centrale del limite, la distribuzione della media campionaria è pressoché normale, la media (m) coincide con quella della popolazione e la DS è pari a quella del campione (s) divisa per la radice quadrata della dimen-

---

[21] La proprietà della distribuzione normale secondo la quale il 95% delle osservazioni è compreso nell'intervallo $\mu \pm 1.96\sigma$ vale per la distribuzione dell'intera popolazione. In un campione limitato dobbiamo affermare che il 95% delle osservazioni è *mediamente* contenuto nel suddetto intervallo.

sione del campione (n). In base alla citata proprietà della distribuzione normale, allora, il 95% delle medie campionarie (che in questo caso rappresentano le
singole osservazioni) è compreso nell'intervallo:

$$m \pm 1.96 \; \frac{s}{\sqrt{n}} = m \pm 1.96 \; ES$$

Quest'ultima espressione ha una forma molto simile a quella dell'intervallo
di confidenza al 95% della media, dato invece da:

$$IC95\% = m \pm t_{95\%} ES$$

In effetti, le due formule sono molto simili. Quando il numero di gradi di
libertà (n − 1) della distribuzione t è alto (n > 100), questa tende a coincidere con
la distribuzione normale. Si noti infatti che con n = 101 il numero dei gradi di
libertà è n − 1 = 100 e $t_{95\%}$ = 1.98, molto prossimo a 1.96. Nella pratica, per piccoli campioni (n < 100) è consigliabile l'uso del coefficiente $t_{95\%}$ invece che il
valore 1.96, perché la loro differenza è tanto maggiore quanto minore è la
dimensione del campione. Senza entrare nel dettaglio, si noti che è più corretto
l'utilizzo della distribuzione t (quindi il coefficiente $t_{95\%}$) invece della distribuzione normale (quindi il coefficiente 1.96), perché nella formula dell'errore
standard la DS della popolazione (σ) è stimata dalla DS del campione (s).

Quanto detto fin qui per la media può essere ripetuto per la differenza tra due
medie. Il lettore attento avrà senz'altro notato che la procedura che abbiamo
seguito nei Paragrafi 2.4, 2.5 e 2.5.1 è sempre la stessa. *L'intervallo di confidenza al 95% di qualsiasi stima ha sempre la seguente espressione*:

$$IC95\% = stima \pm coefficiente_{95\%} \, ES_{stima}$$

Il coefficiente$_{95\%}$ è diverso da caso a caso, ma sempre reperibile su apposite
tabelle [GARDNER, ALTMAN, 1990].

*Un campione limitato fornisce una stima campionaria imprecisa del valore
vero della popolazione e tale imprecisione è indicata dall'ampiezza degli intervalli di confidenza: più ampi sono gli intervalli, minore è la precisione e viceversa.* Quando una stima è caratterizzata da un intervallo di confidenza molto ampio
si pongono seri dubbi sull'attendibilità del valore osservato come stima.
Supponiamo di aver misurato la specificità[22] di una data indagine diagnostica per
la rilevazione di una particolare malattia e di aver trovato un valore pari a 0.75
con un intervallo di confidenza pari a [0.57, 0.93]. Sebbene 0.75 sia la migliore
stima a nostra disposizione, è anche vero che la vera specificità potrebbe essere,
nel 95% dei casi, minore (fino a 0.57) o maggiore (fino a 0.93), un intervallo certamente ampio. Non potremo porre troppa fiducia sulla stima ottenuta perché è
molto alta la probabilità di sottostimare o sovrastimare la vera specificità.

---

[22] La specificità di un'indagine diagnostica è la proporzione tra i veri negativi e il totale dei veri
negativi più i falsi positivi (v. Cap. 1)

Gli intervalli di confidenza spostano l'attenzione dalla stima di una variabile, definita *stima puntuale*, a un intervallo di valori considerati compatibili con la popolazione. È importante capire che *gli intervalli di confidenza dipendono soltanto dalla dimensione e dalla variabilità campionaria e non forniscono in alcun modo informazioni su eventuali errori nella progettazione, realizzazione e analisi di uno studio.*

2.7. Intervallo di confidenza di una proporzione

Una *proporzione* è un qualunque rapporto tra due valori numerici. Esempi tipici sono la sensibilità e la specificità di un'indagine diagnostica (per una data malattia), i valori predittivi, la frazione dei soggetti di un campione che hanno o non hanno una data caratteristica ecc. Quest'ultima circostanza rappresenta, in effetti, il caso più generale: la sensibilità, per esempio, è definita come la frazione dei soggetti con risultato positivo del test diagnostico in un campione di n soggetti tutti malati.

Anche per le proporzioni (come nel caso della specificità consoderato poco sopra) possiamo dire che il valore numerico calcolato in un campione limitato rappresenta soltanto una stima della vera proporzione e, in quanto tale, è affetto da imprecisione. Il calcolo dell'intervallo di confidenza di una proporzione, p, segue la regola generale vista nel paragrafo precedente. Come in tutti i casi, occorre calcolare l'errore standard di p, ES(p), e il coefficiente$_{95\%}$. Secondo una versione approssimata, l'ES è calcolabile sfruttando le proprietà della distribuzione normale:

$$ES(p) = \sqrt{\frac{p(1-p)}{n}}$$

Utilizzando il coefficiente$_{95\%}$ = 1.96, otteniamo:

$$IC95\%(p) = p \pm 1.96\sqrt{\frac{p(1-p)}{n}}$$

L'approssimazione è tanto migliore quanto maggiore è n e quanto più p si avvicina al valore centrale di 0.5 (50%). Nei casi più estremi, cioè quando la proporzione p è prossima a 0 (0%) o a 1 (100%), la precedente relazione può dare risultati privi di senso con intervalli di confidenza che abbracciano valori negativi o valori maggiori di 1, rispettivamente. Per fare un esempio supponiamo che in un campione di 15 pazienti ischemici sottoposti a RM cardiaca con mezzo di contrasto 2 di essi mostrino *delayed enhancement*. In questo caso p = 2/15 = 0.13 e IC95%(0.13) = [-0.04, 0.30] cioè, al livello di confidenza del 95%, la vera proporzione può anche essere pari a -4%, che è chiaramente un assurdo. Viceversa, se, per esempio, p = 0.92, potremmo ottenere un intervallo del tipo [0.80, 1.04] con la possibilità che la vera proporzione superi il 100%.

Nel caso degli indici di performance diagnostica (sensibilità, specificità ecc.) il riscontro di valori distanti da 0.5, spesso prossimi a 1, è relativamente frequente. Ciò non consente l'utilizzo della formula precedente basata sulla distribuzione normale e obbliga all'utilizzo di una procedura di calcolo basata sulla *distribuzione binomiale*. Le formule per il calcolo dell'intervallo di confidenza con l'uso della distribuzione binomiale sono più complicate e, per questo motivo, si consiglia al lettore di rivolgersi sempre a uno Statistico professionista o di utilizzare software dedicati.

Bibliografia

American College of Radiology. ACR breast imaging reporting and data system (BI-RADS): breast imaging atlas. Reston, Va: American College of Radiology, 2003.

Altman DG. Practical statistics for medical research. London: Chapman & Hall, 1991.

Gardner MJ, Altman DG. Gli intervalli di confidenza. Roma: Il Pensiero Scientifico Editore, 1990.

North American Symptomatic Carotid Endarterectomy Trial Collaborators. Beneficial effect of carotid endarterectomy in symptomatic patients with high-grade carotid stenosis. N Eng J Med 1991;325:445-453.

Siegel S, Castellan NJ. Jr Statistica non parametrica, 2a ed. Milano, Mc-Graw-Hill, 1992.

Soliani L. Statistica applicata alla ricerca e alle professioni scientifiche. Manuale di statistica univariata e bivariata. Parma: Uninova-Gruppo Pegaso, 2007. Cap 2: 61-97 (http://www.dsa.unipr.it/soliani/soliani.html).

UICC. TNM classification of malignant tumours. 6th ed. Geneva: UICC, 2002.

3

Ipotesi nulla, significatività e potenza statistica

Quando arrivano nuovi dati,
siate pronti a cambiare la vostra ipotesi.

Fred Turek

Spero di non sconvolgere troppo i fisici sperimentali se aggiungo che una buona regola è quella
di non riporre eccessiva fiducia nei risultati sperimentali che vengono presentati
finchè non sono stati confermati da nuove ipotesi.

Arthur S. Eddington

Un lavoro scientifico si propone spesso come obiettivo *strategico* di dimostrare un'ipotesi che gli autori hanno elaborato sulla base di osservazioni aneddotiche o di precedenti lavori scientifici, condotti in prima persona o da altri gruppi di ricerca. Potremmo dire che il primo ingrediente di un lavoro scientifico è *un'idea che si vuole mettere alla prova dei fatti*. Poiché i fatti potrebbero anche essere quelli raccontati da altri autori che giudichiamo attendibili (come avviene nelle *metanalisi*, che saranno trattate nel Capitolo 8), ne consegue che l'unica tecnologia realmente indispensabile è quella costituita dai circuiti neuronali del nostro cervello di primati evoluti.

L'esperimento scientifico: mettere un'idea alla prova dei fatti

La battuta sottolinea che *un lavoro scientifico deve sempre nascere da un'ipotesi chiaramente esplicita* che, nella maggior parte dei casi, s'intende confrontare con i risultati di un *esperimento appositamente disegnato*, al fine di dimostrare la veridicità dell'ipotesi stessa, detta infatti *ipotesi sperimentale*[1]. È rilevante che l'ipotesi sperimentale nasca – quasi invariabilmente – da osservazioni precedenti e dalla loro *discussione* alla luce delle conoscenze consolidate, o dal fatto che queste osservazioni abbiano *messo in discussione* la solidità delle conoscenze precedenti. Ne deriva un flusso ininterrotto tra esperienza pratica e sviluppo delle teorie con ripetute interazioni e retroazioni che ha profonde implicazioni filosofiche [Bellone, 2006].

Ci vuole un'ipotesi sperimentale chiaramente esplicita

Tuttavia, ai fini della presente trattazione dobbiamo operare una cesura, definendo *un punto di partenza, cioè l'ipotesi sperimentale*, comunque questa sia

---

[1] Si tenga presente che l'aggettivo *sperimentale*, qui utilizzato per indicare il riferimento alla programmazione e realizzazione di un *esperimento* che produce nuovi dati da analizzare secondo un piano, in taluni ambiti assume il significato più ristretto di *sperimentazione su modelli animali o su fantoccio*, da distinguersi dalla ricerca clinica condotta su soggetti umani.

F. Sardanelli, G. Di Leo, *Biostatistica in Radiologia*. ISBN 978-88-470-0604-1; © Springer 2008.

stata originata, e *un punto di arrivo almeno potenziale, la "dimostrazione" della veridicità (o meno) dell'ipotesi sperimentale*. Tra questi due punti stanno le fasi cruciali della programmazione e della realizzazione dell'esperimento, della raccolta e analisi (anche, ma non soltanto, statistica) dei dati e della loro discussione in rapporto alle conoscenze precedenti. La struttura di un lavoro scientifico riflette il seguente flusso logico complessivo: definizione dell'ipotesi sperimentale (alla fine dell'*Introduzione*); programmazione e realizzazione dell'esperimento (*Materiali e metodi*); presentazione dei risultati (*Risultati*); interpretazione dei risultati (*Discussione*). Torneremo su questi aspetti nel Capitolo 10.

Ciò che affronteremo qui è, invece, il particolare assetto che, almeno a partire dalla seconda metà del Novecento, ha assunto la logica della dimostrazione scientifica, soprattutto in ambito biologico, con alcune peculiarità specifiche per quanto riguarda la medicina.

3.1. Ipotesi nulla e principio di falsificabilità

Uno sviluppo logico apparentemente paradossale

Il lettore si renderà conto di uno sviluppo logico *apparentemente paradossale*. Da decenni, lo scienziato che intende dimostrare un'ipotesi sperimentale deve elaborare *un piano il cui obiettivo diretto non è la dimostrazione dell'ipotesi sperimentale ma la verifica dell'ipotesi contraria a quella sperimentale*. Quest'ultima è detta ipotesi statistica o *ipotesi nulla* (indicata con H_0) e la verifica è effettuata attraverso una valutazione quantitativa della probabilità che essa sia vera mediante calcoli che utilizzano i risultati del lavoro sperimentale. I calcoli hanno struttura logica e computazionale diversa, adatta alla specifica situazione creata dal tipo di variabili oggetto di misura e dal disegno sperimentale. *Qui sta il problema cruciale della scelta del test statistico.* Se la probabilità (la famosa *p*) che l'ipotesi nulla sia vera è inferiore a una soglia predefinita (usualmente – come vedremo – il 5%, per lo più espresso come frazione dell'unità, quindi $p < 0.05$), si rifiuterà l'ipotesi nulla. Ciò consente di *accettare* l'ipotesi contraria a quella nulla, ovvero l'ipotesi sperimentale (indicata con H_1). Questo impianto concettuale e la specifica terminologia (ipotesi nulla, H_0; ipotesi sperimentale, H_1) sono stati introdotti dal Ronald A. Fisher (1890-1962) a partire dagli anni Trenta del secolo scorso.

Possiamo realmente accettare l'ipotesi sperimentale?

Sul significato di questa *accettazione* dell'ipotesi sperimentale si potrebbe discutere a lungo. *In termini formali, l'ottenimento di p < 0.05 consente soltanto di affermare l'impossibilità di rifiutare l'ipotesi sperimentale.* L'opinione prevalente è che non si possa comunque ritenere che l'ipotesi sperimentale sia *dimostrata*, neppure indirettamente, almeno nel senso che il termine *dimostrazione* assume classicamente in ambito matematico. Siamo molto lontani dalla conclusività della dimostrazione di un teorema matematico, dal "*come volevasi dimostrare*" con il quale abbiamo una qualche familiarità a partire dagli *Elementi* di Euclide. Taluni affermano che il percorso qui delineato, quando perviene a una $p < 0.05$, consentendo soltanto di non rifiutare l'ipotesi sperimentale, permette che questa resti ancora disponibile per ulteriori esperimenti i quali, tuttavia, anche con risultati concordanti, non incrementano il *grado di verità* dell'ipotesi sperimentale stessa. Altri ritengono che una successione di esperimenti concordanti sul *non rifiuto* dell'ipotesi sperimentale aggiunga, passo dopo passo, elementi che *tendono alla dimostrazione* della stessa, la *corroborano*, pur senza raggiungere una dimostrazione definitiva. Al di là della sottile ma reale differenza tra queste due scuole di pensiero, la dimostrazione di un'ipotesi è legata alla *falsificazione* di un'altra ipotesi.

È stato correttamente osservato che la paternità di questo *principio di falsificabilità* va attribuita a Ronald A. Fischer e non a Karl Popper e che mentre nel primo è basata su *"collaudati modelli matematico-probabilistici"*, nel secondo deriva da *"semplici asserzioni epistemologiche, lasciate per lo più all'intuizione di chi le percepisce"* [CARACCIOLO, 1988]. Luca Cavalli-Sforza osserva:

"Anche tutto il lavoro epistemologico recente, da Kuhn a Popper, mi sembra sopravvalutato. Il Circolo di Vienna, sulle cui idee sono cresciuto, e che precede questi nomi famosi, diceva già le stesse cose. Negli ultimi cinquant'anni si è solo fatta molta divulgazione e queste idee sono state esposte forse con più chiarezza, ma soprattutto con sinonimie o neologismi divenuti più popolari (come l'asserzione che le teorie scientifiche sono solo «falsificabili»)" [CAVALLI-SFORZA, 2005].

Perché si procede secondo questa logica che verifica l'ipotesi contraria a quella che si vorrebbe dimostrare? Per rispondere a questa domanda possiamo riferirci alla situazione di più frequente riscontro in un disegno sperimentale, quella in cui s'intende *verificare se due campioni sono tra loro diversi per una loro caratteristica definita.* Qui *l'ipotesi nulla è che i due campioni siano estratti dalla stessa popolazione e che la differenza osservata sia dovuta soltanto al campionamento casuale.*

Il nocciolo duro del problema è quello della variabilità, intrinseca ai fenomeni biologici (oltre a quella intrinseca a tutti i processi di misura – v. Cap. 7). Se infatti estraiamo due campioni casuali da una stessa popolazione e ne misuriamo una caratteristica definita, è molto probabile che si osservi una differenza, più o meno grande. Ne consegue che quando osserviamo una differenza tra due gruppi, due campioni, la prima cosa che dobbiamo escludere è che tale differenza sia dovuta al solo effetto della variabilità nella stessa popolazione da cui potrebbero essere stati casualmente estratti. In altri termini, la differenza osservata non avrebbe il significato della provenienza dei due campioni da due popolazioni realmente diverse per la caratteristica considerata. Tale differenza, dovuta al solo campionamento casuale, sarebbe quindi *non significativa.*

Ecco perché parliamo di *differenza significativa* quando rifiutiamo l'ipotesi nulla e di *differenza non significativa* quando accettiamo l'ipotesi nulla.

Nel ragionamento fin qui sviluppato non abbiamo considerato la possibilità che i nostri dati siano afflitti da una qualche distorsione o errore sistematico (*bias*) che ci fa osservare una differenza falsamente significativa, a cominciare da un qualche difetto nella casualità del campionamento per finire a un errore sistematico nella misura della grandezza oggetto di studio in uno dei due campioni posti a confronto. Tutto ciò sarà trattato specificatamente nel Capitolo 9.

Per ora è fondamentale che il lettore assimili il seguente concetto generale: sebbene correzioni a posteriori siano talvolta possibili, *nella maggior parte dei casi non si può eliminare l'effetto distorsivo, cioè fuorviante, di un errore sistematico introdotto nella fase di programmazione dell'esperimento o dell'acquisizione dei dati.* Soltanto una corretta pianificazione dell'esperimento – ovvero, come vedremo, del suo *disegno*, che va pensato e discusso prima della raccolta dei dati e solo dopo aver precisamente formulato H_1 e H_0 – può ridurre al minimo queste fonti di errore e consentire quindi, di fronte ai risultati, di porsi l'in-

Perché lavoriamo contro la nostra ipotesi sperimentale?

Il problema di fondo è la variabilità dei fenomeni biologici (oltre a quella dei processi di misura)

Differenza significativa e non significativa

Distorsioni non recuperabili

terrogativo cruciale: *la differenza osservata è dovuta a reali differenze tra le due diverse popolazioni dalle quali sono estratti i campioni o è dovuta alla variabilità presente nell'unica popolazione dalla quale sono estratti i due campioni?*

3.2. Soglia di significatività, errore α o di tipo I ed errore β o di tipo II

Come definire la *soglia discriminante* con la quale possiamo accettare o respingere l'ipotesi nulla? Tale problema rimanda chiaramente a quanto discusso a proposito della soglia discriminante per la distinzione dei positivi dai negativi di un'indagine diagnostica (v. Cap. 1). Anche qui abbiamo quattro possibilità:

– *vero positivo*, quando giudichiamo come reale una differenza effettivamente esistente (cioè non attribuibile al campionamento casuale);
– *vero negativo*, quando giudichiamo come non reale una differenza effettivamente non esistente (cioè attribuibile al campionamento casuale);
– *falso positivo*, quando giudichiamo come reale una differenza effettivamente non esistente;
– *falso negativo*, quando giudichiamo come non reale una differenza effettivamente esistente.

Tuttavia, in questo ambito, quello dei test statistici per la verifica dell'ipotesi nulla, il caso falso positivo e il caso falso negativo assumono una diversa denominazione:

– il falso positivo è detto *errore di tipo I* o *errore* α;
– il falso negativo è detto *errore di tipo II* o *errore* β.

Il livello di errore ritenuto accettabile, quindi la soglia discriminante, sia per il tipo I sia per il tipo II, è espresso in termini probabilistici.

La soglia per l'errore di tipo I è convenzionalmente fissata al 5%. L'ipotesi nulla viene respinta quando il test statistico comporta che *la probabilità di ottenere una differenza come quella osservata o maggiore, dovuta al campionamento casuale, è inferiore a 1 su 20, appunto il 5%* ($\alpha = 0.05$). In rari casi la soglia è più conservativa, per esempio pari all'1% ($\alpha = 0.01$), o meno restrittiva, per esempio pari al 10% ($\alpha = 0.1$). Il valore di *p* ottenuto con il test statistico, ovvero il livello di significatività osservato, stabilisce l'accettabilità dell'ipotesi nulla (H_0): se la soglia, cioè α, è 0.05, considereremo significativi i valori inferiori a tale soglia, ovvero valori di $p < 0.05$. Quanto più *p* è piccolo, tanto più H_0 sarà improbabile e, di conseguenza, l'ipotesi sperimentale (H_1) sarà probabile, con le limitazioni di ordine filosofico illustrate nel Paragrafo 3.1.

La definizione della *probabilità di ottenere una differenza come quella osservata o maggiore dovuta al campionamento casuale* implica il seguente ragionamento: se ripetessimo n volte lo stesso esperimento traendo casualmente due gruppi di soggetti dalla stessa popolazione, quante volte potrà capitare di osservare una differenza come quella osservata o inferiore a essa per semplice effetto della variabilità intrinseca alla popolazione e del campionamento casuale?

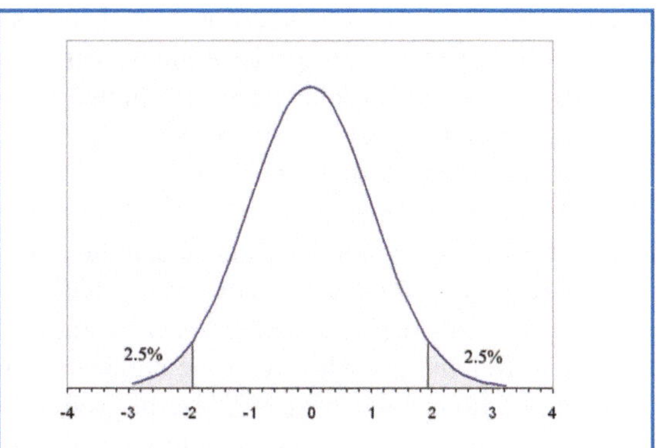

Figura 3.1. Due code della distribuzione normale standard. Il grafico evidenzia due code agli estremi della distribuzione, poste ai valori di z = ± 1.96, ciascuna corrispondente al 2.5% delle unità statistiche della popolazione, per un totale pari al 5%, ovvero 0.05.

Il lettore attento avrà notato come, pur trattandosi di un valore soglia convenzionale e talvolta incrementato o ridotto, la scelta del 5% ($\alpha = 0.05$) si connette a una caratteristica essenziale della distribuzione normale o gaussiana (v. Par. 2.4): nell'intervallo media ± 1.96 DS si colloca il 95% dei dati. Data la forma a campana della distribuzione normale, questo 5% si distribuisce esattamente per metà in una coda e per metà nell'altra, come mostrato nella Figura 3.1.

Il risultato di un *test statistico a due code* considera, infatti, la possibilità che le due grandezze poste a confronto (supponiamo *a* e *b*) possano differire significativamente sia per *a* > *b* che per *a* < *b*, ovvero considera entrambe le code della distribuzione: il 2.5% di una coda per *a* > b; il 2.5% dell'altra coda per *a* < *b*. Se lo sperimentatore può escludere con sicurezza una delle due possibilità, una delle due code della distribuzione può essere ignorata (*test statistico a una coda*) e quindi si dimezzano le probabilità di errore, ovvero si raddoppia la significatività del risultato del test. Lo stesso risultato che nel test a due code dà una *p* = 0.09 (non significatività), nel test a una coda darà *p* = 0.045 (significatività), pur mantenendo inalterato $\alpha = 0.05$. *Tuttavia, se lo sperimentatore non è assolutamente certo che la differenza tra i dati possa avvenire in una sola direzione, si consiglia l'utilizzo conservativo di test a due code.*

La soglia per l'errore di tipo II di uno studio è invece per lo più fissata all'80% o al 90%, nel senso che si ritiene accettabile di poter incorrere nel non riconoscimento di una differenza realmente esistente non più di una volta su cinque nel caso di soglia all'80%, non più di una volta su dieci nel caso di soglia al 90%. Ciò significa che nel primo caso l'errore β è 0.2, mentre nel secondo caso è 0.1.

3.3. Potenza statistica

Mentre nella sezione *Materiali e metodi* dei lavori scientifici è ormai molto frequente l'esplicita dichiarazione del livello di errore α (quasi sempre $\alpha = 0.05$), lo è molto meno l'esplicita dichiarazione del livello di errore β. Il motivo è dato dal fatto che la maggior parte degli articoli pubblicati riporta risultati che indicano la presenza di differenze statisticamente significative. La possibilità dell'errore β è esclusa dallo stesso rinvenimento di una o più significatività, con $p < 0.05$. In altre parole, avendo respinto l'ipotesi nulla e *non rifiutato* (e indirettamente accettato) l'ipotesi sperimentale, il test statistico ha dato un risultato positivo che sarà tanto più probabilmente vero quanto minore è *p* (che indica la probabilità residua di falso positivo). In questi casi non ha quindi alcun senso interrogarsi sulla probabilità di falso negativo (β) e di vero negativo ($1 - \beta$), visto che il risultato è stato positivo.

Potenza statistica

Il problema si pone quindi per i casi in cui non si osserva significatività, nei quali $p \geq 0.05$, l'ipotesi nulla viene accettata e, di conseguenza, l'ipotesi sperimentale rifiutata. Qui occorre chiedersi: quale errore β (cioè di II tipo, falso negativo) era considerato accettabile per lo studio? Ovvero, lo studio aveva una *potenza* sufficiente per rilevare come significativa la differenza che si giudica clinicamente utile dimostrare? Se β è la probabilità che si verifichi un errore del II tipo, la *potenza* è il complemento a 1 di β, ovvero

$$potenza = 1 - \beta$$

Abbiamo accennato poco sopra a un utile paragone tra i falsi e veri, positivi e negativi di un test statistico e quelli di un'indagine diagnostica. Tuttavia, da tali grandezze derivano in diagnostica gli usuali indici di sensibilità, specificità ecc. Tale terminologia non si applica ai test statistici, sebbene si possa stabilire un parallelo logico tra la sensibilità di un'indagine diagnostica e la potenza di un test statistico ($1 - \beta$), come pure tra la specificità di un'indagine diagnostica e il complemento a 1 dell'errore α, ovvero $1 - \alpha$. Nella Tabella 3.1 è presentato il confronto tra la tabella di contingenza 2×2 di un'indagine diagnostica e quella di un test statistico. Si noti che, date le definizioni di errore α e di errore β, la casella dei veri positivi assume la forma $1 - \beta$, ovvero la forma di una frazione dell'unità che corrisponde alla sensibilità. Analogamente, la casella dei veri negativi assume la forma $1 - \alpha$, ovvero la forma di una frazione dell'unità che corrisponde alla specificità.

Da che cosa dipende la potenza? Essenzialmente da quattro fattori:

1. dal livello fissato per l'*errore* α (più α è grande, meno è probabile l'accettazione dell'ipotesi nulla e quindi il rischio di un errore di II tipo; più α è

Tabella 3.1. Confronto tra due tabelle di contingenza 2×2: indagine diagnostica (A) e test statistico (B)

A		Verità	
		Malattia presente	Malattia assente
Indagine diagnostica	Positiva	Veri positivi (VP)	Falsi positivi (FP)
	Negativa	Falsi negativi (FN)	Veri negativi (VN)
B		Verità	
		H_0 falsa; H_1 vera	H_0 vera; H_1 falsa
Test statistico	Positivo ($p < 0.05$)	$(1 - \beta)$	Errore α
	Negativo ($p \geq 0.05$)	Errore β	$(1 - \alpha)$

piccolo, più è probabile l'accettazione dell'ipotesi nulla e quindi il rischio di un errore di II tipo);

2. dalla dispersione dei valori osservati, ossia dalla *variabilità del fenomeno*. Tale variabilità, ai fini del confronto tra due campioni, si somma a quella dovuta al campionamento casuale; più tale variabilità è ridotta, minore sarà la probabilità che le medie di due campioni estratti da due popolazioni con medie diverse possano coincidere portando a un errore del II tipo; più tale variabilità è grande, maggiore sarà la probabilità di un errore del II tipo. Si consideri, infatti, che al numeratore dell'ES della media campionaria è posta la DS, ossia il parametro che misura la dispersione dei valori osservati (v. Cap. 2);

3. dall'*entità della minima differenza che si giudica clinicamente utile dimostrare* (più questa è grande, minore sarà la probabilità di un errore di II tipo, semplicemente perché è più facile rilevare grandi che piccole differenze e le differenze minori, anche se reali ma non rilevate, non costituiscono un errore di II tipo in ambito medico, perché le abbiamo considerate a priori come clinicamente non rilevanti);

4. dalla *dimensione campionaria* (più grandi sono i campioni, più la loro media tende a coincidere con quella della popolazione da cui sono estratti e sarà quindi maggiore la probabilità di vedere differenze reali, anche se di piccola entità).

Si consideri ora che: 1) α è quasi sempre fissato a 0.05; 2) la variabilità del fenomeno è relativamente oggettiva, a causa delle condizioni cliniche e strumentali date; 3) l'entità minima della differenza che si giudica clinicamente utile dimostrare dipende da considerazioni cliniche tendenzialmente estranee allo studio stesso che ne rappresentano in certo senso la precondizione (per esempio, conoscenze fisiopatologiche derivate da studi precedenti). Appare perciò evidente che *il fattore sul quale possiamo agire per aumentare la potenza di uno studio (ovvero per ridurre la probabilità di un errore di II tipo) è la dimensione campionaria. Nella fase di programmazione di uno studio occorre quindi definire non soltanto l'errore α, ma anche l'entità della minima differenza che si giudica clinicamente utile dimostrare e quindi la potenza (1 − β), fondamentalmente determinata dalla dimensione campionaria* (v. Cap. 8).

Il confronto tra la verifica del risultato di un'indagine e quella del risultato di un test statistico impone un'ulteriore riflessione. *C'è infatti un'inversione del percorso logico nei due ambiti che non può essere ignorata.*

In diagnostica, il nostro ragionamento tende a considerare la sensibilità in primo luogo e la specificità in secondo luogo. La diagnostica nasce, infatti, dall'attività clinica sui pazienti (è più importante scoprire la presenza della malattia, ovvero evitare il falso negativo) e soltanto dopo arriva agli screening (laddove è fondamentale evitare di medicalizzare i sani, ovvero evitare il falso positivo – v. Paragrafo 1.4). La verifica d'ipotesi mediante test statistici è invece connessa alla necessità di testare nuovi trattamenti (è più importante evitare il falso positivo, ovvero di ritenere una nuova terapia più efficace del placebo o della terapia standard) e soltanto dopo arriva alla necessità del calcolo di potenza che minimizzi il falso negativo (considerare non efficace una nuova terapia che invece lo è). Ne deriva *un'inversione logica per la quale la sensibilità è sempre spiegata prima della specificità, mentre l'errore α (falso positivo) è sempre spiegato prima dell'errore β (falso negativo).* Del resto, così vuole anche la successione alfa...betica!

3.4. Perché 0.05?

Questa domanda sorge spontanea. Affermare che da decenni, più precisamente dagli anni Sessanta del secolo scorso, si pone quasi sempre $\alpha = 0.05$ *per convenzione* non è sufficiente. *Tale soglia sembra infatti possedere la capacità magica di distinguere il falso dal vero, il che appare molto poco "scientifico".*

Intanto va detto che *la soglia discriminante* α *separa l'improbabile dal probabile relativamente all'ipotesi* H_0, *non il falso dal vero*. Abbiamo già discusso quanto sia arbitrario trasformare questa quantificazione dell'incertezza in *dimostrazione* dell'ipotesi H_1. Tuttavia, pur rimanendo nell'ambito probabilistico, resta la domanda: perché accettare l'ipotesi H_0 con $p \geq 0.05$ e rifiutarla con $p < 0.05$? In altri termini, perché $p < 0.05$ indica – in modo universalmente accettato dalla comunità scientifica – una significatività statistica?

Vi sono ragioni storiche e metodologiche che spiegano questa scelta [SOLIANI, 2007]. Nei primi decenni del secolo scorso, nei testi di statistica erano riportate molte pagine di tabelle con lunghe serie di valori di p. Ronald A. Fisher (1890-1962) abbrevia la lunghezza delle tabelle inizialmente pubblicate da Karl Pearson (1857-1936), non soltanto per motivi di spazio ma, sembra, anche per motivi di copyright (tra i due sussistevano forti contrasti). Alcuni valori di p sono stati così selezionati e hanno assunto maggiore rilevanza. La scelta dei valori di p è però data dal fatto che Fisher scriveva per i ricercatori, non per gli studiosi di statistica, ossia per gli utilizzatori e non per i teorici. Fisher *"fornisce una selezione di probabilità, che semplifica la scelta e aiuta nella decisione"* [SOLIANI, 2007]. È lo stesso Fisher che attribuisce uno status speciale a $p = 0.05$, affermando esplicitamente nei suoi scritti, come fa per esempio nel 1956: *"The value for which p = 0.05, or 1 in 20, is 1.96 or nearly 2; it is convenient to take this point as a limit in judging whether a deviation ought to be considered significant or not"* [FISHER, 1956].

Fisher e i suoi allievi (tra i quali Frank Yates, 1902-1994) non sono tuttavia categorici nell'utilizzo della soglia 0.05 e in più occasioni ne propongono un'interpretazione *attenuata e problematica* [SOLIANI, 2007] che tiene conto dei fattori d'incertezza, primo fra tutti la numerosità del campione (se n è piccolo, l'interpretazione di valori di p prossimi alla soglia diviene dubbia).

Diverso è l'approccio di Jerzy Neyman (1894-1981) ed Egon S. Pearson (1896-1980), figlio di Karl, che proposero tra il 1928 e il 1933 la *teoria del test d'ipotesi*. In tale quadro, il valore soglia di p deve essere definito prima dell'esperimento e il risultato può risultare soltanto sotto la soglia (significativo) o uguale o sopra la soglia (non significativo). Il reale valore assunto da p ha scarsa rilevanza. Fisher si oppose fortemente all'attribuzione di questo valore assoluto al cutoff predefinito e sottolineò l'esigenza di riportare il valore esatto di p e di interpretarne l'evidenza. Tale contrapposizione si connette al dibattito tra statistica frequentista, a cui appartengono Fisher e la sua scuola, e statistica bayesiana, a cui appartengono Neyman e Pearson [SOLIANI, 2007].

È chiaro che l'impostazione di Neyman-Person si presta a un utilizzo nel *decision-making*, ma ha dei limiti evidenti in caso di piccoli campioni, soprattutto con variabili categoriali che impongono l'utilizzo di test non parametrici, quando anche un solo risultato diverso fa passare da valori di p prossimi a 0.01 a valori superiori a 0.05 (o viceversa). Con grandi campioni e distribuzioni asintotiche vi sono meno incertezze. Inoltre, i moderni computer consentono il calcolo dei valori esatti di p, che possono quindi essere presentati per una valutazione critica del loro significato.

Qual è oggi la situazione nelle riviste mediche (e radiologiche)? L'errore α è pressoché costantemente predefinito a 0.05. Valori di $p < 0.05$ sono quindi significativi e valori di $p \geq 0.05$ non sono significativi. L'utilizzo di soglie di significatività diverse (0.1 o 0.01) deve essere giustificato esplicitamente, con il supporto di uno Statistico professionista. Tuttavia, *si consiglia di fornire sempre il valore esatto di p*, almeno per i valori che implicano significatività (< 0.05), affinché il revisore della rivista e il potenziale lettore si possano rendere conto della quantità di incertezza associata alla vostra p. Molte riviste accettano che per valori di $p \geq 0.05$ sia riportata soltanto la non significatività (*n.s.*), ma è sempre più frequente che anche i valori di $p \geq 0.05$ siano riportati in dettaglio.

Siamo quindi in una situazione intermedia tra un rigido utilizzo del cutoff e un'interpretazione più ragionata del valore di p ottenuto. Ma, come vedremo tra poco, anche un'interpretazione rigida non può ignorare la differenza che sussiste tra significatività statistica e significatività clinica.

Riportare sempre i valori di p

3.5. Interpretare la p

L'applicazione di questo apparato concettuale (ipotesi H_0 e H_1, significatività) e tecnico (test statistici parametrici e non parametrici) ha caratterizzato la ricerca medica negli ultimi decenni. È oggi estremamente improbabile che un *original article* (che cioè riferisce di uno studio osservazionale o sperimentale – v. Cap. 8) possa essere pubblicato su una buona rivista se non contiene almeno un'elementare elaborazione statistica, quasi sempre sintetizzata anche nell'*Abstract*. Inoltre, poiché molti studi sono pubblicati in ragione della *dimostrazione* (con i limiti concettuali sopra illustrati) dell'utilità di nuovi approcci diagnostici o terapeutici, è molto frequente che l'articolo contenga una o più significatività statistiche, ovvero una o più $p < 0.05$. Ciò pone un problema generale relativo a una (inevitabile?) distorsione nella pubblicazione di risultati scientifici, nel senso che un lavoro che contiene una o più $p < 0.05$ è più facilmente pubblicato rispetto a un lavoro privo di significatività statistiche[2].

Ma come interpretare la p?

Una prima regola è valutare la sua *effettiva entità*. Infatti, sebbene la soglia discriminante sia quasi sempre fissata a 0.05, è necessario verificare il valore effettivo della p. Non basta sapere che $p < 0.05$. C'è una bella differenza tra $p = 0.049$ e $p = 0.0049$: la probabilità di sbagliare affermando che la differenza tra i due campioni è reale (cioè che appartengono a due popolazioni diverse che differiscono davvero per la caratteristica misurata) passa da poco meno di 1 a 20 a poco meno di 1 a 200. Si consiglia, quindi, di fornire sempre il dato esatto della p che si è calcolata, usualmente con almeno tre cifre decimali. Come già detto, questa tendenza si va affermando anche per i valori di $p \geq 0.05$, per i quali un tempo era sufficiente riportare che erano non significativi (n.s.).

Valutare l'effettiva entità della p

---

[2] Non saranno trattati in questo testo gli studi di non inferiorità, per i quali si rimanda a testi specialistici.

Per interpretare il significato del valore di *p* ottenuto è bene ricordare che tale valore *misura direttamente la probabilità di un risultato falso positivo del test*, ovvero la probabilità di rifiutare H_0 e quindi di non rifiutare (*accettare*) H_1 quando H_0 è vera e quindi H_1 è falsa. In pratica, se confrontiamo la sensibilità per una data malattia di una nuova e più avanzata tecnica di imaging (New) rispetto alla tecnica standard (St) e otteniamo una $p < 0.05$ in favore di una maggiore sensibilità di New rispetto a St, tanto più *p* è piccola, tanto meno vi saranno probabilità di errore nell'affermare che New è più sensibile di St. *Ciò che non è intuitivo è che l'entità di p non misura l'entità della differenza in sensibilità tra New e St; p misura il grado di affidabilità della nostra affermazione secondo la quale, New è più sensibile di St, non quanto New è più sensibile di St.*

Un consiglio semplice è il seguente: guardate i dati, quelli reali, grezzi. In questo caso, quanti veri positivi (pazienti o lesioni; v. Paragrafo 1.1) in più ha New rispetto a St sul totale dei positivi allo standard di riferimento. *Verificate le due sensibilità a partire dalle frazioni che le generano.*

> **Esempio 3.1. Studio comparativo di sensibilità tra la tecnica diagnostica New e la tecnica St per la malattia X.** Su 1000 pazienti, allo standard di riferimento 682 sono risultati affetti e 318 non affetti dalla malattia X. Mentre St ha una sensibilità pari a 490/682 (0.72), New ha una sensibilità pari a 498/682 (0.73) perché ha riconosciuto tutti i 490 pazienti risultati positivi a St, più altri 8 che erano falsi negativi a St. La sensibilità cresce di circa l'1%, dal 72% al 73%, ma $p = 0.008$ (test di McNemar – v. Cap. 5), cioè inferiore a 0.01, ovvero altamente significativa. Abbiamo così meno dell'1% di probabilità di sbagliarci affermando che New è più sensibile di St alla malattia X. *Ma l'effettiva entità del guadagno in sensibilità è clinicamente irrilevante.*

Occorre quindi ricordare sempre che *p* non quantifica l'entità della differenza tra due gruppi per una qualche loro caratteristica; *p* quantifica soltanto il grado di affidabilità del nostro rifiuto di H_0. Per avere un'idea del suo significato pratico è sempre necessario guardare i dati, ovvero utilizzare il proprio *buon senso* per quantificare l'entità della differenza, anche se questa è altamente significativa.

Bibliografia

Bellone E. L'origine delle teorie. Torino: Codice Edizioni, 2006.

Carracciolo E. In: Siegel S, Castellan NJ Jr. Statistica non parametrica. Ed. italiana a cura di Caracciolo E. Milano: McGraw-Hill, 1992:14.

Cavalli-Sforza L, Cavalli-Sforza F. Perché la scienza. L'avventura di un ricercatore. Milano: A. Mondatori, 2005:338.

Fisher RA. Statistical methods for reaserch workers. New York: Hafner, 1956:44.

Soliani L. Statistica applicata alla ricerca e alle professioni scientifiche. Manuale di statistica univariata e bivariata. Parma: Uninova-Gruppo Pegaso, 2007;4:8-11. (http://www.dsa.unipr.it/soliani/soliani.html).

4

Statistica parametrica

Only naughty brewers deal in small samples.

KARL PEARSON

Nel Capitolo 2 abbiamo introdotto le proprietà fondamentali della distribuzione di Gauss, trascurando invece molte altre distribuzioni teoriche che pure si possono incontrare nella ricerca. Questa preferenza è dettata dalla semplice osservazione che, con opportune condizioni e limitazioni, quasi tutte le altre distribuzioni *tendono* a coincidere con quella normale. Le connessioni tra le distribuzioni teoriche fanno sì che l'analisi dei dati raccolti in un campione possa essere condotta, almeno in prima approssimazione, mediante tecniche statistiche basate sulle proprietà della distribuzione di Gauss. Quando, per esempio, utilizziamo il coefficiente 1.96 nel calcolo degli intervalli di confidenza, stiamo implicitamente sfruttando una nota proprietà della distribuzione normale. Se invece vogliamo essere rigorosi, dobbiamo rifarci di volta in volta alle opportune distribuzioni teoriche.

Le basi della Statistica come disciplina furono definite soprattutto da Lambert A.J. Quetelet (1796-1874), Francis Galton (1822-1911), Karl Pearson (1857-1936), William S. Gosset (1876-1937), Ronald A. Fisher (1890-1962) e George W. Snedecor (1881-1974). Come più volte accennato, uno degli scopi della Statistica è *inferire* all'intera popolazione i risultati osservati per un campione limitato. A ben vedere, questo approccio si è andato affermando soltanto intorno al 1925, circa 20 anni dopo la pubblicazione sulla rivista *Biometrika* delle ricerche di William Sealy Gossett (1876-1937) su campioni di birra estratti nella birreria Guinness, dove lavorava per mancanza di prospettive universitarie [SOLIANI, 2007]. Data la situazione contrattuale in cui si trovava, Gossett non poteva diffondere i risultati delle

F. Sardanelli, G. Di Leo, *Biostatistica in Radiologia*. ISBN 978-88-470-0604-1; © Springer 2008.

sue ricerche per non avvantaggiare la concorrenza e pubblicò i suoi risultati con lo pseudonimo *A. Student*[1]. La pubblicazione di questi studi risale al 1907-1908.

La polemica che dà luogo alla Statistica moderna

Prima di allora l'attenzione degli Statistici era quasi completamente rivolta all'esplorazione delle sole distribuzioni teoriche, cioè quelle relative all'intera popolazione intesa come un insieme infinito di unità statistiche. Infatti, Karl Pearson replicò alle tesi di A. Student in modo sprezzante: "*Only naughty brewers deal in small samples*" [Cit. in SOLIANI, 2007]. Più tardi, Ronald A. Fisher (1890-1962) difese il lavoro di Gossett in modo deciso sostenendo che:

"*...the traditional machinery of statistical processes is wholly unsuited to the needs of practical research. Not only does it take a cannon to shoot a sparrow, but it misses the sparrow! The elaborate mechanism built on the theory of infinitely large samples is not accurate enought for simple laboratory data. Only by systematically tackling small sample problems on their merits does it seem possible to apply accurate tests to practical data*" [Cit. in SOLIANI, 2007].

Abbiamo voluto riportare questo dibattito per permettere al lettore di farsi un'idea non soltanto delle vicende che spesso si nascondono dietro teorie universalmente accettate[2], ma anche per evidenziare la nascita di quella che è oggi chiamata *Statistica Moderna* o *Statistica Pratica*, ovvero dei metodi utili a trattare piccoli campioni e quantità ridotte di dati. Prima di allora non aveva senso cercare di capire se due campioni appartenessero o meno alla stessa popolazione o a popolazioni diverse, se avessero cioè una qualche differenza per una variabile, un effetto, un trattamento ecc. Prima della nascita della Statistica Pratica, le differenze tra una popolazione e l'altra erano studiate e confrontate (quando possibile) mediante le rispettive distribuzioni teoriche.

Le differenze tra la Statistica teorica e la Statistica moderna

Nella Statistica Pratica, una delle principali circostanze in cui ci si trova è quella del confronto tra due o più campioni che il ricercatore ritiene derivare da popolazioni diverse. Il tipico esempio è quello in cui un gruppo di soggetti viene sottoposto al trattamento standard e un secondo gruppo al trattamento sperimentale. In questo caso l'impostazione logica è la seguente: si ritiene che il primo gruppo appartenga alla popolazione dei soggetti trattati in modo standard e che il secondo gruppo appartenga alla popolazione dei soggetti trattati in modo sperimentale. Se la diversità dei trattamenti produce un effetto reale, statisticamente significativo, allora le due popolazioni sono effettivamente diverse; se, invece, i due trattamenti non producono differenze statisticamente significative, allora le due popolazioni coincidono e i due campioni sono stati estratti entrambi dalla stessa popolazione.

In questo capitolo sono presentati i principali test statistici parametrici. Verrà dato maggior spazio al test *t* di Student, da un lato per la sua semplicità, dall'altro per discutere dell'impostazione generale che hanno tutti i test statistici parametrici.

---

[1] In tono anche piuttosto polemico verso il mondo universitario, vista la traduzione in *Uno Studente*.
[2] v. Paragrafo 3.4.

4.1. Le basi della Statistica parametrica

La distribuzione di Gauss è caratterizzata da soli due *parametri*: media e devia-zione standard. Noti questi due parametri, la distribuzione è univocamente defi-nita. Abbiamo visto nel Capitolo 2 come ottenere una stima di media e deviazio-ne standard a partire dai dati di un campione. L'insieme delle tecniche di analisi, ivi compresi i test statistici, la cui impostazione logica è basata sulle proprietà della distribuzione normale, costituisce quella branca della Statistica nota come *parametrica*. A essa si contrappone la *Statistica non parametrica* che, invece, non richiede ipotesi sulla normalità della distribuzione teorica di partenza.

La Statistica parametrica fornisce strumenti di analisi molto potenti, ma la sua applicazione richiede che siano verificate alcune ipotesi che raramente si incon-trano nella ricerca radiologica. Un elenco delle assunzioni necessarie per l'uti-lizzo della Statistica parametrica è riportato nella Tabella 4.1.

L'uso della Statistica parametrica richiede la verifica di alcune assunzioni

È evidente che i test statistici parametrici sono applicabili soltanto per con-frontare variabili numeriche continue o variabili misurate su scale intervallari. La classificazione del risultato di un esame radiologico, invece, è spesso nomi-nale o addirittura dicotomica (positivo/negativo), al più ordinale o per ranghi. Il tipico esempio di scala ordinale è la suddivisione di un'indagine nella scala BI-RADS® [AMERICAN COLLEGE OF RADIOLOGY, 2003] per la refertazione mammo-grafica: 1, negativo; 2, benigno; 3, probabilmente benigno; 4; sospetto per mali-gnità; 5, altamente sospetto per malignità. Il confronto, per esempio, di due campioni differenti per il tipo di indagine diagnostica utilizzata e la cui variabi-le misurata rappresenta il punteggio BI-RADS non può essere effettuato mediante test statistici parametrici. Vedremo nel prossimo capitolo che l'analisi di dati di tipo categoriale richiede l'utilizzo di metodi non parametrici.

Il requisito sul tipo di variabili: continue o intervallari

Il secondo requisito per l'impiego della Statistica parametrica riguarda la forma della distribuzione della variabile misurata. Se si vogliono utilizzare tec-niche di analisi parametriche occorre sempre verificare che i dati misurati siano approssimativamente distribuiti secondo una distribuzione normale o, quanto meno, supporre esplicitamente che lo siano, corroborando l'ipotesi con oppor-tuni ragionamenti teorici. L'applicazione di metodi parametrici su campioni non distribuiti normalmente può produrre risultati falsamente significativi. L'errore che si commette è tanto maggiore quanto più la distribuzione dei dati si discosta da quella gaussiana.

Il requisito di normalità

Il terzo requisito necessario per l'applicabilità dei metodi parametrici, spes-so ignorato e raramente verificato, è quello dell'*omoschedasticità*. Questo ter-mine indica la situazione nella quale la variabile che mettiamo a confronto è caratterizzata nelle due popolazioni dalla stessa varianza. In pratica analizzia-

Il requisito di *omoschedasticità*

Tabella 4.1. Condizioni necessarie per l'applicazione di test statistici parametrici

Oggetto	Descrizione
Tipologia delle variabili	Numeriche continue o almeno intervallari
Distribuzione delle variabili	Normale o approssimativamente normale
Varianze	Uguali o approssimativamente uguali (*omoschedasticità*)

mo l'eventuale differenza, per esempio, delle due medie campionarie pur ipotizzando che le popolazioni da cui sono estratti i campioni abbiano uguale varianza. Supponiamo di aver estratto due campioni casuali di tumori mammari in donne sintomatiche (mammografia clinica) e in donne asintomatiche (mammografia di screening) e di voler evidenziare eventuali differenze nel diametro medio del tumore. Pur sospettando che il diametro medio del tumore sia maggiore nei casi da mammografia clinica rispetto a quelli da mammografia di sreening, per usare un test parametrico dobbiamo supporre (o dimostare) che la varianza sia uguale nei due campioni, condizione non necessariamente vera.

L'ipotesi di omoschedasticità semplifica la teoria

La proprietà di omoschedasticità risulta decisamente poco intuitiva ma trova una semplice spiegazione nel fatto che all'interno delle formule matematiche sviluppate nei metodi parametrici compaiono le vere varianze delle due popolazioni messe a confronto, al numeratore e al denominatore di un determinato rapporto. Sebbene i valori veri dei parametri della popolazione non siano mai noti, è comunque vero che se le due varianze sono uguali si semplificano e non ne resta traccia nel suddetto rapporto.

Il lettore deve prestare molta attenzione al concetto di omoschedasticità, che può rappresentare una causa di confusione. Sebbene questa proprietà sia inserita nell'elenco dei requisiti necessari per l'applicazione dei metodi parametrici, nel caso del test *t* di Student è comunque possibile modificare la teoria per includere il caso più generale di non omoschedasticità (*eteroschedasticità*). L'inclusione del caso generale non vuole appesantire la discussione, ma si rende necessaria per consentire al lettore di interpretare i risultati dei software statistici presenti in commercio, che forniscono entrambe le informazioni. Questi programmi, nell'eseguire il test *t* di Student, calcolano il valore di p *ipotizzando* sia un'uguale varianza nelle due popolazioni (omoschedasticità) sia una varianza diversa (eteroschedasticità).

In ultima analisi, negli studi radiologici la dimensione campionaria è spesso così limitata da rendere molto difficile la verifica delle ipotesi elencate nella Tabella 4.1. Il Radiologo ricercatore è quindi indotto al prevalente utilizzo di tecniche statistiche non parametriche.

4.2. Confronto tra due medie campionarie: il test *t* di Student

Nel Capitolo 3 abbiamo visto quale sia l'impostazione logica a monte dei *test di ipotesi* anche chiamati *test statistici* per la verifica dell'ipotesi nulla H_0. In quell'occasione abbiamo detto che se la probabilità di ottenere un risultato come quello osservato o peggiore (probabilità calcolata ipotizzando che l'ipotesi nulla sia vera) è inferiore al valore di soglia convenzionalmente posto al 5%, allora l'ipotesi nulla è da rifiutare. Vediamo ora come calcolare questa probabilità nel confronto tra due medie campionarie.

Riprendiamo la definizione dell'intervallo di confidenza al 95% di una media campionaria m:

$$IC95\% = m \pm t_{95\%} ES$$

dove ES è l'errore standard della media, pari al rapporto tra la deviazione standard (s) del campione da cui m è calcolata e la radice quadrata della sua numerosità (n). Dato un campione statistico, quindi, l'ampiezza dell'IC95% dipende (oltre che da m e da s) dal coefficiente $t_{95\%}$, valore fornito da opportune tabelle [ALTMAN, 1991].

Per definizione, l'IC95% contiene il valore vero della popolazione (detto anche valore atteso) con una probabilità del 95% e la nostra *speranza* è che questo intervallo sia il meno ampio possibile. Man mano che l'ampiezza dell'IC95% si riduce, abbiamo una stima sempre più precisa del valore atteso e quando, *al limite*, l'ampiezza dell'IC95% si annulla, questo viene a *coincidere* con il valore atteso. Senza entrare nei dettagli matematici possiamo rivedere la precedente espressione nel modo seguente:

$$\text{valore atteso} = \text{valore osservato} - t_{95\%}\text{ES}$$

dove il valore atteso prende il posto dell'IC95%, mentre il valore osservato è soltanto un modo alternativo per indicare la media campionaria m.

Dalla precedente espressione risulta:

$$t_{95\%}\text{ES} = \text{valore osservato} - \text{valore atteso}$$

da cui:

$$t_{95\%} = \frac{\text{valore osservato} - \text{valore atteso}}{\text{ES}}$$

I passaggi matematici che abbiamo eseguito non hanno lo scopo di proporre un modo alternativo di calcolare gli intervalli di confidenza; del resto, nell'ultima espressione compare il valore atteso, che resta comunque ignoto. La sua utilità diventa, invece, evidente quando dobbiamo confrontare due medie campionarie m_1 e m_2. Questa nuova circostanza ci introduce in un vero e proprio test statistico la cui ipotesi nulla è che le due medie non siano significativamente diverse.

Nel confronto tra due medie campionarie l'attenzione si sposta sulla differenza $(m_1 - m_2)$ che, se l'ipotesi nulla $H_0: m_1 = m_2$ è vera, comporta un valore atteso uguale a zero. A questo punto abbiamo a disposizione tutto ciò che ci occorre per calcolare $t_{95\%}$ come:

$$t_{95\%} = \frac{(m_1 - m_2) - 0}{\text{ES}(m_1 - m_2)}$$

dove $\text{ES}(m_1 - m_2)$ è l'errore standard della differenza delle due medie campionarie il cui calcolo è illustrato nei Paragrafi 2.5 e 2.5.1. Il valore di $t_{95\%}$ va confrontato nelle stesse tabelle utilizzate per il calcolo degli intervalli di confidenza [ALTMAN, 1991], da cui si ricava la probabilità *p* che ci permette di stabilire se la differenza $(m_1 - m_2)$ è statisticamente significativa. Da un punto di vista matematico, $t_{95\%}$ può assumere valori positivi o negativi[3] e, ai fini della significatività, maggiore è il suo valore assoluto minore è il corrispondente valore di *p* e, quindi, maggiore è la significatività della differenza tra m_1 e m_2. Viceversa,

Il ponte concettuale tra gli intervalli di confidenza e la verifica di ipotesi statistiche

Maggiore è il valore di $t_{95\%}$, minore è il corrispondente valore di *p*

---

[3] Si noti che, siccome la distribuzione *t* di Student è simmetrica intorno allo zero, nelle corrispondenti tabelle sono riportati solo i valori positivi.

quanto più $t_{95\%}$ è prossimo allo zero, tanto più il corrispondente valore di p è elevato e tanto più la differenza osservata non è significativa.

La teoria che abbiamo qui riportato è stata sviluppata da Gossett e il test statistico eseguito mediante il calcolo della precedente espressione è noto come *test t di Student* per il confronto di due medie campionarie.

Come accennato nei Paragrafi 2.5 e 2.5.1 nella pratica si possono presentare due circostanze diverse: il caso dei dati appaiati e il caso dei dati indipendenti. Nel primo caso, i due campioni statistici messi a confronto sono ottenuti misurando la stessa variabile continua in un gruppo di soggetti prima e dopo un determinato trattamento, dove il termine *trattamento*, come al solito, va interpretato nel modo più generale. Nel caso dei dati indipendenti, le due medie campionarie sono relative a campioni totalmente diversi, cioè a due gruppi costituiti da soggetti differenti. *L'impostazione logica del test t di Student resta comunque la stessa e l'unica differenza è il calcolo dell'errore standard, $ES(m_1 - m_2)$, della differenza delle due medie.*

Consideriamo il seguente esempio.

Esempio 4.1. Misura del *delayed enhancement* nella RM cardiaca. Si vuole valutare la differenza dell'effetto noto come *delayed enhancement* miocardico di due mezzi di contrasto (MdC). A tale scopo un campione di 50 pazienti post-ischemici viene sottoposto a RM cardiaca con sequenza inversion recovery turbo-gradient-echo 10 minuti dopo l'iniezione di 0.1 mmol/kg del MdC 1. Viene misurata l'intensità di segnale (IS) in unità arbitrarie (u.a.) in una piccola regione di interesse posta nel miocardio infartuato. Un secondo campione composto da altri 50 pazienti post-ischemici viene studiato con la stessa tecnica ma con 0.1 mmol/kg del MdC 2. I dati sono mostrati nelle Tabelle 4.2 e 4.3.

Tabella 4.2. Intensità di segnale (*delayed enhancement* miocardico) misurata

Soggetto	IS (u.a.)	Soggetto	IS (u.a.)	Soggetto	IS (u.a.)
1	38.74	19	39.39	37	42.25
2	39.26	20	40.30	38	36.40
3	39.13	21	39.65	39	36.50
4	40.56	22	38.48	40	35.62
5	37.18	23	41.99	41	39.52
6	38.61	24	36.27	42	39.65
7	37.40	25	37.05	43	40.30
8	40.17	26	37.57	44	38.48
9	40.56	27	40.82	45	38.74
10	38.22	28	41.08	46	38.60
11	37.96	29	39.13	47	39.00
12	38.87	30	39.78	48	39.13
13	38.30	31	39.91	49	38.74
14	37.18	32	38.61	50	39.13
15	41.34	33	38.87		
16	41.86	34	38.09	m_1	39.0
17	39.26	35	39.13	s_1	1.5
18	38.87	36	39.26	ES_1	0.2

IS = intensità di segnale; MdC = mezzo di contrasto; u.a. = unità arbitrarie.

Tabella 4.3. Intensità di segnale (*delayed enhancement* miocardico) misurata

Soggetto	IS (u.a.)	Soggetto	IS (u.a.)	Soggetto	IS (u.a.)
1	50.36	19	51.21	37	54.93
2	51.04	20	52.39	38	47.32
3	50.87	21	51.55	39	47.45
4	52.73	22	50.02	40	46.31
5	48.33	23	54.59	41	51.38
6	50.19	24	47.15	42	51.55
7	48.62	25	48.17	43	52.39
8	52.22	26	48.84	44	50.02
9	52.73	27	53.07	45	50.36
10	49.69	28	53.40	46	50.18
11	49.35	29	50.87	47	50.70
12	50.53	30	51.71	48	50.87
13	49.79	31	51.88	49	50.36
14	48.33	32	50.19	50	50.87
15	53.74	33	50.53		
16	54.42	34	49.52	m_2	50.7
17	51.04	35	50.87	s_2	1.9
18	50.53	36	51.04	ES_2	0.3

IS = intensità di segnale; MdC = mezzo di contrasto; u.a. = unità arbitrarie.

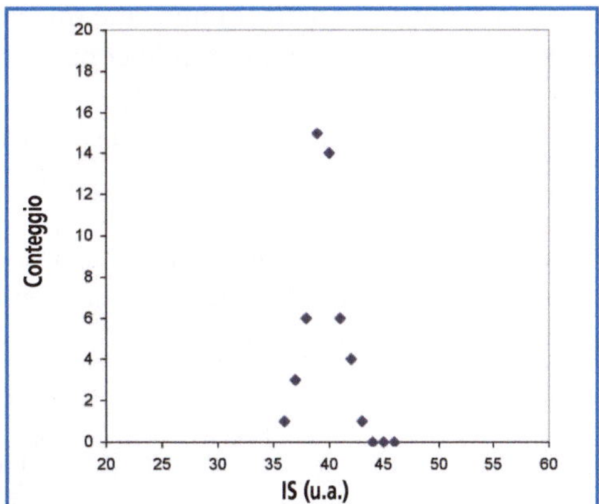

Figura 4.1. Istogramma dell'intensità di segnale (IS) misurata in unità arbitrarie (u.a.) per i dati della Tabella 4.2.

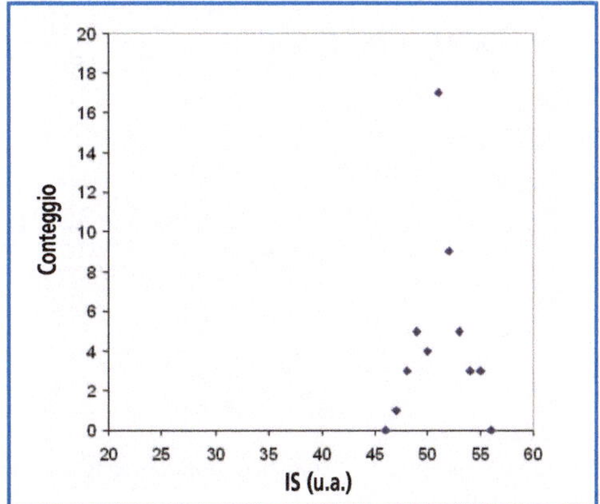

Figura 4.2. Istogramma dell'intensità di segnale (IS) misurata in unità arbitrarie (u.a.) per i dati della Tabella 4.3.

La domanda che ci poniamo ora è: "la differenza osservata tra le medie di 50.7 – 39.0 = 11.7 u.a. è statisticamente significativa? Oppure è semplicemente dovuta al caso?". Detto in altri termini: "dobbiamo accettare o rifiutare l'ipotesi alternativa H_1: $m_1 = 39.0$ u.a. $\neq m_2 = 50.7$ u.a.?". Quello proposto è un tipico confronto tra due medie campionarie per dati indipendenti (o non appaiati) in cui $n_1 = n_2 = 50$.

Per l'applicazione del test *t* di Student dobbiamo verificare che i dati siano distribuiti normalmente e che le varianze dei due campioni siano approssimativamente uguali. Nelle Figure 4.1 e 4.2 sono riportati gli istogrammi dell'intensità di segnale per i dati delle Tabelle 4.2 e 4.3. L'osservazione dei grafici conferma la natura casuale delle due variabili, che mostrano entrambe un andamento di tipo gaussiano e all'incirca la stessa larghezza. Sono allora rispettate le tre condizioni riportate nella Tabella 4.1 per l'utilizzo dei test parametrici.

Per il calcolo di $t_{95\%}$ ricaviamo l'errore standard della differenza. A questo punto si aprono due possibilità: ipotizzare un'uguale varianza nelle due popolazioni, oppure stimare tali varianze con le varianze campionarie s^2_1 e s^2_2.

Omoschedasticità. Qualora si abbiano evidenti ragioni di ritenere che le varianze delle due popolazioni sono uguali o si sia precedentemente verificato che non sono significativamente diverse[4], si può ottenere una stima combinata della deviazione standard comune alle due popolazioni, s, sfruttando entrambe le varianze campionarie, definibile come:

$$s = \sqrt{\frac{(n_1 - 1)s^2_1 + (n_2 - 1)s^2_2}{n_1 + n_2 - 2}}$$

che rappresenta la migliore stima che possediamo della deviazione standard delle due popolazioni. In questo modo, l'errore standard che andrà utilizzato nel calcolo di $t_{95\%}$ è dato da:

$$ES(m_1 - m_2) = s\sqrt{\frac{1}{n_1} + \frac{1}{n_2}}$$

Sostituendo i rispettivi valori otteniamo:

$$ES(50.7 - 39.0) = \sqrt{\frac{(50\text{-}1)1.5^2 + (50 - 1)1.9^2}{50 + 50 - 2}}\sqrt{\frac{1}{50} + \frac{1}{50}} = 0.57 \ \text{u.a.}$$

da cui:

$$t_{95\%} = \frac{(50.7 - 30.9) - 0}{0.57} = 20.4$$

---

[4] Esiste un opportuno test statistico, noto come test *F*, per la verifica di omoschedasticità che esula dagli scopi di questo libro.

Dalle apposite tabelle della distribuzione *t* a $(50 - 1) + (50 - 1) = 98$ gradi di libertà [ALTMAN, 1991] ricaviamo $p < 0.001$ ($p < 0.1\%$)[5]. Tale valore va interpretato nel modo seguente: se l'ipotesi nulla H_0: $m_1 = m_2$ fosse vera, allora avremmo una probabilità inferiore allo 0.1% di osservare una differenza come quella osservata di 11.7 u.a. (o maggiore); il fatto che questa eventualità sia stata effettivamente osservata pur essendo così poco probabile ci consente di concludere che l'ipotesi nulla deve essere rifiutata e che l'ipotesi alternativa H_1 possa essere accettata. Ne consegue che l'intensità del *delayed enhancement* col MdC2 è risultata significativamente maggiore di quella col Mdc1.

Eteroschedasticità. Se non si vuole ipotizzare che le varianze delle due popolazioni siano uguali o si sia precedentemente verificato che sono significativamente diverse, l'errore standard della differenza è calcolato come definito nel paragrafo 2.5:

$$ES(m_1 - m_2) = \sqrt{\frac{s_1^2}{n_1} + \frac{s_2^2}{n_2}}$$

dove s_1^2 e s_2^2 sono le varianze campionarie dei due campioni. Sostituendo i rispettivi valori otteniamo:

$$ES(50.7 - 39.0) = \sqrt{\frac{1.5^2}{50} + \frac{1.9^2}{50}} = 0.34 \text{ u.a.}$$

da cui:

$$t_{95\%} = \frac{(50.7 - 39.0) - 0}{0.34} = 34.5$$

Dalle apposite tabelle della distribuzione *t* a $(50 - 1) + (50 - 1) = 98$ gradi di libertà [ALTMAN, 1991] ricaviamo $p < 0.001$ ($p < 0.1\%$). Tale dato va interpretato esattamente allo stesso modo visto nel caso di omoschedasticità: se l'ipotesi nulla H_0: $m_1 = m_2$ fosse vera, allora avremmo una probabilità inferiore allo 0.1% di osservare una differenza come quella osservata di 11.7 u.a. (o maggiore); il fatto che questa eventualità sia stata effettivamente osservata pur essendo così poco probabile ci consente di concludere che l'ipotesi nulla deve essere rifiutata e che l'ipotesi alternativa H_1 possa essere accettata.

Si noti che i due metodi forniscono risultati quasi identici e, per la precisione, il calcolo basato sull'eteroschedasticità produce una significatività persino più alta. Tale differenza è tanto maggiore quanto più le varianze campionarie si discostano l'una dall'altra. Quando, viceversa, le due varianze campionarie coincidono i due metodi forniscono risultati identici.

Facciamo ancora un'ultima osservazione. Abbiamo visto in questo paragrafo che il test *t* di Student può essere applicato sia a dati appaiati che a dati indi-

---

[5] Si noti che per valori inferiori a 0.001 è generalmente riportata l'espressione $p < 0.001$ che, però, non dà informazioni su quanto effettivamente p è minore di 0.001.

pendenti e che l'unica differenza nel calcolo di $t_{95\%}$ è il modo in cui si ottiene il corrispondente errore standard della differenza delle medie $ES(m_1 - m_2)$. Nel caso specifico dei dati indipendenti abbiamo anche visto come differenziare tra dati omoschedastici ed eteroschedastici. La distinzione tra omoschedasticità ed eteroschedasticità può essere fatta anche quando calcoliamo l'intervallo di confidenza della differenza delle due medie campionarie. Anche nel calcolo degli intervalli di confidenza, infatti, l'unica differenza tra il caso dei dati appaiati e dei dati indipendenti è il calcolo dell'errore standard. Nel Paragrafo 2.5, per ragioni di chiarezza, abbiamo trattato soltanto il caso generale di eteroschedasticità, trascurando la possibilità che le varianze delle due popolazioni potessero essere uguali.

4.2.1. La relazione con gli intervalli di confidenza

Abbiamo voluto introdurre il test t di Student partendo dalla definizione degli intervalli di confidenza proprio per sottolineare lo stretto legame che esiste tra i due concetti, tra i quali sussiste un ponte concettuale probabilistico.

Torniamo ancora al confronto tra due medie campionarie m_1 e m_2. Supponiamo di confrontare la densità elettronica media in TC di una data struttura anatomica in due campioni e aver trovato una differenza tra i due gruppi di 25 unità Hounsfield (UH) con un IC95% = [10, 40] UH. Affinché la differenza osservata di 25 UH sia statisticamente non significativa occorre che l'IC95% contenga lo zero, cioè il valore atteso che ci aspetteremmo se l'ipotesi nulla fosse vera. Nell'esempio proposto lo zero non è contenuto nell'IC95%, pertanto possiamo concludere che la differenza è statisticamente significativa anche senza eseguire il test t di Student. Se, viceversa, l'IC95% fosse stato, per esempio, [–5, 55] UH, allora la differenza osservata di 25 UH sarebbe stata statisticamente non significativa.

Un'altra possibilità per il confronto tra due medie campionarie è confrontare i rispettivi intervalli di confidenza. Nell'esempio 4.1, le due medie hanno i seguenti intervalli di confidenza:

$$IC95\%(50.7) = 50.7 \pm 2.010 \cdot 0.3 = [50.2, 52.7] \text{ u.a.}$$

$$IC95\%(39.0) = 39.0 \pm 2.010 \cdot 0.2 = [38.6, 41.0] \text{ u.a.}$$

I due intervalli di confidenza non si sovrappongono, pertanto possiamo ancora una volta concludere che la differenza di 11.7 u.a. è statisticamente significativa.

Abbiamo quindi presentato tre metodi per decidere sulla significatività o meno di una differenza tra due medie campionarie:

– eseguire il test t di Student;
– calcolare l'intervallo di confidenza della differenza e verificare che lo zero vi sia o no compreso;
– calcolare gli intervalli di confidenza delle due medie e verificare la loro eventuale sovrapposizione.

Per quanto questi tre metodi possano sembrare diversi, da un punto di vista matematico sono equivalenti.

4.3. Confronto tra tre o più medie campionarie: l'analisi della varianza

In talune circostanze può capitare di dover confrontare tre o più medie campionarie in quanto il totale dei soggetti, anziché essere suddiviso in due gruppi, è suddiviso in tre o più gruppi. Tornando all'esempio 4.1, con l'introduzione di un terzo MdC si possono redistribuire i 100 pazienti in modo tale da avere tre campioni indipendenti di dimensione n_1, n_2 e n_3; l'ipotesi nulla si modifica come segue:

$$H_0 : m_1 = m_2 = m_3$$

L'ipotesi alternativa comporta almeno una disuguaglianza tra le tre medie.

La circostanza appena presentata riguarda il confronto di tre o più campioni indipendenti, cioè costituiti da soggetti diversi da campione a campione. Un'altra possibilità è quella del confronto tra tre o più trattamenti all'interno dello stesso campione statistico. Supponiamo, per esempio, di misurare il volume renale mediante ecografia, RM e TC e di voler confrontare i risultati ottenuti per capire se esistono differenze tra le tre tecniche. A tale proposito potremmo sottoporre un campione di n soggetti a tutte e tre le indagini diagnostiche e valutare le differenze.

Si possono effettuare tanti test t di Student per quante sono le possibili combinazioni? Nel caso di tre sole medie potremmo, per esempio, utilizzare il test t per confrontare m_1 con m_2 e poi con m_3 e, infine, m_2 con m_3. Tuttavia questo approccio, sebbene possibile, non è consigliabile. In entrambi i casi presentati (dati indipendenti e dati appaiati) il metodo di analisi consigliato è noto come *analisi della varianza* (ANOVA, *ANalysis Of VAriance*) anche se il procedimento di calcolo è diverso nei due casi considerati. Nei due prossimi paragrafi vedremo come impostare e interpretare l'analisi della varianza rinviando il lettore interessato a testi specialistici per i dettagli matematici. Si noti, inoltre, che il metodo ANOVA può essere ovviamente applicato anche al caso di due sole medie campionarie e che, in tal caso, produce risultati identici al test t di Student.

4.3.1. ANOVA per gruppi indipendenti

Questo tipo di analisi si applica a dati organizzati come nella Tabella 4.4.

Come il termine stesso suggerisce, l'analisi della varianza consiste nel cercare di capire quali sono i singoli contributi alla varianza totale osservata. La varianza totale è calcolata mettendo assieme i dati di tutti i gruppi, in modo da costituire un unico campione, la cui varianza è indicata con s^2 e la cui media è indicata con m. Ricordando la definizione stessa di varianza: la varianza totale è data dalla *somma totale dei quadrati*, cioè la somma dei quadrati delle differenze tra ciascun elemento dell'intero campione e la media m, divisa per il numero di gradi di libertà $(n_1 + n_2 + \ldots + n_N - 1)$[6]. Dobbiamo ora introdurre altri

---

[6] Per ciò che segue è conveniente esprimere la varianza proprio in questo modo, cioè come la somma dei quadrati delle differenze tra ciascun elemento e la media, divisa per il numero di gradi di libertà.

Tabella 4.4. Schema di organizzazione dei dati per l'analisi della varianza*

Gruppo 1	Gruppo 2	...	Gruppo N
Soggetto 1	Soggetto 1	...	Soggetto 1
Soggetto 2	Soggetto 2	...	Soggetto 2
....	....	...	....
Soggetto n_1	Soggetto n_2	...	Soggetto n_N
m_1	m_2	...	m_N
s_1	s_2	...	s_N

* In ciascun gruppo, la variabile misurata deve essere sempre la stessa.

La varianza *tra i gruppi* e *entro i gruppi*

due tipi di variabilità: la varianza *entro i gruppi* e la varianza *tra i gruppi*. La varianza entro i gruppi è calcolata a partire dalla somma dei quadrati delle differenze tra ciascun elemento e la media del gruppo a cui appartiene.

Applichiamo l'analisi della varianza ai dati dell'esempio 4.1. La media ottenuta su tutti i 100 pazienti è m = 44.9 u.a., mentre la varianza è s^2 = 37.4 u.a.^{2}. All'intensità di segnale di ciascun paziente trattato con il MdC 1 va sottratta m_1 = 39.0 u.a., mentre all'intensità di segnale di ciascun paziente trattato con il MdC 2 va sottratta m_2 = 50.7 u.a; ciascuna differenza va elevata al quadrato; infine, si sommano i quadrati così ottenuti. Tale somma è divisa per il numero di gradi di libertà (pari a $n_1 + n_2 + ... + n_N$ meno il numero dei gruppi), 100 − 2 = 98 nell'esempio 4.1. La varianza tra i gruppi, invece, è calcolata a partire dalla somma dei quadrati delle differenze tra ogni media (m_i) e la media globale m; tale somma è poi divisa per il numero di gradi di libertà N − 1 (cioè il numero di gruppi meno 1). Come detto precedentemente, è possibile dimostrare che la varianza totale è pari alla somma data dalla varianza entro i gruppi più la varianza tra i gruppi.

La varianza totale è la somma della varianza *tra i gruppi* e *entro i gruppi*

L'impostazione logica dell'analisi della varianza per dati indipendenti è la seguente: se l'ipotesi nulla è vera e, cioè, se le medie m_i sono tutte uguali, allora possiamo ritenere i dati delle Tabelle 4.2 e 4.3 come estratti tutti dalla stessa popolazione e non c'è differenza tra la varianza entro i gruppi e la varianza tra i gruppi. Detto in altri termini, *l'appartenenza a gruppi diversi non dovrebbe avere influenza sulla variabilità*. Per questo motivo, se l'ipotesi nulla è vera il rapporto

Se l'ipotesi nulla è vera, F tende a 1

$$F = \frac{\text{varianza tra i gruppi}}{\text{varianza entro i gruppi}}$$

dovrebbe tendere a 1. Il lettore può convincersi della precedente affermazione pensando che il numeratore del rapporto (la varianza tra i gruppi) è una misura di quanto le singole medie m_i si discostano dalla media globale m, una variabilità che potrebbe dipendere dal fatto di appartenere a gruppi diversi. Il denominatore, invece, è una misura della varianza che si osserva se i soggetti nei vari gruppi fanno tutti parte di una stessa popolazione con media e varianza uguali. È evidente, allora, che se l'appartenenza a un gruppo piuttosto che a un altro ha un effetto reale sulle rispettive medie, il rapporto F tende ad assumere valori maggiori di 1, tanto più elevati quanto maggiore è la differenza tra le medie campionarie.

Tabella 4.5. Risultati dell'analisi della varianza per l'esempio 4.1*

Sorgente di variazione	Gradi di libertà	Somma dei quadrati (u.a.)^2	Varianza (u.a.)^2	F	p
Tra i gruppi	1	3425.6	3425.6	1193.1	< 0.001
Entro i gruppi	98	281.4	2.87		
Totale	99	3707.0			

* La varianza è data dal rapporto tra la somma dei quadrati e il numero di gradi di libertà.

Come già visto per il test t di Student, il valore osservato di F va confrontato su apposite tabelle [ALTMAN, 1991] dalle quali si ricava il corrispondente valore di p, cioè la probabilità di osservare un valore di F come quello ottenuto (o maggiore) se l'ipotesi nulla è vera. Poiché F è un rapporto e il numeratore e il denominatore hanno diversi gradi di libertà, il valore di F è caratterizzato specificando entrambi i gradi di libertà e le suddette tabelle sono organizzate in modo tale da avere le più comuni combinazioni possibili dei gradi di libertà. Nella Tabella 4.5 è mostrato il risultato dell'analisi della varianza per l'esempio 4.1.

La distribuzione di F è caratterizzata da due gradi di libertà

In questo caso, se è vera l'ipotesi nulla H_0: $m_1 = m_2$, allora la probabilità di trovare una differenza di $50.7 - 39.0 = 11.7$ u.a. (o maggiore) è inferiore allo 0.1% e il fatto che questa eventualità è stata effettivamente osservata pur essendo così poco probabile ci consente di concludere che l'ipotesi nulla deve essere rifiutata e che l'ipotesi alternativa H_1: $m_1 \neq m_2$ può essere accettata. Di nuovo, si noti che il valore di p è lo stesso valore ottenuto applicando il test t di Student per dati omoschedastici[7].

4.3.2. ANOVA per dati appaiati

Il metodo ANOVA per dati indipendenti visto nel paragrafo precedente rappresenta, in un certo senso, la naturale estensione del test t di Student per dati indipendenti al caso di più di due medie campionarie. Vediamo ora la corrispondente generalizzazione del test t per dati appaiati.

Consideriamo il seguente esempio.

Esempio 4.2. Confronto di 4 regimi di somministrazione del MdC per il *delayed enhancement* miocardico. Si vuole valutare la differenza di 4 regimi di somministrazione del mezzo di contrasto per l'effetto noto come *delayed enhancement* in RM secondo il seguente schema:

– iniezione di una dose pari a 0.05 mmol/kg di peso corporeo;
– iniezione di una dose pari a 0.05 mmol/kg di peso corporeo seguita da una seconda iniezione di pari dose a distanza di 10 minuti;
– iniezione di una dose pari a 0.1 mmol/kg di peso corporeo;

---

[7] Per la precisione, avendo il numeratore di F solo un grado di libertà (che corrisponde al fatto di confrontare solo due medie campionarie) vale la relazione $F = t^2$.

Tabella 4.6. Intensità di segnale (*delayed enhancement* miocardico) per i 4 regimi di somministrazione del MdC*

Paziente	0.05 mmol/kg	0.05 + 0.05 mmol/kg	0.1 mmol/kg	0.1 + 0.1 mmol/kg	m	s
1	51.0	48.5	32.1	45.1	44.2	8.4
2	27.5	57.2	55.5	75.2	53.9	19.7
3	66.9	45.7	54.0	81.6	62.1	15.7
4	15.2	54.6	39.4	49.8	39.8	17.6
5	48.4	49.1	43.7	52.1	48.3	3.5
6	12.1	24.3	45.2	49.9	32.9	17.8
7	29.1	30.6	43.3	75.3	44.6	21.5
8	38.6	34.0	25.2	50.3	37.0	10.5
9	51.6	36.2	37.1	26.2	37.8	10.5
10	11.6	37.0	22.7	36.3	26.9	12.1
11	41.6	26.9	30.6	28.1	31.8	6.7
12	38.2	42.1	41.0	38.7	40.0	1.9
13	24.3	52.8	29.0	53.6	39.9	15.5
m	35.1	41.5	38.4	50.9	41.5	
s	17.0	10.8	10.2	17.5	9.4	

* I dati indicano delle intensità di segnale espresse in unità arbitrarie.

– iniezione di una dose pari a 0.1 mmol/kg di peso corporeo seguita da una seconda iniezione di pari dose a distanza di 10 minuti.

A tale scopo viene misurata l'intensità di segnale in u.a. in una regione di interesse posta all'interno del miocardio infartuato in un campione di 13 pazienti post-ischemici sottoposti a RM con sequenza inversion recovery turbo-gradient-echo. I dati sono mostrati nella Tabella 4.6.

Nell'esempio 4.2 i 13 pazienti vengono tutti sottoposti ai 4 regimi di somministrazione del mezzo di contrasto messi a confronto, diversamente da quanto accadeva nell'esempio 4.1, in cui abbiamo estratto un campione per ciascuno dei due mezzi di contrasto. Questo schema è molto più potente di quello visto nel caso dei dati indipendenti, perché permette di concentrare l'attenzione sulle differenze riscontrate all'interno di ciascun soggetto del campione, differenze dovute alla variabile che poniamo sulle colonne[8].

La varianza *tra i soggetti e entro i soggetti*

Il lettore non avrà difficoltà a riconoscere che la distinzione in varianza *tra i gruppi* ed *entro i gruppi* vista nel paragrafo precedente non è più applicabile e che una nuova separazione va fatta in varianza *tra i soggetti* e varianza *entro i soggetti*. Questa diversità nasce dalla simmetria dei dati (v. Tab. 4.6) che consente il calcolo della media e della varianza sia *in orizzontale* che *in verticale*. Tuttavia, se per dati indipendenti possiamo dire che la variabilità totale è data dalla somma della varianza tra i gruppi e la varianza entro i gruppi, per dati appaiati le cose sono un po' più complicate perché, oltre alla varianza entro i soggetti e tra i soggetti, resta una varianza *residua*. Inoltre, nell'esempio 4.2 la varianza entro i soggetti può anche essere considerata come una sorta di varianza *tra i regimi di somministrazio-*

---

[8] Spesso si usa il termine *fattore* per indicare la variabile che viene posta in colonna.

Tabella 4.7. Risultati dell'analisi della varianza per l'esempio 4.2*

Sorgente di variazione	Gradi di libertà	Somma dei quadrati (u.a.)^2	Varianza (u.a.)^2	F	p
Soggetti	12	4245.3	353.8	2.30	0.027
Regimi di somministrazione	3	1820.5	606.8	3.94	0.016
Residui	36	5540.9	153.9		
Totale	51	11606.7			

* La varianza è data dal rapporto tra la somma dei quadrati e il numero di gradi di libertà. I due valori di F sono dati dal rapporto tra il corrispondente valore della varianza e la varianza residua.
u.a. = unità arbitrarie.

ne e la domanda che ci poniamo e a cui vogliamo dare una risposta applicando il metodo ANOVA è la seguente: "l'intensità di segnale medio dipende dal regime di somministrazione?". Detto in altri termini: "le differenze tra le medie calcolate per ciascun regime di somministrazione sono statisticamente significative?".

Rimandiamo il lettore interessato a testi specialistici per i dettagli matematici. Qui riportiamo il risultato dell'applicazione del metodo ANOVA ai dati dell'esempio 4.2, come fornito dai comuni software di analisi statistica (Tab. 4.7).

Vediamo come interpretare i dati della Tabella 4.7.

Come al solito, le singole varianze sono calcolate dividendo le corrispondenti somme dei quadrati per i gradi di libertà, mentre i valori di F sono ottenuti dividendo la corrispondente varianza per la varianza residua. Dalle apposite tabelle [ALTMAN, 1991] della distribuzione F a 12 e 36 gradi di libertà prima e a 3 e 36 gradi di libertà poi ricaviamo i valori di *p*. Il primo valore di *p* ($p = 0.027$) indica che le differenze in termini di intensità di segnale tra paziente e paziente sono statisticamente significative, risultato peraltro di scarso interesse, che non risponde alla domanda che ci siamo posti. Il secondo e più importante valore di *p* ($p = 0.016$) indica che anche le differenze tra i quattro regimi di somministrazione del contrasto sono statisticamente significative, ovvero che l'intensità di segnale medio dipende da come è somministrato il mezzo di contrasto.

4.4. La Statistica parametrica in Radiologia

Le *tecniche parametriche* hanno un significato generale in Biostatistica per le sottostanti assunzioni connesse alla distribuzione normale. Si può infatti dimostrare che tutte le tecniche parametriche sono riconducibili allo stesso impianto matematico. Inoltre, esse introducono lo schema concettuale generale alla base dei test d'ipotesi e della stessa significatività statistica. Sono tecniche di analisi dei dati molto potenti, in grado di dimostrare la significatività di differenze osservate anche per campioni relativamente piccoli e/o entità limitate delle stesse differenze.

Questa potenza è tuttavia condizionata dalle pesanti assunzioni:

– sul tipo di variabile (che si richiede continua);
– sulla distribuzione dei dati (che si richiede normale);

– sulla varianza (che, nel confronto tra due o più medie campionarie, si richiede non significativamente diversa).

Sono quindi tecniche *dipendenti dalla distribuzione*.

Nella ricerca radiologica molte variabili comunemente misurate, a partire dagli studi sulla performance diagnostica, possono essere categoriali o ordinali. Inoltre, anche quando si studiano variabili continue, quale per esempio la volumetria di organi o lesioni, la distribuzione è manifestamente non normale (mediana e media sono ampiamente separate) o la dimostrazione della normalità della distribuzione è ostacolata dalla piccola dimensione del campione.

Sono quindi rari i casi di utilizzo delle tecniche statistiche parametriche nella ricerca radiologica. Ancora più rari sono i casi in cui tali tecniche sono utilizzate correttamente, ovvero a valle della dimostrazione delle condizioni di applicabilità (che richiedono comunque la consulenza di Statistici professionisti).

Nei lavori scientifici radiologici è prevalente l'utilizzo di test statistici non parametrici, i quali, sebbene generalmente meno potenti dei corrispondenti test parametrici:

– sono adatti al trattamento di variabili non continue;
– sollevano il Radiologo ricercatore dalla necessità di verificare le pesanti assunzioni sopra descritte.

Resta tuttavia la necessità di assimilare i concetti fondamentali della statistica parametrica, senza i quali non è possibile comprendere quella non parametrica.

Bibliografia

ALTMAN DG. Practical statistics for medical research. London: Chapman & Hall, 1991.

AMERICAN COLLEGE OF RADIOLOGY. ACR breast imaging reporting and data system (BI-RADS): breast imaging atlas. Reston, Va: American College of Radiology, 2003.

SOLIANI L. Statistica applicata alla ricerca e alle professioni scientifiche. Manuale di statistica univariata e bivariata. Parma: Uninova-Gruppo Pegaso, 2007:6:2-8. (http://www.dsa.unipr.it/soliani/soliani.html).

5

Statistica non parametrica

La genesi della *Statistica non parametrica* è legata storicamente alla soluzione di problemi metodologici sorti nell'ambito della psicologia sperimentale. È merito di Stanley S. Stevens (1906-1973) la soluzione delle controversie intorno all'utilizzo "disinvolto" delle scale di misura e la proposta di una nuova classificazione che porterà alla distinzione tra scale nominali, per ranghi, intervallari e razionali, qui proposta nel Capitolo 2 (v. Tab. 2.1). Su tali basi, a partire dagli anni Quaranta del secolo scorso, si è sviluppata la *Statistica delle scienze comportamentali*, anche grazie al contributo di altri ricercatori quali Quinn McNemar (1900-1986), Frederick Mosteller (n., 1916) e Antony W.F. Edwards (n., 1935), con ampio impiego dei *metodi non* parametrici [CARACCIOLO, 1992]. Questi ultimi sono, peraltro, anche il risultato di un dibattito più generale tra i padri fondatori della *Statistica teorica* e della *Statistica moderna* (v. Introduzione al Cap. 4).

Infatti, sin dagli studi di Francis Galton (1822-1911), la Statistica si era sviluppata applicando le proprietà della distribuzione di Gauss in modo estensivo. In pratica, si effettuavano calcoli e si traevano conclusioni senza neppure porsi il problema di verificare che i dati misurati nel campione fossero distribuiti normalmente, condizione necessaria per l'applicazione dei metodi parametrici. Numerosi furono gli errori commessi, alcuni veramente grossolani come l'utilizzo dell'analisi della varianza per variabili dicotomiche.

La *Statistica non parametrica* trae la sua definizione dall'assenza di vincoli legati ai parametri della distribuzione normale. Il collegamento logico è il seguente: la statistica parametrica si basa sulle proprietà della distribuzione di Gauss che, a loro volta, dipendono da due soli parametri, la media e la deviazione standard. Poiché i nuovi metodi non impongono prerequisiti sulla forma della distribuzione, sono allora denominati *non parametrici*, perché non basati su media e deviazione standard.

La Statistica non parametrica non pone vincoli alla distribuzione dei dati

F. Sardanelli, G. Di Leo, *Biostatistica in Radiologia*. ISBN 978-88-470-0604-1; © Springer 2008.

Questa denominazione può generare confusione, soprattutto se si considera che anche nella statistica non parametrica, quando si va nel dettaglio matematico, si fa ampio uso di parametri e indici. Una terminologia più corretta è quella che si riferisce all'assenza di assunzioni a priori sulla forma della distribuzione, come l'aggettivo anglosassone *distribution-free*. Tuttavia, tradotta letteralmente, la locuzione distribution-free significa *libero dalla distribuzione*, come se la tipologia della distribuzione dei dati non avesse alcun peso. In realtà, molti metodi non parametrici richiedono comunque il soddisfacimento di alcune assunzioni sulla forma della distribuzione, non una distribuzione normale ma comunque una distribuzione nota. In ogni caso, al di là delle considerazioni appena esposte, *è ormai invalso l'uso di riferirsi a questi test statistici come test "non parametrici"*.

Un importante vantaggio di questi test è la versatilità, ovvero la loro vastissima applicabilità. Come abbiamo visto nel Capitolo 4, l'utilizzo della Statistica parametrica è possibile soltanto per variabili continue misurate su scale razionali o, quanto meno, intervallari. Questa limitazione deriva dalla tipologia delle operazioni matematiche a cui sono soggetti i parametri, a partire dal calcolo stesso della media e della deviazione standard; ciò, peraltro, riduce il numero di test statistici parametrici sviluppati. I test statistici non parametrici, invece, consentono l'analisi per qualsiasi tipo di variabile e scala di misura, caratteristica che ha permesso lo sviluppo di numerosissimi test dedicati a compiti specifici. Quest'ultimo aspetto assume un ruolo importante nella ricerca radiologica, nella quale s'incontrano praticamente tutti i tipi di variabile. La Statistica non parametrica mostra qui la sua versatilità, consentendo l'analisi di variabili dicotomiche, ordinali, e, ovviamente, continue. Un ultimo ma prezioso vantaggio è la potenza per piccoli campioni.

Questo capitolo, a differenza del precedente, non descrive i dettagli matematici dei vari test presentati. Tale scelta nasce, da un lato, per dare maggiore spazio agli aspetti concettuali e, dall'altro, per fornire al lettore una sorta di *manuale*, cioè un testo di riferimento per stabilire, di volta in volta, qual è il test adatto alle proprie esigenze. Sebbene per ogni test sia brevemente descritta la procedura logica del calcolo, si consiglia di affidare l'esecuzione materiale del test a software statistici dedicati. La presentazione dei test è organizzata secondo le circostanze che si possono incontrare nella pratica. Per ogni test sono proposti uno o più esempi concreti. Ci siamo riferiti alla classificazione sistematica proposta da Sidenly Siegel e N. John Castellan Jr [SIEGEL, CASTELLAN, 1992], alla quale rimandiamo il lettore per eventuali approfondimenti.

5.1. Un campione con due misure dipendenti o accoppiate

Il confronto di una serie di *coppie di osservazioni dipendenti (dati appaiati), tipicamente due osservazioni negli stessi soggetti*, può essere effettuato mediante molteplici test non parametrici. Esempi di tali situazioni sono quelli in cui lo stesso paziente è studiato con due diverse modalità di imaging o con due tecniche diverse della stessa modalità (per esempio, maggiore e minore risoluzione spaziale, senza e con MdC, due diverse sequenze RM ecc.) oppure prima e dopo terapia con la stessa tecnica e modalità.

5.1.1. Variabili misurate su scala dicotomica

In questa circostanza il test da eseguire è il *test di McNemar sulla significatività dei cambiamenti* o, per piccoli campioni, il *test binomiale*. Tali test si applicano in tutte le situazioni in cui la misura consiste in una risposta sì/no, tutto/nulla, positivo/negativo. *Ciò è tipico degli studi sulla performance diagnostica*, dal momento che un'indagine radiologica rappresenta il suo risultato ultimo in una dichiarazione di presenza della malattia (risultato positivo) o di assenza della malattia (risultato negativo) e con la definizione di falsa o vera positività o negatività in relazione a un reference standard. È possibile utilizzare il test di McNemar anche nel caso di variabili misurate su scale di più alto livello dopo averle dicotomizzate, distinguendo i valori inferiori da quelli uguali o superiori a una certa soglia. Nell'esempio che segue prenderemo in considerazione il caso semplice della verifica della presenza o assenza di un determinato reperto in due mammogrammi eseguiti nella stessa paziente con due tecniche diverse di compressione della mammella.

> **Esempio 5.1.** Cento donne che eseguono la mammografia per controllo periodico sono state arruolate in uno studio prospettico mirato alla valutazione di un sistema innovativo di compressione della mammella, detto *compressione bifasica*. Tale tecnica consiste nell'iniziale discesa del piatto di compressione in posizione obliqua di 22.5° rispetto al piano della cassetta radiografica e nella successiva graduale assunzione della posizione parallela da parte dello stesso piatto. Secondo un protocollo di randomizzazione, 25 donne hanno eseguito due volte la proiezione cranio-caudale (CC) della mammella destra, una volta con la compressione standard monofasica, una volta con la compressione bifasica; analogamente, 25 donne hanno eseguito due volte la proiezione CC della mammella sinistra, 25 donne hanno eseguito due volte la proiezione medio-laterale obliqua (MLO) della mammella destra e 25 donne hanno eseguito due volte la proiezione MLO della mammella sinistra. Sono inoltre stati randomizzati anche l'ordine di esecuzione delle due tecniche di compressione e l'esecuzione delle coppie di mammogrammi da parte del Tecnico A o del Tecnico B. Durante l'esecuzione dei mammogrammi è stato rilevato lo spessore della mammella compressa, misurato in cm. È stata inoltre misurata sui mammogrammi la distanza tra la superficie anteriore del capezzolo e il margine posteriore della pellicola per la proiezione CC e la distanza tra la superficie anteriore del capezzolo e il margine anteriore del muscolo pettorale per la proiezione MLO (*posterior nipple line*). Quali indicatori di qualità sono stati inoltre utilizzate la visibilità del muscolo pettorale in proiezione CC e la visibilità del solco sottomammario in proiezione MLO [SARDANELLI ET AL, 2000].

Il lettore avrà notato che siamo in presenza di variabili diverse. Sono variabili continue lo spessore della mammella e i parametri di esposizione; sono variabili categoriali dicotomiche la visibilità del muscolo pettorale e del solco sottomammario.

Una parte dei risultati è riassunta nella Tabella 5.1.

Prendiamo adesso in considerazione le variabili dicotomiche. Come si può rilevare nella Tabella 5.1, per la proiezione CC, il muscolo pettorale risultava visibile in 27 dei 50 mammogrammi (54%) eseguiti con compressione bifasica e in 17 dei 50 mammogrammi (34%) eseguiti con compressione standard. Per

Tabella 5.1. Risultati dello studio dell'esempio 5.1 (prima parte)

Findings With Breast BC versus Standard MC at X-ray Mammography

Findings	BC	MC
Posterior nipple line distance (cm)		
CC*		
Mean ± SD	10.5 ± 2.3	10.2 ± 2.2
Range	6.0 – 15.3	6.0 – 14.6
MLO†		
Mean ± SD	11.0 ± 2.1	10.8 ± 2.1
Range	6.4 – 15.1	6.2 – 15.1
Pectoral muscle (n = 50)‡	27 (54)	17 (34)
Inframammary fold (n = 50)§	45 (90)	36 (72)
Thickness of compressed breast (cm)		
CC‖		
Mean ± SD	4.8 ± 1.1	4.7 ± 1.1
Range	2.2 – 7.2	1.9 – 7.0
MLO#		
Mean ± SD	5.1 ± 1.1	4.8 ± 1.1
Range	2.0 – 8.2	2.0 – 8.0

* Difference, 0.35 ± 0.04 (mean ± standard error); $P < .001$ (Wilcoxon matched pairs signed rank test).

† Difference, 0.34 ± 0.05; $P = .002$ (Wilcoxon).

‡ Data are the number of such findings. Numbers in parentheses are percentages. $P = .006$ (McNemar test).

§ $P = .022$ (McNemar).

‖ Difference, 0.20 ± 0.04; difference not significant (Wilcoxon).

\# Difference, 0.22 ± 0.05; difference not significant (Wilcoxon).

Da: Sardanelli F, Zandrino F, Imperiale A, et al. Breast biphasic compression versus standard monophasic compression in x-ray mammography. Radiology 2000;217:576-580 (con autorizzazione).

la proiezione MLO, il solco sottomammario risultava visibile in 45 dei 50 mammogrammi (90%) eseguiti con compressione bifasica e in 36 dei 50 mammogrammi (72%) eseguiti con compressione standard. Il test di McNemar ha rilevato una differenza significativa in favore della compressione bifasica sia per la proiezione CC ($p = 0.006$) sia per la proiezione MLO ($p = 0.022$).

Procedura. Il test di McNemar considera soltanto i *cambiamenti*, cioè quelle unità statistiche del campione le cui due misure sono diverse l'una dall'altra. L'ipotesi nulla prevede che il numero di cambiamenti sia equiprobabile nelle due direzioni e che, quindi, metà delle discordanze riguardi soggetti che passano da positivo a negativo e l'altra metà soggetti che passano da negativo a positivo (discordanze attese). Le concordanze, cioè quelle unità statistiche il cui giudizio non cambia, non entrano nel calcolo. Il test sarà significativo se le discordanze osservate differiscono da quelle attese oltre la quota dovuta al caso.

Nell'esempio, per la proiezione CC vi erano 22 casi di mancata visibilità del muscolo pettorale con entrambe le tecniche, 16 casi di visibilità del muscolo pettorale con entrambe le tecniche, 11 casi di visibilità del muscolo pettorale con la compressione bifasica ma non con quella standard e 1 caso di visibilità del muscolo pettorale con la compressione standard ma non con quella bifasica. Il test opera matematicamente solo sulle 12 discordanze, 11 a favore della compressione bifasica e 1 a favore di quella standard e calcola la significatività ($p = 0.006$).

Analogamente, per la proiezione MLO vi erano 3 casi di mancata visibilità del solco inframammario con entrambe le tecniche, 34 casi di visibilità del solco inframammario con entrambe le tecniche, 11 casi di visibilità del solco inframammario con la compressione bifasica ma non con quella standard e 2 casi di visibilità del solco inframammario con la compressione standard ma non con quella bifasica. Il test opera matematicamente solo sulle 13 discordanze, 11 favore della compressione bifasica e 2 a favore di quella standard e calcola la significatività ($p = 0.022$).

Tecnicamente, dato il ridotto numero di discordanze, il calcolo della significatività è effettuato sulla base della distribuzione binomiale (*test binomiale*).

Esempio 5.2. L'applicazione del test al caso generale della comparazione tra modalità (o tecniche) diagnostiche è basata sulla procedura illustrata dal seguente esempio teorico.

La modalità diagnostica A e la modalità diagnostica B sono comparate al reference standard in 200 casi (pazienti o lesioni) per la diagnosi della malattia M. Il reference standard dimostra che 100 casi sono positivi e 100 casi sono negativi. La modalità diagnostica A ha una sensibilità del 78% (78/100), mentre la modalità diagnostica B ha una sensibilità del 58% (58/100). La modalità diagnostica A ha una specificità del 68% (68/100), mentre la modalità diagnostica B ha una specificità dell'85% (85/100). Per decidere se A è realmente più sensibile di B e se B è realmente più specifica di A, dobbiamo valutare, caso per caso, concordanza e discordanza tra le due modalità.

Consideriamo i 100 casi positivi al reference standard:

– in 45 casi A e B sono concordemente (vere) positive;
– in 8 casi A e B sono concordemente (false) negative;
– in 34 casi A è (vera) positiva e B è (falsa) negativa;
– in 13 casi A è (falsa) negativa e B è (vera) positiva.

Il test di McNemar opera sulle 47 discordanze e ci mostra un'elevata significatività ($p = 0.004$). A è significativamente più sensibile di B per la malattia M.

Consideriamo i 100 casi negativi al reference standard:

– in 7 casi A e B sono concordemente (false) positive;
– in 60 casi A e B sono concordemente (vere) negative;
– in 25 casi A è (falsa) positiva e B è (vera) negativa;
– in 8 casi A è (vera) negativa e B è (falsa) positiva.

Il test di McNemar opera sulle 33 discordanze e ci mostra un'elevata significatività ($p = 0.005$). B è significativamente più specifica di A per la malattia M.

In entrambi i casi, le dimensioni del campione hanno consentito l'applicazione del test di McNemar, rendendo non necessario l'uso del test binomiale.

Per valutare come l'accuratezza diagnostica, pari al 73.5% (147/200) per A e al 71.5% (143/200) per B, dobbiamo calcolare in quanti casi A e B concordano con il reference standard e, quindi, tra loro:

– in 105 casi (45 + 60) A e B sono concordemente vere positive o vere negative;
– in 15 casi (8 + 7) A e B sono concordemente false positive o false negative;
– in 42 casi (34 + 8) A è vera positiva o negativa e B falsa positiva o negativa;
– in 38 casi (13 + 25) A è falsa positiva o negativa e B vera positiva o negativa;

Il test di McNemar opera sulle 80 discordanze e mostra l'assenza di significatività ($p = 0.738$). Non abbiamo evidenze per rifiutare l'ipotesi nulla che A sia accurata quanto B per la malattia M. In altri termini, la differenza in accuratezza diagnostica tra A e B (pari a 2 punti percentuali) non è significativa.

Commento. Come spesso accade, le approssimazioni che si fanno nell'esecuzione materiale di un test statistico non sono valide quando la dimensione del campione è molto piccola. Per il test di McNemar occorre che il numero di discordanze attese sia almeno pari a 5. In caso contrario è opportuno eseguire il *test binomiale*. Si noti che il test di McNemar e quello binomiale si applicano allo stesso tipo di dati, pertanto *molti software statistici scelgono automaticamente quale dei due test eseguire sulla base della numerosità del campione*. Per questo tipo di dati non esiste un corrispondente test parametrico e quindi non è possibile stabilire la sua capacità di rilevare come significativa, su un campione di dati distribuiti normalmente, una differenza che risulterebbe significativa con un opportuno test parametrico, cioè la sua *potenza*. Per approfondimenti sulla struttura logico-matematica del test, consultare McNemar [MCNEMAR, 1969].

Un aspetto importante che occorre considerare è quello relativo a particolari utilizzi del test di McNemar per la valutazione degli indici di affidabilità diagnostica. Come abbiamo detto, l'applicazione del test di McNemar alla comparazione intraindividuale (cioè, negli stessi pazienti) tra due modalità diagnostiche per la sensibilità, la specificità e l'accuratezza diagnostica è relativamente semplice. Ovviamente, sono inserite nel calcolo tutte e soltanto le unità statistiche (pazienti o lesioni) studiate con entrambe le tecniche.

Questa necessità dei dati appaiati è la ragione dell'impossibilità di applicare il test di McNemar nella sua versione originale ai valori predittivi nei quali, per definizione, al denominatore della proporzione sono posti, per il valore predittivo positivo, i positivi al test e, per il valore predittivo negativo, i negativi al test. Il denominatore può, quindi, essere diverso per le due modalità diagnostiche e il confronto non può più basarsi su una serie completa di dati appaiati. L'applicazione di altri test o varianti del test di McNemar al confronto tra valori predittivi richiede procedure matematicamente complesse che esulano dai limiti del presente volume. Si vedano al proposito i contributi di Leisenring et al. [LEISENRING ET AL, 1997; LEISENRING, PEPE, 1998].

5.1.2. Variabili misurate su scala ordinale

In questa circostanza il test da eseguire è il *test dei segni*, così chiamato perché basato sulla direzione (positiva o negativa) del cambiamento fra due dati appaiati. Deve essere applicato quando si è in presenza di variabili qualitative, ma per le quali sia sempre possibile definire quale tra i due dati sia maggiore dell'altro, cioè per variabili misurate almeno su scala ordinale.

Esempio 5.3. Al fine di valutare la qualità d'immagine della valvola aortica alla TC multidetettore con gating elettrocardiografico (ECG) retrospettivo, senza e con bolo di MdC iodato, sono stati valutati 25 pazienti prima della sostituzione valvolare chirurgica. Due lettori in consenso hanno valutato la qualità d'immagine su una scala ordinale con i seguenti punteggi: 1 = qualità non diagnostica; 2 = qualità scarsa ma ancora diagnostica; 3 = qualità buona; 4 = qualità eccellente. Gli stessi lettori hanno valutato in consenso il livello di confidenza nella definizione della morfologia della valvola aortica su una scala ordinale con i seguenti punteggi: 1 = definizione possibilmente corretta; 2 = definizione probabilmente corretta; 3 = definizione definitamente corretta. Gli autori hanno riportato in dettaglio i criteri utilizzati per la differenziazione tra i quattro livelli di qualità e i tre livelli di confidenza diagnostica. Il test dei segni ha dimostrato una differenza altamente significativa in favore della TC con MdC rispetto alla TC senza MdC, sia per la qualità d'immagine ($p = 0.004$) che per la confidenza nella definizione della morfologia della valvola ($p = 0.006$) [WILLMANN ET AL, 2002].

Procedura. Per ogni coppia di misure si valuta quale delle due sia maggiore dell'altra. Le coppie di misure con eguale punteggio sono ignorate dal test. Nel caso dell'esempio 5.3 per la confidenza diagnostica nella definizione della morfologia della valvola aortica, possiamo ipotizzare la distribuzione dei dati mostrata nella Tabella 5.2.

Possiamo ipotizzare che le coppie di misure abbiano dato 11 coppie a vantaggio della TC con MdC, 1 coppia a vantaggio della TC senza MdC e 3 coppie a pari merito. Il test statistico opera sulle 12 coppie nelle quali è stata osservata una differenza e calcola (sulla base della distribuzione binomiale) una $p = 0.006$.

Esempio 5.4. Al fine di determinare l'impatto del trigger ECG sulla qualità delle immagini TC a strato sottile del polmone, 45 pazienti hanno eseguito prospetticamente la TC multidetettore a strato sottile, senza e con trigger ECG. La qualità delle immagini è stata valutata soggettivamente in consenso da tre Radiologi per i due lobi superiori, il lobo medio o la lingula, e per i due lobi inferiori su una scala ordinale a 5 punti da 1 (peggiore) a 5 (migliore) per la presenza di rumore, di artefatti da movimento e per la complessiva valutabilità diagnostica. Il test dei segni con la correzione di Bonferroni[1]

Tabella 5.2. Confidenza diagnostica per la morfologia della valvola aortica per la TC senza e con MdC [WILLMANN ET AL, 2002]*

| | **Confidenza diagnostica** | | |
	1	**2**	**3**
TC senza MdC	9	3	3
TC con MdC	0	5	10

* Gli autori riportano la distribuzione per i 15 pazienti che hanno eseguito la TC senza MdC e per 25 pazienti che hanno eseguito la TC con MdC. Per comodità didattica è qui ipotizzata la distribuzione soltanto per i 15 pazienti che hanno eseguito entrambe le indagini.

---

[1] La correzione di Bonferroni è un metodo molto conservativo applicato quando si operano multipli confronti appaiati (in questo caso 18 confronti: 3 comparazioni per ciascuno dei sei lobi polmonari). Consiste nella moltiplicazione di ciascuna delle p ottenute per il numero delle comparazioni. Il problema della correzione del risultato delle significatività in presenza di multipli confronti appaiati esula dai limiti del presente testo, ma è bene che il lettore sia edotto della sua esistenza. Esso nasce dalla necessità di tenere presente che la definizione dell'errore α al livello di 0.05 implica una possibilità di falsa positività di 1:20. Nel caso specifico, con 18 comparazioni appaiate, la probabilità di una falsa positività senza la correzione di Bonferroni sarebbe stata molto elevata. Alcuni autori, tuttavia, ritengono che la correzione di Bonferroni sia in generale eccessivamente conservativa. Per maggiori dettagli si veda Douglas G. Altman [ALTMAN, 1991].

non ha dimostrato differenze significative per la presenza di rumore per nessun lobo polmonare, ha dimostrato una differenza significativa per la presenza di artefatti da movimento soltanto per il lobo medio, la lingula e i lobi inferiori destro e sinistro ($p < 0.004$) e ha dimostrato una differenza significativa per la valutabilità diagnostica soltanto per il lobo inferiore sinistro ($p < 0.004$) [BOHEM ET AL, 2003].

Commento. Le coppie di dati possono anche provenire da due soggetti diversi, appartenenti a diverse popolazioni. L'importante è che si riesca ad appaiarli in modo omogeneo, ossia eliminando il più possibile l'influenza di variabili estranee. Anche in questo caso il calcolo è operato soltanto sulle coppie di dati in cui si osserva una differenza. Le coppie di dati con valori uguali sono ignorate. Quando applicato a serie di dati che soddisferebbero i presupposti per l'applicazione del test *t* per dati appaiati, la sua potenza è del 95% per N = 6 (N è il numero delle coppie di dati in cui si osserva una differenza) e poi decresce progressivamente (potenza asintotica) fino al 63%.

Solo quando, con variabile misurata su scala intervallare o razionale, N è piccolo, è possibile calcolare la probabilità esatta del verificarsi dei dati osservati mediante il *test delle permutazioni*. Tale test considera tutti i risultati possibili nella serie di differenze osservate (pari a 2^N) mediante le tecniche del calcolo combinatorio. Ha una potenza del 100%. Ne esiste una variante anche per due campioni indipendenti.

5.1.3. Variabili misurate su scala intervallare o razionale

Se la variabile è misurata su scala almeno intervallare e la sua distribuzione può essere considerata continua, ovvero se è possibile stabilire la grandezza delle differenze osservate in ciascuna coppia di valori, si può applicare il test dei segni per ranghi di Wilcoxon per dati appaiati, comunemente detto *test di Wilcoxon*[2]. Il test mette a confronto le mediane dei due gruppi di misure. Rispetto al test dei segni, il test di Wilcoxon attribuisce nel calcolo un peso maggiore alle differenze di maggiore entità. Anche in questo caso N è il numero delle coppie di dati in cui si osserva una differenza.

Esempio 5.5. Possiamo fare riferimento, per comodità didattica, all'esempio 5.1 e alla Tabella 5.3 relativamente alla lunghezza della *posterior nipple line*. In proiezione CC la differenza fra la compressione bifasica e quella standard è pari a 0.35 ± 0.04 cm (media $\pm$ errore standard) e in proiezione MLO è pari a 0.34 ± 0.05 cm. Il test di Wilcoxon calcola $p < 0.001$ per la proiezione CC e $p = 0.002$ per la proiezione MLO. Ciò indica che la compressione bifasica incrementa significativamente la quantità di mammella radiografata. *Si noti qui, per inciso, come una differenza di un decimo di millimetro sia non soltanto statisticamente significativa, ma anche clinicamente rilevante.* Infatti, una così picco-

---

[2] Il lettore deve prestare attenzione alla terminologia utilizzata. Il nome di Wilcoxon è associato a tre diversi test statistici insieme ai nomi di Mann e Whitney. Quella presentata in questo capitolo è la notazione maggiormente utilizzata nella letteratura scientifica.

la differenza per una misura monodimensionale implica una notevole differenza per la misura bidimensionale della superficie mammaria e ancora più grande per la misura tridimensionale del volume mammario, consentendo un'analisi mammografica spazialmente ben più estesa dello spazio chiaro interposto tra ghiandola e muscolo pettorale, sede tipica di carcinomi mammari ben riconoscibili. D'altra parte, come si evince dalla Tabella 5.2, lo stesso test di Wilcoxon non dimostra differenze significative per lo spessore della mammella compressa con le due tecniche, né per la proiezione CC, né per quella MLO.

Procedura. Il test di Wilcoxon considera la differenza assoluta tra le due misure di ciascuna unità statistica del campione. Tali differenze vengono riordinate per ranghi e a ciascun rango viene associato un segno (positivo o negativo) conformemente al segno iniziale della differenza. Se nel campione una o più unità statistiche mostrano una differenza nulla tra le due misure, queste vengono escluse dal calcolo e la dimensione campionaria si riduce. L'ipotesi nulla è che la differenza osservata sia non significativa e che le due mediane coincidano. In questo modo, sommando i ranghi con segno "+" e quelli con segno "–", quando H_0 è vera si prevede che le due somme siano uguali. Il test sarà significativo se la differenza tra le due somme è maggiore di quanto spiegabile con le normali fluttuazioni dovute al campionamento.

L'ipotesi nulla è che le mediane delle due distribuzioni coincidano

Commento. Il test di Wilcoxon, in quanto test non parametrico, non presuppone che la distribuzione sia normale. Richiede tuttavia che la distribuzione delle differenze tra le coppie di osservazioni sia simmetrica. Qualora non sia verificata quest'ultima richiesta, è possibile, in alcuni casi, procedere a una trasformazione dei dati che possa portare a una nuova distribuzione *più simmetrica*. Se applicato su dati che soddisfano i requisiti per l'applicazione del test *t* di Student, la sua potenza è del 95.5%. Per approfondimenti consultare Conover [CONOVER, 1999].

La potenza del test di Wilcoxon è del 95.5%

5.2. Due campioni indipendenti

5.2.1. Variabili misurate su scala nominale o ordinale

Due serie di dati ottenute da campioni indipendenti, *anche di numerosità differente*, possono derivare dall'estrazione casuale tra due popolazioni o dall'assegnazione casuale di due diversi *trattamenti*. Ciò accade quando, per esempio, compariamo l'efficacia di due tecniche diagnostiche l'una eseguita in un gruppo di pazienti con sospetto di una data malattia e l'altra eseguita in un altro gruppo di pazienti con sospetto della stessa malattia. Lo stesso vale quando assegniamo casualmente a una di due tecniche diagnostiche una serie di pazienti con sospetto di una data malattia.

Quando i dati sono di tipo categoriale, nominale o ordinale, il test da eseguire è il *test del chi-quadro (χ^2)*. Il test mette a confronto tutte le caratteristiche delle distribuzioni da cui sono tratti i due campioni (tendenza centrale, dispersione, simmetria ecc.). *È il test generale che mette a confronto frequenze di eventi in gruppi diversi di unità statistiche.*

Il test del χ^2

Se la variabile è dicotomica e i due campioni indipendenti sono piccoli, si deve utilizzare il *test esatto di Fisher*. Il punto di partenza è una classica tabella di con-

Tabella 5.3. Risultati dello studio dell'esempio 5.1 (seconda parte)
Performance With BC versus Standard MC at X-ray Mammography

Performance	BC	MC
Posterior nipple line distance (cm)		
CC*		
Radiographer 1		
Mean ± SD	10.7 ± 2.3	9.9 ± 2.2
Range	6.0 – 15.0	6.0 – 14.3
Radiographer 2		
Mean ± SD	10.3 ± 2.3	10.4 ± 2.3
Range	6.1 – 15.3	6.3 – 14.6
MLO[†]		
Radiographer 1		
Mean ± SD	11.0 ± 2.0	10.8 ± 2.2
Range	6.6 – 14.0	6.2 – 14.0
Radiographer 2		
Mean ± SD	10.9 ± 2.3	10.8 ± 2.2
Range	6.4 – 15.0	6.5 – 15.1
Pectoral muscle ($n = 25$)[‡]		
Radiographer 1	12 (48)	11 (44)
Radiographer 2	15 (60)	6 (24)
Inframammary fold ($n = 25$)[§]		
Radiographer 1	22 (88)	15 (60)
Radiographer 2	23 (92)	21 (84)

* BC, $P = .449$ (not significant [NS]) (Mann-Whitney U test); MC, $P = .398$ (NS).
[†] BC, $P = .899$ (NS) (Mann-Whitney); MC, $P = .712$ (NS).
[‡] BC, $P = .395$ (NS) (χ^2 test); MC, $P = .135$ (NS).
[§] BC, $P = .99$ (NS) (Fisher exact test); MC, $P = .059$ (NS) (χ^2 test).

Da: Sardanelli F, Zandrino F, Imperiale A, et al. Breast biphasic compression versus standard monophasic compression in x-ray mammography. Radiology 2000;217:576-580 (con autorizzazione).

tingenza 2×2, nella quale vengono confrontate le frequenze dei due risultati della variabile dicotomica nei due gruppi posti a confronto. Il test di Fisher ottiene, mediante le tecniche del calcolo combinatorio, la probabilità esatta che si verifichi proprio la distribuzione di frequenze osservata. Se il totale delle osservazioni nei due gruppi (N) è superiore a 20, il calcolo può divenire proibitivo per le dimensioni del numero delle distribuzioni di frequenze possibili. Conviene allora utilizzare il test del χ^2.

Esempio 5.6. Torniamo ancora all'esempio 5.1 per valutare le possibili differenze nella performance dei due Tecnici che hanno eseguito le mammografie, come riportato nella Tabella 5.3.

Si noti come il test del χ^2 o il test esatto di Fisher siano utilizzati per valutare se vi sono differenze significative nella performance dei due Tecnici che avevano eseguito entrambe le mammografie (con compressione bifasica e con compressione standard) nei due gruppi di pazienti, secondo un programma di randomizzazione. Tutte le differenze nella visualizzazione del muscolo pettorale in proiezione CC e nella visualizzazione del solco inframmario in proiezione MLO sono risultate non significative, sebbene il Tecnico 1 mostrasse un maggiore miglioramento nella proiezione MLO e il Tecnico 2 un maggiore miglioramento nella proiezione CC.

Procedura. Il test del χ^2 si applica a dati organizzati in tabelle di contingenza. Quando la variabile è dicotomica (o riducibile a dati dicotomici), possiamo riportare i dati in una tabella di contingenza 2×2. Nell'esempio della Tabella 5.3, sia per la proiezione CC che per quella MLO, abbiamo nelle due colonne i due tipi di compressione e nelle due righe i due Tecnici[3], nelle quattro celle il numero delle volte in cui il reperto oggetto di studio (il muscolo pettorale in CC e il solco inframammario in MLO) è stato rilevato. Il test del χ^2 confronta le frequenze di ciascuna cella della tabella con le corrispondenti frequenze attese, ottenute ipotizzando che tra le due variabili non ci sia alcuna dipendenza. Il test sarà significativo quanto più le frequenze osservate si discosteranno da quelle attese.

Commento. Il test del χ^2 è applicabile senza particolari verifiche per campioni non troppo piccoli ($N > 40$). Per campioni ridotti può accadere che le frequenze attese siano troppo piccole e ne risultino limiti di applicabilità. Quando, infatti, in una qualunque cella della tabella di contingenza la frequenza attesa è minore di 5 è più opportuno ricorrere al *test esatto di Fisher* che differisce dal test del χ^2 nel modo in cui vengono calcolate le frequenze attese. Il test è detto *esatto* perché per calcolare le frequenze attese viene utilizzata proprio la formula esatta invece che una formula approssimata come avviene nel test del χ^2. La decisione sull'utilizzo del test esatto di Fisher può attenersi ai seguenti criteri [SIEGEL, CASTELLAN JR, 1992]:

Il test esatto di Fisher per piccoli campioni

- per $N \leq 20$ si utilizzi sempre il test esatto di Fisher;
- per $20 < N < 40$ si può utilizzare il test del χ^2 se tutte le frequenza attese sono maggiori di 5; se anche soltanto una frequenza attesa è minore di 5 utilizzare il test esatto di Fisher;
- per $N \geq 40$ si utilizzi sempre il test del χ^2.

Si noti, inoltre, che il test del χ^2 e quello di Fisher si applicano allo stesso tipo di dati e che molti software statistici *scelgono* autonomamente quale dei due test eseguire sulla base della numerosità del campione. Gli stessi software, qualora protendano per il test del χ^2, applicano automaticamente la *correzione per la continuità* proposta da Yates nel 1934 [YATES, 1934].

Si noti, infine, che il test del χ^2, diversamente da quello di Fisher, può essere applicato anche per tabelle di contingenza con r righe e c colonne [ARMITAGE, BERRY, 1994].

Il test del χ^2 non ha alternative parametriche e quindi non ha senso parlare della sua potenza.

5.2.2. Variabili misurate su scala intervallare o razionale

In questa circostanza la procedura più utilizzata è il *test U di Mann-Whitney*, detto anche *test dell'ordine robusto dei ranghi*, che confronta le mediane dei due gruppi.

Il test U di Mann-Whitney

---

[3] Si noti che la scelta opposta di mettere le due proiezioni nelle righe e i due tecnici nelle colonne è del tutto equivalente.

Esempio 5.7. Torniamo alla Tabella 5.3 dell'esempio 5.1 per valutare le performance dei due Tecnici, questa volta relativamente alla lunghezza della *posterior nipple line* nelle due proiezioni mammografiche. In entrambi i casi, il test U di Mann-Whitney non ha dimostrato differenze significative tra i risultati ottenuti dai due Tecnici.

Procedura. La procedura di calcolo consiste nel combinare i dati dei due gruppi (X, Y) in un unico campione per poi disporli in ranghi di ordine crescente. Per ogni dato di X, si conta quanti dati si trovano in posizione inferiore al dato considerato, ottenendo per ogni dato la variabile U (YX_i); quindi si calcola la media di U (YX_i) per tutti valori di X. Lo stesso procedimento è realizzato per Y, ottenendo le media di U (XY_i). Si calcolano quindi due indici di variabilità, uno per U (YX_i) e l'altro per U (XY_i). Il valore di $\grave{U}$ è ottenuto mediante un'apposita formula che combina i valori di U (YX_i) e di U (XY_i) con i due indici di variabilità. Dalla statistica $\grave{U}$ è possibile calcolare, in modo dipendente dalla numerosità dei due campioni, il valore di p.

Commento. Il test U di Mann-Whitney, così come il test di Wilcoxon per dati appaiati, verifica l'ipotesi nulla che le due mediane coincidano senza però ipotizzare che le due varianze siano uguali, né che le distribuzioni siano simmetriche. Se paragonato al test t di Student, la sua potenza è prossima al 95% anche per campioni di modeste dimensioni. Il problema del confronto tra due campioni indipendenti le cui rispettive popolazioni hanno diversa varianza è noto come *problema di Behrens-Fisher* e i test statistici non parametrici applicabili in questa situazione sono relativamente nuovi [Conover, 1999].

La potenza del test U di Mann-Whitney è prossima al 95%

5.3. Tre o più (k) campioni dipendenti[4]

5.3.1. Variabili misurate su scala dicotomica

Il test Q di Cochran

In questa circostanza il test da eseguire è il *test Q di Cochran*.

Esempio 5.8. Supponiamo di voler confrontare la performance di k = 4 specializzandi in Radiologia, iscritti ai quattro diversi anni di corso, per la percezione di un dato segno radiologico in un campione costituito da N soggetti sottoposti alla stessa indagine radiologica. Lo scopo non è misurare le rispettive sensibilità e specificità (per le quali occorrerebbe uno *standard of reference* che, nel caso specifico potrebbe essere un Radiologo senior dello staff), ma quello di evidenziare (se esistono) eventuali differenze di percezione tra i quattro Specializzandi.

---

[4] I test presentati possono comunque essere applicati anche al caso k = 2.

Procedura. I dati vanno organizzati in una tabella a N righe (su cui riporteremo i soggetti del campione) e 4 colonne (su cui riporteremo le risposte dei 4 medici), esattamente come accade con il metodo ANOVA per dati appaiati. Il test verifica se le valutazioni date per colonne differiscono significativamente. La procedura calcola un coefficiente, indicato con la lettera Q, ipotizzando che tra i quattro medici non vi sia alcuna differenza reale. Questo coefficiente si distribuisce approssimativamente come un χ^2 con $k - 1 = 4 - 1 = 3$ gradi di libertà e il test sarà significativo se Q è maggiore di un determinato valore critico.

Commento. Il test Q di Cochran è, a tutti gli effetti, un'estensione del test di McNemar al caso di più di due campioni dipendenti. Per poter essere applicato occorre che la dimensione del campione N non sia troppo piccola. In linea di massima, devono essere rispettate le due regole seguenti:

– N $\geq$ 4;
– N $\cdot$ k $\geq$ 24.

Poiché non esiste un corrispondente test parametrico, non ha senso parlare di potenza del test Q di Cochran.

5.3.2. Variabili misurate su scala ordinale, intervallare o razionale

In questa circostanza il test da eseguire è il *test di Friedman o analisi della varianza per ranghi a due vie*.

> **Esempio 5.9.** Supponiamo di sottoporre N pazienti affetti da infarto del miocardio a esame cardio-RM con contrasto e di misurare la dimensione della regione con *delayed enhancement*. La misura viene ripetuta ogni 5 minuti per 4 volte e lo scopo è verificare se esiste una differenza significativa nella dimensione della regione con *delayed enhancement*.

Procedura. Anche in questo caso i dati vanno organizzati come nel metodo ANOVA per dati appaiati. Il test di Friedman verifica che le mediane delle 4 misurazioni siano tutte uguali, contro l'ipotesi alternativa che vi sia almeno una disuguaglianza. I valori di ogni riga sono convertiti in ranghi da 1 a 4. Se l'ipotesi nulla è vera, ci si aspetta che ciascun rango compaia con la stessa frequenza nelle 4 colonne e che, quindi, la media dei ranghi delle 4 colonne siano uguali. La procedura calcola un coefficiente la cui distribuzione è nota. Il test è significativo se tale coefficiente è maggiore di un determinato valore critico.

Commento. Quando k $\geq$ 5 o per grandi campioni, il coefficiente calcolato nel test di Friedman si distribuisce approssimativamente come un χ^2 a $k - 1$ gradi di libertà. Se confrontato con l'analisi della varianza, il test di Friedman ha una potenza del 64% quando k = 2 e aumenta al crescere di k fino al 91% per k = 20. Per approfondimenti consultare Conover [CONOVER, 1999].

5.4. Tre o più (k) campioni indipendenti[5]

5.4.1. Variabili misurate su scala nominale o ordinale

In questa circostanza il test da eseguire è il *test del* χ^2.

Esempio 5.10. Supponiamo di sottoporre N soggetti con sospetta stenosi delle arterie carotidi ad angio-RM con mezzo di contrasto e a scansioni postcontrasto mirate alla valutazione dell'*enhancement* della placca carotidea. Dividiamo il campione in due gruppi: da un lato i soggetti che mostrano *enhancement* di placca e dall'altro i restanti soggetti (cioè quelli senza *enhancement* di placca). In questo modo abbiamo suddiviso l'intero campione in due sottogruppi di dimensione non necessariamente uguale. Abbiamo nel contempo valutato il grado di stenosi secondo il seguente punteggio:

– 0 se il grado di stenosi è minore del 30%;
– 1 se il grado di stenosi è compreso tra il 30% e il 75%;
– 2 se il grado di stenosi è maggiore del 75%.

Ci chiediamo se esiste una dipendenza tra le due variabili: *enhancement* di placca e grado di stenosi.

Il test del χ^2 generalizzato

Procedura. Applichiamo semplicemente un'estensione del test del χ^2 già proposto per due campioni indipendenti. In questo caso, però, i dati andranno organizzati in una tabella di contingenza 2×3, perché il grado di stenosi può assumere 3 valori diversi su scala ordinale. Di nuovo, il test del χ^2 confronta le frequenze di ciascuna cella della tabella di contingenza con le corrispondenti frequenze attese ottenute ipotizzando che tra le due variabili non ci sia alcuna relazione. Il test sarà significativo quanto più le frequenze osservate si discosteranno da quelle attese.

Commento. Valgono gli stessi commenti esposti per il χ^2 sulla numerosità campionaria e sulla potenza. Tuttavia, per tabelle di contingenza diversa dalla classica schematizzazione 2×2 non è applicabile il test esatto di Fisher: se la frequenza attesa è inferiore a 5 in più del 20% delle celle, è opportuno combinare le categorie per ridurre il loro numero.

5.4.2. Variabili misurate su scala intervallare o razionale

Il test di Kruskal-Wallis

In questa circostanza il test da eseguire è il *test di Kruskal-Wallis o analisi della varianza per ranghi a una via*.

Esempio 5.11. Riprendiamo l'esempio 5.6 per il test U di Mann-Whitney, supponendo di confrontare le performance non di due ma di tre Tecnici in termini di *posterior nipple line*.

---

[5] I test presentati possono comunque essere applicati anche al caso k = 2.

Procedura. I dati devono essere convertiti in un'unica serie di ranghi. Si calcolano la somma dei ranghi e la media dei ranghi per ciascuno dei tre Tecnici. Un'opportuna formula consente di calcolare il valore della statistica *KW*. La significatività dipende dal numero e dalla dimensione dei gruppi posti a confronto. Il test di Kruskal-Wallis verifica, appunto, eventuali differenze tra i ranghi sulla base di un coefficiente la cui distribuzione è nota. Il test è significativo se tale coefficiente è maggiore di un determinato valore critico.

Commento. Quando k > 3 e quando, in ogni gruppo, il numero di soggetti è maggiore di 5, la distribuzione del coefficiente calcolato in questo test si approssima alla distribuzione χ^2 con k − 1 gradi di libertà. La potenza di questo test tende al 95.5% se confrontato con la potenza del metodo ANOVA. Per approfondimenti consultare Conover [CONOVER, 1999].

5.5. Considerazioni sui test non parametrici

In questo capitolo abbiamo presentato i test statistici non parametrici che si incontrano più frequentemente in ambito radiologico. Per ragioni di schematizzazione ci siamo limitati a indicare brevemente la loro procedura di calcolo, senza appesantire la discussione con dettagli matematici che possono essere reperiti su testi specialistici.

Facciamo ora qualche considerazione specifica per alcuni dei test presentati.

Abbiamo visto che nella maggior parte dei casi l'ipotesi nulla (H_0) considera l'uguaglianza delle mediane dei due o più campioni messi a confronto. Nel caso particolare del test del χ^2, invece, l'ipotesi nulla mette a confronto tutte le caratteristiche delle rispettive distribuzioni. È un test generalista, cioè consente di valutare la significatività complessiva dovuta a differenze nella tendenza centrale, nella dispersione, nella simmetria ecc. Il χ^2 non essendo dedicato a nessuno di questi fattori, anche se risulta significativo, non individua quale caratteristica della distribuzione determini la differenza riscontrata. Occorre di conseguenza eseguire altri test.

Un discorso analogo può essere fatto per tutti i test che mettono a confronto tre o più campioni (dipendenti o indipendenti): questi test esprimono un risultato complessivo sull'uguaglianza, per esempio, delle rispettive mediane. Un risultato significativo permette di rifiutare l'ipotesi nulla e, di conseguenza, accettare l'ipotesi alternativa, ma non consente di stabilire quali coppie di campioni abbiano dato origine alla significatività. Si dovrà, in questo caso, procedere a ulteriori investigazioni – la cosiddetta *"post-hoc" analysis* – ovvero al confronto tra coppie di campioni con test per due campioni, dipendenti o non dipendenti.

Una considerazione generale va fatta sulla validità dei test non parametrici. Come più volte ripetuto, i test non parametrici non pongono requisiti di normalità della distribuzione dei dati e, per questo motivo, vengono spesso utilizzati indiscriminatamente. Tuttavia, anche per l'impiego dei test non parametrici devono essere verificate alcune condizioni che, sebbene meno stringenti di quelle per l'utilizzo dei test parametrici, limitano comunque la loro applicabilità a piccoli campioni. Si noti, infatti, che quasi tutti i test proposti implicano dei requisiti sulla dimensione campionaria. Inoltre, quelli presentati sono soltanto

Tabella 5.4. Metodi statistici parametrici e non parametrici di uso comune

Scopo del test	Variabili e scala di misura	Metodi non paramatrici	Metodi parametrici
Comparare due gruppi dipendenti	Discrete categoriali su scala dicotomica	Test di McNemar Test binomiale	ND
	Discrete categoriali su scala ordinale	Test dei segni Test binomiale	ND
	Continue su scala intervallare o razionale	Wilcoxon	Test t per dati appaiati
Comparare due gruppi indipendenti	Discrete categoriali su scala nominale o ordinale	χ^2 Test esatto di Fisher	ND
	Continue su scala intervallare o razionale	Test U di Mann-Whitney	Test t per dati indipendenti
Comparare tre o più gruppi dipendenti	Discrete categoriali su scala dicotomica	Test Q di Cochran	ND
	Discrete su scala ordinale o continue su scala intervallare o razionale	Test di Friedman	ANOVA a due vie (F-test)
Comparare tre o più gruppi indipendenti	Discrete categoriali su scala nominale o ordinale	χ^2	ND
	Continue su scala intervallare o razionale	Test di Kruskal-Wallis	ANOVA a una via (F-test)
Valutare la forza dell'associazione tra due variabili	Continue su scala razionale	Coefficiente di correlazione di Spearman	Coefficiente di correlazione di Pearson

ND = non disponibili.

"Un ricettario di circa una dozzina di test"

una parte dell'intera gamma di test non parametrici disponibili. Molti altri test sono stati sviluppati per testare le più svariate ipotesi. Tuttavia, vale la considerazione generale che *"la maggior parte degli statistici potrebbe sopravvivere con un ricettario di circa una dozzina di test"* [GREENHALGH, 2006].

Le opinioni sulla scelta tra test parametrici e non parametrici non sono unanimi. Alcuni ritengono che sia più utile utilizzare sempre i metodi parametrici, anche quando non sia possibile dimostrare che i dati sono tratti da una popolazione distribuita normalmente. Altri preferiscono i test non parametrici perché, sebbene generalmente meno potenti (a volte di poco e in alcune particolari condizioni addirittura più potenti), sono comunque più attendibili, quindi meno confutabili. Il dibattito sulla scelta del test più adeguato per un certo campione di dati non ha portato a risposte oggettive e universali, ma soltanto a indicazioni di massima. Di conseguenza, è utile ricordare che, secondo vari autori di testi di statistica applicata, in tutti i casi d'incertezza è possibile utilizzarli entrambi, poiché il confronto ragionato tra il risultato di un test parametrico e quello di un test non parametrico permette di ottenere informazioni molto più utili sulle probabilità stimate [SOLIANI, 2007].

Una rappresentazione sinottica dei criteri di scelta di alcuni metodi parametrici e non parametrici nelle diverse condizioni sperimentali è riportata nella Tabella 5.4. Vi abbiamo incluso, per completezza didattica, anche i metodi di regressione lineare semplice trattati nel Capitolo 6.

Bibliografia

ALTMAN DG. Practical statistics for medical reaserch. London: Chapman & Hall, 1991:210-212.

ARMITAGE P, BERRY G. Statistical methods in medical research. 3rd ed. Oxford: Blackwell, 1994.

BOEHM T, WILLMANN JK, HILFIKER PR, ET AL. Thin-section CT of the lung: does electrocardiographic triggering influence diagnosis? Radiology 2003;229:483-491.

CARACCIOLO E. Introduzione alla 2a ed. italiana di: Siegel S, Castellan NJ Jr. Statistica non parametrica: Milano: Mc-Graw-Hill, 1992.

CONOVER WJ. Practical nonparametric statistics. 3a ed. New York: Wiley, 1999

GREENHALGH T. How to read a paper. The basics of evidence-based medicine. 3rd ed. Oxford: BMJ Books, Blackwell, 2006:79.

LEISENRING W, PEPE MS, LONGTON G. A marginal regression modelling framework for evaluating medical diagnostic tests. Stat Med 1997;16:1263-1281.

LEISENRING W, PEPE MS. Regression modelling of diagnostic likelihood ratios for the evaluation of medical diagnostic tests. Biometrics 1998;54:444-452.

McNEMAR Q. Psychological statistics. 4th ed. New York: Wiley, 1969.

SARDANELLI F, ZANDRINO F, IMPERIALE A, ET AL. Breast biphasic compression versus standard monophasic compression in x-ray mammography. Radiology 2000;217:576-580.

SIEGEL S, CASTELLAN NJ JR. Statistica non parametrica: 2a ed. Milano: Mc-Graw-Hill, 1992.

SOLIANI L. Statistica applicata alla ricerca e alle professioni scientifiche. Manuale di statistica univariata e bivariata. Parma: Uninova-Gruppo Pegaso, 2007;9:1-2 (http://www.dsa.unipr.it/soliani/soliani.html).

WILLMANN JK, WEISHAUPT D, LACHAT M, ET AL. Electrocardiographically gated multi-detector row CT for assessment of valvular morphology and calcification in aortic stenosis. Radiology 2002;225:120-128.

YATES F. Contingency tables involving small numbers and the test χ^2. J R Stat Society 1934;Suppl 1:217-235.

6

Correlazione e regressione lineare

L'errore nasce sempre
dalla tendenza dell'uomo
a dedurre la causa dalla conseguenza.

ARTHUR SCHOPENHAUER

Quando si decide di programmare una ricerca radiologica basata su un campione di pazienti o di volontari si precostituisce un database che raccolga un certo numero di informazioni. Questi dati possono essere di vario tipo (anagrafici, anamnestici, clinici, radiologici, istologici ecc.). Per ogni soggetto si ricavano le informazioni che si crede possano avere un peso nella ricerca. La ragione di ciò è che spesso si è interessati a far emergere possibili *associazioni* tra le variabili studiate, ovvero si cerca di capire se esistono relazioni di dipendenza tra i dati.

Associazioni, ovvero relazioni di dipendenza

La quantificazione delle relazioni di dipendenza tra variabili continue è valutata mediante analisi di correlazione e regressione. A differenza di quanto esposto nei precedenti capitoli, questo tipo di analisi statistica coinvolge la misura di due o più variabili per la stessa unità statistica. In questo capitolo ci limiteremo al caso particolare di due sole variabili: l'analisi *bivariata*. Per la trattazione del caso generale con più di due variabili rimandiamo il lettore a testi specialistici.

Analisi bivariata

6.1. Associazione e causazione

Consideriamo il seguente esempio, utile a comprendere il meccanismo di valutazione della possibile associazione tra due variabili.

Esempio 6.1. RM della prostata per il riconoscimento di associazioni tra le caratteristiche dell'immagine e il grado di Gleason all'esame istopatologico. Gli autori hanno sottoposto a RM con sonda endorettale 74 pazienti

F. Sardanelli, G. Di Leo, *Biostatistica in Radiologia*. ISBN 978-88-470-0604-1; © Springer 2008.

prima della prostatectomia radicale, allo scopo di stabilire se esiste una relazione tra l'intensità di segnale su immagini pesate in T2 e il grado di Gleason della neoplasia alla valutazione patologica. A tale proposito hanno costruito una tabella in cui, per ogni paziente, hanno inserito il rapporto tra le intensità di segnale del tessuto tumorale e quello del muscolo otturatore e il rapporto tra le intensità di segnale del tessuto non tumorale e quello dello stesso muscolo. Gli autori hanno dimostrato che esiste un'associazione significativa ($p = 0.006$) tra il rapporto dell'intensità di segnale tumore/muscolo e il grado di Gleason nelle lesioni della zona periferica della prostata (minore era tale rapporto, maggiore era il grado di Gleason) [WANG ET AL, 2008].

Associazione tra due variabili

Un'associazione tra due variabili indica che all'aumentare del valore dell'una aumenta o si riduce il valore dell'altra, senza che ciò implichi necessariamente un rapporto causa-effetto. Se si dimostra che tra A e B vi è associazione, allora può verificarsi una delle seguenti ipotesi:

– A causa B;
– B causa A;
– A e B dipendono da uno o più fattori concomitanti.

Dimostrare l'esistenza di un'associazione non è sufficiente per dimostrare causazione

Non si può quindi concludere che una delle due variabili sia la *causa* e l'altra l'*effetto*, soprattutto perché entrambe possono essere influenzate da altri fattori non presi in considerazione e che agiscono *in silenzio*. Per chiarire quest'ultimo concetto consideriamo il seguente esempio.

Esempio 6.2. Coesistenza di stenosi di vasi cerebrali e coronarici. Gli autori hanno sottoposto ad angiografia cerebrovascolare 80 pazienti con nota stenosi delle arterie coronarie. Lo scopo era la verifica di eventuali associazioni tra stenosi dei vasi cerebrali (intra- ed extracranici) e stenosi delle arterie coronarie. Considerando come stenotico un vaso con grado di stenosi maggiore del 50%, gli autori hanno dimostrato che in 18 pazienti (22.5%) era presente una stenosi extracranica, in 14 pazienti (17.5%) era presente una stenosi intracranica e in 20 pazienti (25%) entrambi i tipi di stenosi. In totale, 52 pazienti (65%) mostravano coesistenza di stenosi coronarica e cerebrovascolare ($r = 0.562$, $p < 0.001$) [LI ET AL, 2007].

Nell'esempio 6.2 si dimostra l'esistenza di un'associazione tra la presenza di stenosi delle arterie coronarie e la presenza di stenosi delle arterie cerebrali. I due fenomeni hanno la stessa patogenesi e dipendono chiaramente dall'età del soggetto. Non si può concludere che esiste una relazione di causa-effetto, ovvero che lo sviluppo di una stenosi delle arterie coronarie comporti lo sviluppo della stessa malattia nelle arterie cerebrali. In questo caso si manifesta l'ultima delle tre possibilità date nell'elenco precedente. È lo scorrere del tempo che agisce permettendo lo sviluppo della stessa malattia in strutture anatomiche diverse. *Quando non abbiamo una conoscenza profonda del fenomeno che stiamo osservando, è sempre opportuno limitarsi a parlare di associazione senza fare conclusioni definitive sul rapporto causa-effetto.*

Cautela nel concludere in favore di un rapporto causa-effetto

Se, infine, date due variabili, il valore dell'una non influenza il valore dell'altra, si dice che le due variabili sono tra loro *indipendenti*. Nello stesso studio proposto nell'esempio 6.2 [LI ET AL, 2007], gli autori hanno dimostrato che non esiste associazione tra la gravità della malattia e il livello ematico di colesterolo. Le due variabili (grado di stenosi e livello di colesterolo) sono risultate tra loro indipendenti.

Nell'esempio 6.1 si è riportata l'associazione tra una variabile continua (il rapporto tra due valori di intensità di segnale) e una variabile ordinale (il grado di Gleason), ma il discorso può allargarsi a qualsiasi tipo di variabile, comprese quelle categoriali. Un Radiologo, per esempio, potrebbe essere interessato a capire se in uno studio TC ci sia associazione tra il volume tumorale o l'entità del *contrast enhancement* di lesioni neoplastiche ormono-secernenti dell'ipofisi (o del pancreas endocrino o del surrene) e i livelli ematochimici dell'ormone secreto. In questi casi, tutte le variabili sono continue.

Le tecniche statistiche per valutare l'esistenza di associazioni tra i dati sono numerose e dipendono soprattutto dal tipo di variabili. In questo capitolo ne illustreremo le principali.

6.2. Correlazione tra variabili continue

La tecnica statistica utilizzata per studiare le associazioni tra variabili continue è detta *correlazione*. Date due variabili continue x e y, se all'aumentare del valore di x si osserva un aumento dei valori di y, si ha una *correlazione positiva*; se all'aumentare del valore di x si osserva una riduzione dei valori di y, si ha una *correlazione negativa*. Si afferma che x e y correlano linearmente o che esiste tra loro una *correlazione lineare*, quando la relazione matematica che intercorre può essere rappresentata da una retta di equazione:

$$y = ax + b \qquad (6.1)$$

In tale equazione a è il coefficiente angolare, che misura la pendenza della retta rispetto all'asse delle ascisse, mentre b è l'intercetta, cioè il punto di intersezione della retta con l'asse delle ordinate. Il significato di a e b può essere compreso immediatamente valutando due rette con uguale intercetta e differente coefficiente angolare (Fig. 6.1).

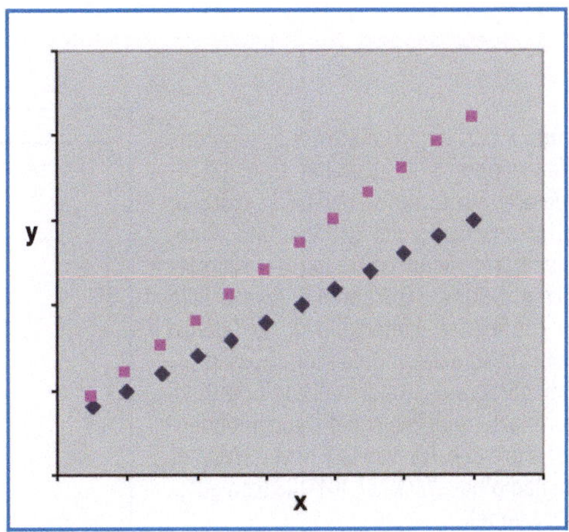

Figura 6.1. In questo grafico sono mostrate due rette che hanno uguale intercetta (coefficiente b) e diversa pendenza (coefficiente a).

In campo medico, data l'ampia variabilità biologica, i dati non sono quasi mai perfettamente allineati come nella Figura 6.1. Tendono, invece, a sparpagliarsi intorno a un andamento generale. Un esempio di correlazione positiva e negativa è di seguito descritto.

Esempio 6.3. Correlazione tra l'assorbimento di ^{18}FDG e l'assorbimento di gadopentato dimeglumina (Gd-DTPA). Gli autori hanno analizzato la relazione esistente *in vivo* tra l'assorbimento di ^{18}FDG (fluoro-deossi-glucosio) in PET (*positron emission tomography*) e la vascolarizzazione funzionale del tumore, misurata in RM, in pazienti con cancro del colon-retto e metastasi epatiche. Il metabolismo tumorale delle metastasi è stato valutato mediante il rapporto tra l'assorbimento di ^{18}FDG del tumore e del tessuto sano. A partire dall'andamento temporale della concentrazione di Gd-DTPA gli autori hanno calcolato la costante di assorbimento k_{ep} (s^{-1}) del MdC, come misura diretta del flusso sanguigno tumorale. Inoltre, è stata misurata la densità vascolare (numero di vasi per mm^2 di area tumorale vitale) tramite un microscopio computerizzato. Gli autori hanno dimostrato una correlazione negativa tra il rapporto tra l'assorbimento dell'^{18}FDG nel tessuto tumorale e quello nel tessuto non tumorale (T/NT) e la costante di assorbimento del Gd-DTPA (Fig. 6.2). È stata inoltre dimostrata una correlazione lineare positiva tra k_{ep} e la densità vascolare (Fig. 6.3). Infine, non è stata osservata alcuna correlazione tra T/NT e densità vascolare ($p = 0.944$) [Van Laarhoven et al, 2005].

Il coefficiente di correlazione di Pearson

La correlazione è matematicamente descritta da un coefficiente, indicato con la lettera r, che prende il nome di *coefficiente di correlazione* (o coefficiente di correlazione di Pearson). Supponiamo di avere un campione di n soggetti e misuriamo per ognuno le variabili x e y; il coefficiente di correlazione lineare è dato da:

$$r = \frac{\sum_{i=1}^{n}(x_i - m_x)(y_i - m_y)}{\sqrt{\sum_{i=1}^{n}(x_i - m_x)^2 \sum_{i=1}^{n}(y_i - m_y)^2}}$$

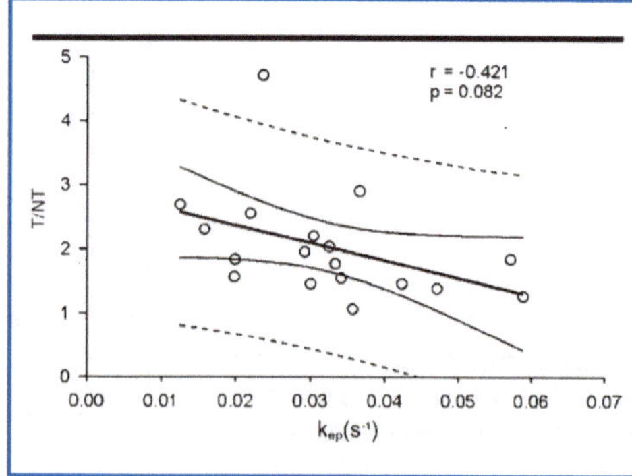

Figura 6.2. Il grafico mostra la relazione tra il rapporto di assorbimento di 18FDG tumore/tessuto sano (T/NT) e la costante di assorbimento del gadopentato dimeglumina k_{ep}. Sono inoltre mostrate la retta di regressione, il corrispondente intervallo di confidenza, l'intervallo di confidenza per la misura del singolo soggetto (v. prossimi paragrafi), il valore del coefficiente di correlazione di Pearson e il corrispondente valore di *p*. Da: van Laarhoven HWM et al. Radiology 2005;237:181-188 (con autorizzazione).

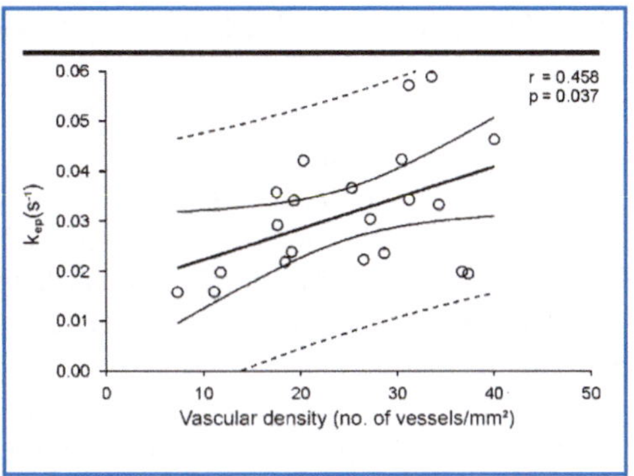

Figura 6.3. Il grafico mostra la relazione tra la costante di assorbimento del gadopentato dimeglumina k_{ep} e la densità vascolare. Sono inoltre mostrate la retta di regressione, il corrispondente intervallo di confidenza, l'intervallo di confidenza per la misura del singolo soggetto (v. prossimi paragrafi), il valore del coefficiente di correlazione di Pearson e il corrispondente valore di *p*. Da: van Laarhoven HWM et al. Radiology 2005;237:181-188 (con autorizzazione).

dove m_x e m_y sono la media aritmetica delle due variabili e le somme sono ottenute su tutto il campione.

La precedente formula può sembrare complessa, ma uno sguardo più attento al numeratore di r mostra come esso sia una misura della *contemporaneità* della variazione di x e di y. Fissato l'indice i (cioè fissato un soggetto del campione), le differenze $(x_i - m_x)$ e $(y_i - m_y)$ presenti al numeratore esprimono la variazione delle due variabili rispetto alle rispettive medie. Il loro prodotto è tanto maggiore quanto più x e y variano contemporaneamente. Se tra le due variabili non esiste una ben definita relazione matematica, le variazioni $(x_i - m_x)$ e $(y_i - m_y)$ sono del tutto casuali e il loro prodotto è mediamente zero. Se, viceversa, un aumento della differenza $(x_i - m_x)$ è accompagnato da un aumento della differenza $(y_i - m_y)$, allora il valore del numeratore di r tende ad assumere valori elevati. Il denominatore del coefficiente di correlazione r è pari a $(n - 1)s_x s_y$ cioè al prodotto delle deviazioni standard di x e y (sx e sy) e al numero di gradi di libertà. L'informazione che vogliamo rappresentare con il coefficiente di correlazione lineare è tutta contenuta nel suo numeratore[1]. Il denominatore è introdotto al solo scopo di rendere r un coefficiente adimensionale (cioè senza unità di misura) in modo tale rendere possibile il confronto diretto tra due esperimenti.

Il coefficiente r può assumere tutti i valori compresi nell'intervallo [−1, 1]: valori positivi indicano che se x aumenta (cioè se passo da un'unità statistica con x minore a una con x maggiore), allora il corrispondente valore di y aumenta; valori negativi di r indicano un andamento opposto, ovvero che se x aumenta, y diminuisce. Un valore di r prossimo allo zero indica che non esiste alcuna relazione di tipo lineare, sebbene possano comunque sussistere relazioni di altro tipo. Valori di r pari a 1 o −1 si osservano soltanto quando i punti del grafico sono *perfettamente* allineati come nella Figura 6.1: *il valore di r indica quanto i dati siano bene allineati lungo una retta.* Tanto più i punti sono allineati, più r è prossimo a +1 o a −1, a prescindere dalla pendenza della retta.

Il coefficiente di correlazione misura la contemporaneità della variazione

Il coefficiente di correlazione varia tra -1 e 1

---

[1] Per la precisione, il numeratore del coefficiente di correlazione è una misura della *covarianza*.

6.3. Interpretazione del coefficiente di correlazione

Il coefficiente di correlazione lineare r non dice di quanto aumenta o diminuisce y all'aumentare di x, ma misura *il grado di allineamento dei punti sperimentali* lungo una retta. La *forza dell'associazione* è invece indicata dalla pendenza della retta che nella relazione (6.1) è rappresentata dal coefficiente a. *Solo se per forza dell'associazione si vuole intendere la tendenza dei punti sperimentali ad "associarsi" intorno alla retta, si può affermare che r misura la forza dell'associazione.*

A conferma di quanto detto, si osservi la Figura 6.4, in cui sono riportati i dati di due campioni indipendenti: sebbene i punti di colore rosa (campione 1) seguano la retta con la pendenza maggiore, il corrispondente valore di r = 0.91 è minore del valore di r = 1 dei punti di colore blu (campione 2). La forza dell'associazione (intesa come pendenza) è maggiore nel campione 1 e minore nel campione 2, mentre l'allineamento è migliore nel campione 2 e peggiore nel campione 1. Come si vede, soltanto il grado di allineamento influenza il valore di r.

Il lettore potrebbe chiedersi che differenza ci sia tra due campioni i cui valori di r, sebbene elevati, comunque differiscano sostanzialmente. Tornando al grafico della Figura 6.4, ci si può chiedere per quale motivo il campione 1 è caratterizzato da una maggiore dispersione rispetto al campione 2 che, anzi, non ne mostra affatto[2]. Per rispondere a questa domanda occorre ricordare che la dispersione dei punti è dovuta a numerosi fattori, tra cui gli errori di misura, la variabilità intrinseca ai fenomeni biologici e, ovviamente, la variazione della variabile x. Un'analisi della varianza mostra che soltanto una certa quota della variazione di y è associata all'aumento della variabile x. Questa quota è espressa dal *coefficiente di determinazione* dato da $100r^2$, cioè dal quadrato del coefficiente di correlazione

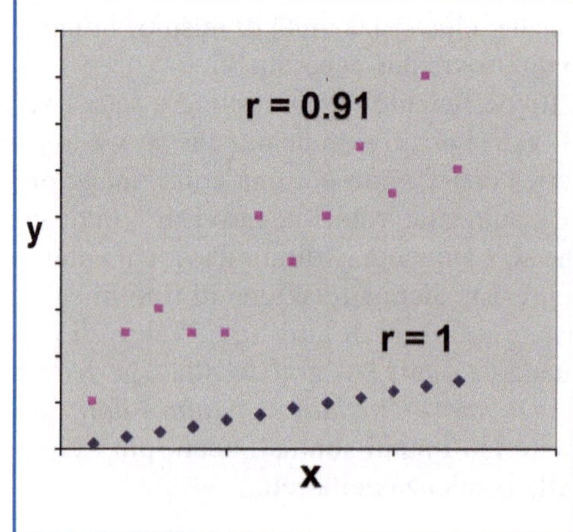

Figura 6.4. Rappresentazione grafica delle misure di due campioni indipendenti la cui forza di associazione è diversa. L'esempio mostra come il valore di r dipenda dall'allineamento e non dalla pendenza della retta.

---

[2] I dati del campione 2 sono volutamente allineati in modo perfetto per enfatizzare la differenza di concetto tra forza dell'associazione e allineamento dei punti.

moltiplicato per 100. Nel caso della Figura 6.4, circa l'83% della variazione di y osservata nel campione 1 (punti di colore rosa) è associato alla variazione di x, mentre il restante 17% non è associato alla variazione di x. Nel campione 2 (punti di colore blu) questa quota sale al 100%, caso limite di variabilità biologica nulla e di misura non affetta da errore. In questa situazione estrema, un aumento del valore di x corrisponde interamente a una variazione del valore di y, con andamento perfettamente lineare.

Il coefficiente di correlazione è inoltre espressamente definito per individuare relazioni di tipo lineare e, anche se può essere calcolato forzatamente per dati con andamento curvilineo, il suo valore è privo di significato. Nella Figura 6.5, r = 0.87 indicherebbe un'elevata correlazione, ma i punti del grafico sono allineati lungo una parabola.

6.4. Test di significatività

Consideriamo il seguente esempio.

> **Esempio 6.4. Relazione tra numero di eccitazioni e rumore in RM.** Supponiamo di voler studiare la relazione tra il livello di rumore dell'immagine e il numero di eccitazioni (NEX, *number of excitations*) utilizzando una data sequenza RM. A tale scopo sottoponiamo 10 pazienti a RM encefalica aumentando il NEX da paziente a paziente (la tecnica *phase oversampling* ci permette di selezionare valori di NEX frazionari). Il livello di rumore, espresso in unità arbitrarie (u.a.), è misurato mediante una regione di interesse posta in una regione del *field of view* non occupata dal paziente. Nella Tabella 6.1 sono riportati i risultati.

Calcolato il coefficiente di correlazione, ci domandiamo: "il valore osservato di r è statisticamente significativo? Cioè, le due variabili sono veramente correlate o l'associazione che abbiamo trovato è soltanto apparente ed è frutto

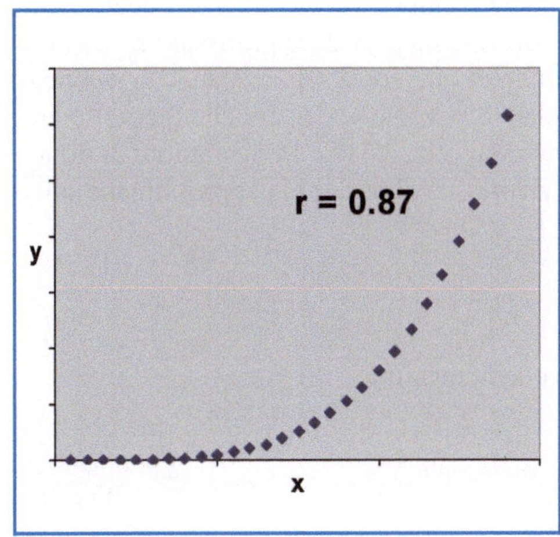

Figura 6.5. Rappresentazione grafica di un insieme di punti le cui coordinate hanno un andamento parabolico. L'esempio dimostra che non è opportuno limitarsi al calcolo di r e che occorre verificare che la dipendenza tra i dati sia lineare.

Tabella 6.1. Numero di eccitazioni (NEX) e rumore in RM

Paziente	Rumore (u.a.)	NEX
1	10.3	2
2	12.1	2.2
3	10.2	2.6
4	10.5	3
5	6.7	3.5
6	8.2	3.6
7	8.3	4.2
8	4.2	4.8
9	5.1	5
10	3	5.3
r = –0.93		

u.a. = unità arbitrarie.

dell'ampia variabilità dei dati?". Un valore di r apparentemente elevato potrebbe anche non essere significativo, così come un valore basso può invece dare luogo a un risultato inaspettatamente significativo.

Il test di significatività per il coefficiente di correlazione

Per rispondere dobbiamo eseguire un test di significatività partendo dall'ipotesi nulla H_0: r = 0, ovvero che le due variabili in oggetto non siano correlate.

Se è vera l'ipotesi nulla, allora si può dimostrare che la quantità

$$r\sqrt{\frac{n-2}{1-r^2}}$$

ha una distribuzione t di Student con n – 2 gradi di libertà. Il valore di t così calcolato va confrontato su apposite tabelle [ALTMAN, 1991] per ricavare il corrispondente valore di p e decidere sulla significatività o meno di r. Per l'esempio 6.4, r = –0.93 fornisce un valore di t = 7.11 a cui corrisponde un valore di $p < 0.001$: la correlazione negativa che esiste tra le due variabili è, quindi, altamente significativa.

Vediamo infine una semplice estensione del test di significatività che può essere utile in particolari circostanze. A volte può essere interessante cambiare l'ipotesi nulla e verificare che il coefficiente di correlazione sia statisticamente diverso da un valore prefissato r_0. La nuova ipotesi nulla è H_0: r = r_0. Questo modo di operare si segue quando si ritiene che le variabili in oggetto siano correlate e si vuole verificare che il coefficiente di correlazione assuma proprio il valore ipotizzato (r_0). Per campioni di dimensione n ≥ 30 si può dimostrare che l'errore standard di r sia approssimativamente pari a

$$\frac{(1-r^2)}{\sqrt{n}}$$

e che la quantità

$$z = \frac{r-r_0}{(1-r^2)/\sqrt{n}}$$

segua approssimativamente una distribuzione normale standard. Il valore di z osservato va confrontato su apposite tabelle [ALTMAN, 1991] per ricavare il corrispondente valore di *p*.

6.5. Correlazione per ranghi

L'utilizzo del coefficiente di correlazione di Pearson è subordinato ad alcune assunzioni di base che ne limitano l'applicabilità. Innanzitutto è necessario che le variabili studiate siano ottenute da un campione casuale e che almeno una delle due abbia una distribuzione normale. Preferibilmente, e soprattutto per l'esecuzione del test di significatività di r, sarebbe opportuno che entrambe le variabili seguissero una distribuzione gaussiana.

Il modo più veloce per verificare queste ipotesi è costruire un istogramma di entrambe le variabili: sarà sufficiente controllare che i due istogrammi seguano una distribuzione approssimativamente normale. In caso contrario, una valida alternativa al coefficiente di correlazione di Pearson è il suo corrispondente non parametrico, noto come *coefficiente di correlazione per ranghi o di Spearman*.

Il coefficiente di correlazione di Spearman

Nella Tabella 6.2 abbiamo ripreso i dati del rumore e del NEX dell'esempio 6.4 e aggiunto due colonne con i ranghi attribuiti ai dati.

Il coefficiente di correlazione di Spearman, r_s può essere calcolato classificando i dati per ranghi e applicando la formula per il coefficiente di Pearson ai ranghi anziché ai dati originali. Analogamente a quanto detto prima per r, se è vera l'ipotesi nulla $H_0 : r_s = 0$, la quantità

$$r_s \sqrt{\frac{n-2}{1-r_s^2}}$$

segue una distribuzione *t* per campioni di dimensione n ≥ 30. Il test di significatività di r_s può allora essere eseguito confrontando il valore di *t* osservato su apposite tabelle [ALTMAN, 1991][3]. Per i dati della Tabella 6.2, $r_s = -0.88$

Tabella 6.2. Dati dell'esempio 6.4 con l'attribuzione dei ranghi

Paziente	Rumore (u.a.)	Rango	NEX	Rango
1	10.3	8	2	1
2	12.1	10	2.2	2
3	10.2	7	2.6	3
4	10.5	9	3	4
5	6.7	4	3.5	5
6	8.2	5	3.6	6
7	8.3	6	4.2	7
8	4.2	2	4.8	8
9	5.1	3	5	9
10	3	1	5.3	10

u.a. = unità arbitrarie.

---

[3] Ovviamente, sia per la signficatività di r sia per quella di r_s i valori di *p* sono nella pratica ottenuti mediante software.

a cui corrisponde un valore di $t = 5.22$ e un valore di $p < 0.001$: viene quindi confermata la significatività della relazione lineare che esiste tra le due variabili.

Di seguito è riportato un altro esempio di applicazione del coefficiente di correlazione per ranghi.

Esempio 6.5. Coefficiente di correlazione di Spearman. Gli autori hanno sottoposto 20 pazienti con lesioni del midollo osseo da malattie ematologiche a RM del midollo spinale con sequenze spin-echo e four-echo Carr-Purcell-Meiboom-Gill. I valori di T1 e T2 per ciascun soggetto sono stati ottenuti mediante regioni di interesse posizionate in L2, L3 e L4. La cellularità del midollo osseo è stata misurata mediante tecniche di conteggio morfometrico. Gli autori hanno analizzato la correlazione tra i tempi di rilassamento (T1 e T2) e la cellularità mediante il coefficiente di correlazione per ranghi di Spearman ottenendo i seguenti risultati: $r_s = 0.74$ per la correlazione tra T1 e cellularità con $p < 0.001$ e $r_s = -0.18$ per la correlazione tra T2 e cellularità con $p = 0.1$ [SMITH ET AL, 1989].

Differenza tra il coefficiente di Pearson e quello di Spearman

La differenza numerica tra il coefficiente di Pearson e quello di Spearman è una misura del grado di soddisfacimento delle ipotesi di cui abbiamo parlato all'inizio del paragrafo per l'utilizzo del coefficiente di Pearson: più le distribuzioni delle due variabili si allontanano da quella normale, più la differenza tra i due coefficienti è marcata [SOLIANI, 2007]. Nell'esempio 6.4, $r = -0.93$ e $r_s = -0.88$ con una modesta differenza: in questo caso, possiamo scegliere quale dei due indicare come coefficiente di correlazione senza ulteriori approfondimenti. Tuttavia, in talune circostanze può accadere che la differenza sia decisamente maggiore e, in questi casi, è sempre necessario riportare il coefficiente di correlazione per ranghi, che non richiede ipotesi di alcun genere sulle distribuzioni delle variabili.

6.6. Regressione lineare

In molti testi di Statistica la trattazione della correlazione è spesso seguita da quella della *regressione lineare* che, pur essendo uno strumento statistico diverso, condivide con la correlazione i concetti di base. In effetti, l'analisi di regressione lineare può essere considerata un'estensione del concetto di correlazione in quanto fornisce informazioni di carattere più generale sugli stessi dati.

Un'estensione del concetto di correlazione

Quando misuriamo due o più variabili in tutti i soggetti di un campione casuale, oltre a capire se esistono correlazioni tra i dati, siamo spesso interessati a *descrivere* queste correlazioni mediante formule matematiche che sintetizzino tutte le informazioni che si possono ricavare. Nell'esempio 6.4 abbiamo osservato una correlazione negativa tra rumore e NEX in RM. Non siamo però in grado di *prevedere* il livello di rumore corrispondente a un valore di NEX intermedio ai valori tabulati. Per rispondere a questa domanda dobbiamo essere in grado di ricavare il livello di rumore corrispondente al NEX ipotizzato.

Torniamo all'esempio 6.4 e riportiamo su un grafico cartesiano (Fig. 6.6) i dati della Tabella 6.1.

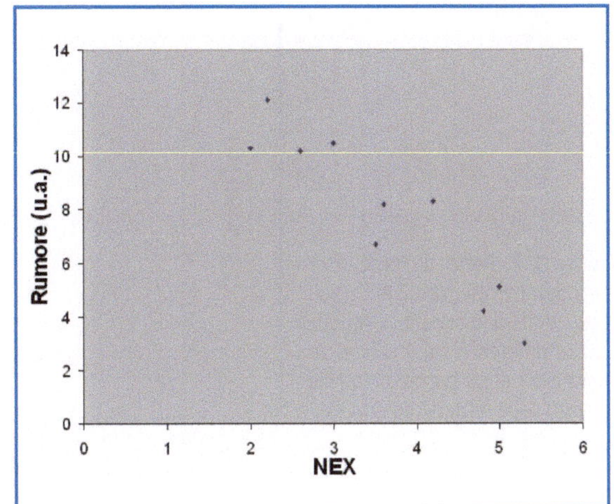

Figura 6.6. Grafico cartesiano dei dati dell'esempio 6.4. Sull'asse delle ordinate è riportato il rumore in unità arbitrarie (u.a.); sull'asse delle ascisse il NEX. Il grafico mostra una significativa correlazione negativa.

Il grafico conferma la correlazione lineare negativa tra le due variabili, ma non fornisce informazioni circa la retta che *meglio approssima* i dati sperimentali. Quello che stiamo cercando è un metodo matematico che restituisca una retta che *passi mediamente tra tutti i punti del grafico*. Tale retta prende il nome di *retta di regressione* o *retta di best fit*, dal verbo inglese *to fit*, adattarsi, combaciare.

La retta di regressione

6.6.1. Il calcolo dei coefficienti

Esistono diversi metodi per ricavare la retta di regressione. Quello più utilizzato è senza dubbio il *metodo dei minimi quadrati*. Questo metodo, la cui dimostrazione è omessa, agisce sulla quantità

Il metodo dei minimi quadrati

$$\sum_{i=1}^{n} (y_{osservato}^{i} - y_{atteso}^{i})^2 = \sum_{i=1}^{n} [y_{osservato}^{i} - (a \cdot x_{osservato}^{i} + b)]^2 = \text{minimo} \quad (6.2)$$

Si ricavano i coefficienti a e b che minimizzano il valore della sommatoria. A prima vista questa espressione potrebbe apparire complicata, ma uno sguardo al grafico della Figura 6.7 mostra chiaramente il modo di operare di questo metodo.

Le barrette verticali indicano la differenza tra il valore $y_{osservato}^{i}$ (corrispondente al valore $x_{osservato}^{i}$) dell'i-esimo soggetto del campione e il valore atteso sulla base della retta di regressione ($a \cdot x_{osservato}^{i} + b$) in corrispondenza dello stesso valore $x_{osservato}^{i}$. Questa differenza prende il nome di *residuo*. Nella relazione (6.2) vengono sommati i quadrati di tutti i residui. Maggiore è la sommatoria, peggiore è la *bontà del fit*. *La retta di regressione è, quindi, quella retta che riduce al minimo la somma dei quadrati dei residui, cercando di passare il più vicino possibile a tutti i punti del grafico.* Il lettore avrà capito che la bontà del fit dipende dal grado di allineamento dei punti del grafico e, quindi, dal coefficiente di correlazione lineare.

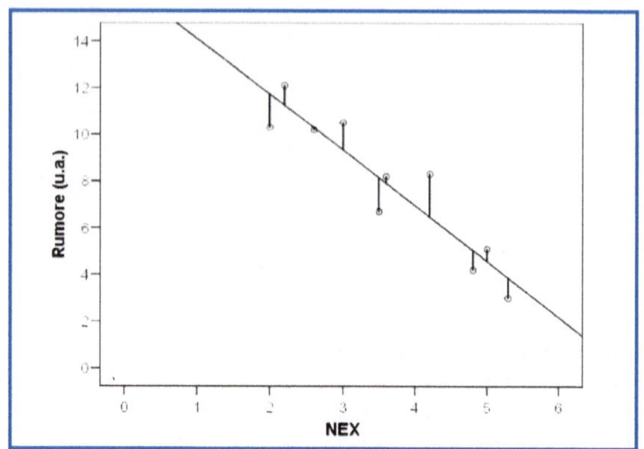

Figura 6.7. Retta di regressione per i dati dell'esempio 6.4. Le barrette verticali mostrano i residui, cioè la differenza tra il valore del rumore di ciascun punto con quello previsto dalla retta di regressione.

Se indichiamo con m_x e m_y i valori medi delle due variabili e con x_i e y_i i singoli valori del campione, si può dimostrare che la retta di regressione passa attraverso il punto del grafico di coordinate (m_x, m_y) e che, quindi, vale la relazione:

$$m_y = am_x + b$$

da cui ricaviamo immediatamente l'intercetta come:

$$b = m_y - am_x$$

che possiamo però calcolare soltanto dopo aver ottenuto la pendenza, a, data da:

$$a = \frac{\sum_{i=1}^{n}(x_i - m_x)(y_i - m_y)}{\sum_{i=1}^{n}(x_i - m_x)^2}$$

Il calcolo del coefficiente a può essere semplificato se prima si calcolano le *somme dei quadrati* e la *somma dei prodotti*:

$$S_{xx} = \sum_{i=1}^{n}x_i^2 - (\sum_{i=1}^{n}x_i)^2/n$$

$$S_{yy} = \sum_{i=1}^{n}y_i^2 - (\sum_{i=1}^{n}y_i)^2/n$$

$$S_{xy} = \sum_{i=1}^{n}x_iy_i - \sum_{i=1}^{n}x_i\sum_{i=1}^{n}y_i/n$$

In questo caso:

$$a = \frac{S_{xy}}{S_{xx}}$$

Per riassumere, data una tabella come quella dell'esempio 6.4, in cui si misurano due variabili continue, si riportano inizialmente i dati su un grafico cartesiano per avere almeno una visione generale dell'andamento dei dati. Se il grafico suggerisce una dipendenza di tipo lineare si calcolano i coefficienti di Pearson e di Spearman, il cui confronto dà informazioni sul tipo di distribuzione delle due variabili. Successivamente si calcolano le medie aritmetiche m_x e m_y e i coefficienti della regressione lineare a e b.

Consideriamo il seguente esempio.

Esempio 6.6. Relazione tra la composizione delle fibre muscolari e i tempi di rilassamento T1 e T2 in RM. Gli autori hanno ipotizzato che da una misura dei tempi di rilassamento T1 e T2 in una regione di interesse posta nel muscolo vasto laterale fosse possibile risalire alla composizione delle fibre muscolari e distinguere tra fibre di tipo *fast-twitch* e di tipo *slow-twitch*. A tale proposito, 16 atleti volontari sono stati sottoposti a biopsia del muscolo che ne ha stabilito la composizione in termini di percentuale delle fibre fast-twitch (%FTf). Circa due settimane dopo la biopsia i soggetti hanno eseguito una RM (0.22 T) della regione interessata (sequenza inversion recovery; TR, 2000 ms; TI, 500 ms; TE, 34 ms). Considerando %FTf come variabile dipendente e T1 e T2 come variabili indipendenti[4] hanno ottenuto i seguenti risultati:

$$\%FTf = 0.66T1 - 172.4 \ (r = 0.924, p < 0.01)$$
$$\%FTf = 4.9T2 - 81.4 \ (r = 0.889, p < 0.01)$$

La correlazione tra le variabili è quindi risultata altamente significativa [KUNO ET AL, 1988].

Quest'ultimo esempio consente di fare alcune considerazioni. Innanzitutto, mette in evidenza un aspetto importante della ricerca: l'*ipotesi di lavoro*. Kuno e i suoi collaboratori sono partiti da un'idea, ovvero dal sospetto che la composizione molecolare delle fibre muscolari influenzasse le due grandezze fisiche principali della RM, T1 e T2. In genere, questo è il punto di partenza degli studi che hanno come *endpoint* l'emersione di possibili correlazioni.

In secondo luogo, l'esempio delle fibre muscolari dimostra come l'utilizzo della retta di regressione per fare previsioni debba essere limitato soltanto all'intervallo di valori osservato. Dall'analisi dei dati dell'esempio 6.6, T1 è risultato compreso tra 313 ms e 382 ms, mentre T2 tra 22 ms e 33 ms, a cui corrispondono valori di %FTf compresi tra 25% e 95%. Per valori di T1 e T2 esterni ai rispettivi intervalli le due rette di regressione possono fornire valori senza alcun significato, per esempio valori negativi e valori maggiori del 100%. Del resto, non abbiamo alcuna indicazione del fatto che le relazioni tra le tre variabili con-

---

[4] Questa notazione può generare confusione. Si tratta della notazione generalmente utilizzata per i grafici cartesiani: la variabile posta sull'asse delle ascisse prende il nome di variabile indipendente, mentre quella sull'asse delle ordinate viene detta variabile dipendente, senza riferimento alcuno al concetto di correlazione.

Una limitazione importante

Procedure computerizzate
per il calcolo dei coefficienti

Adattamento della retta
di regressione intorno
ai punti sperimentali

tinuino ad avere un andamento lineare anche oltre l'intervallo di valori osservato. Per quanto ne sappiamo, la relazione può iniziare ad assumere un andamento curvilineo. *Per questo motivo non è mai opportuno estendere i risultati di un'analisi di regressione lineare oltre i limiti dei valori osservati.*

Per completezza abbiamo riportato le formule matematiche per il calcolo dei coefficienti della retta di regressione, ma oggi è ampia la varietà di software statistici che facilitano tale compito. Descriviamo brevemente la procedura che esegue il computer durante il calcolo dei coefficienti per chiarire ulteriormente il metodo dei minimi quadrati. Una volta inseriti i dati in una tabella come quella dell'esempio 6.4, il computer inizialmente assegna ai coefficienti a e b due valori casuali e calcola la somma dei quadrati dei residui come in (6.2); nel secondo passaggio mantiene costante il coefficiente b, aumenta il coefficiente a di una piccola quantità e ricalcola la somma dei quadrati dei residui. Se il nuovo valore così ottenuto è minore del precedente, allora il computer continua ad aumentare a tenendo b costante, finché non raggiunge un punto di minimo (che trova appena la somma inizia di nuovo a crescere). Se nel secondo passaggio la somma dei quadrati dei residui è maggiore del valore precedente, allora inizia a diminuire a della stessa piccola quantità e ricalcola la somma, continuando finché non trova un minimo. Quando ha ricavato il valore di a che minimizza la somma dei quadrati dei residui, mantiene a costante e ripete il ciclo per il coefficiente b.

La procedura automatica che segue il computer è alla base del metodo dei minimi quadrati e permette al lettore di farsi un'idea del *processo di adattamento della retta di regressione intorno ai punti sperimentali*, alla ricerca del *minimo errore* possibile. Per i dati dell'esempio 6.4 la retta di regressione è data da:

$$\text{rumore} = -2.39\text{NEX} + 16.50 \text{ u.a.} \tag{6.3}$$

che descrive l'andamento del rumore dell'immagine per un dato valore di NEX. La pendenza a = −2.39 u.a. rappresenta la diminuzione del rumore in corrispondenza di un aumento unitario (1 NEX) del numero di eccitazioni: per ogni aumento di NEX di un'unità, il rumore si riduce di 2.39 u.a. L'intercetta b = 16.50, da un punto di vista matematico, indica il livello di rumore quando il NEX è nullo, ovvero il punto di intersezione della retta nella Figura 6.7 con l'asse delle ordinate. Come spesso accade in campo medico, l'intercetta non ha significato reale, in quanto il valore della variabile x (il NEX nell'esempio 6.4) non può annullarsi: annullare il NEX vorrebbe dire non eseguire per nulla la sequenza RM.

6.7. Interpretazione della retta di regressione

La retta di regressione può essere considerata come la retta che unisce i valori medi della variabile dipendente (y) per dati valori della variabile indipendente (x). Torniamo all'esempio 6.4. Possiamo interpretare la formula (6.3) come una stima del valore medio del rumore per un dato valore di NEX. Se, per esempio, eseguiamo la stessa sequenza RM in n pazienti con un NEX pari a 4, otteniamo un livello di rumore medio pari a −2.39 · 4 + 16.50 = 6.94 u.a.

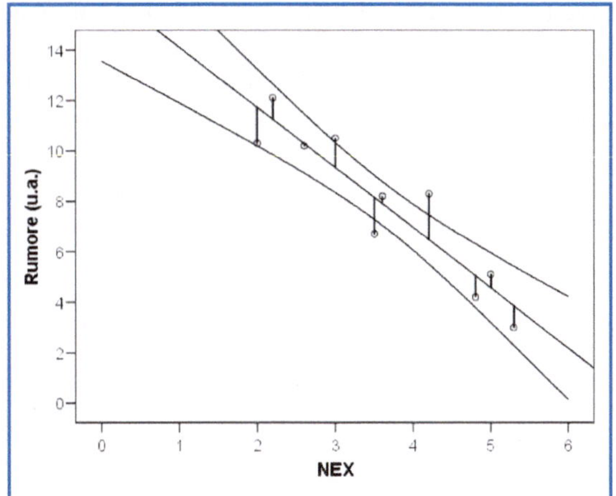

Figura 6.8. Retta di regressione per i dati dell'esempio 6.4. Le due curve rappresentano l'intervallo di confidenza al 95%, cioè i limiti entro i quali può trovarsi la vera retta di regressione dell'intera popolazione.

Come per tutte le stime ricavate da un campione, anche per la retta di regressione possiamo calcolare l'intervallo di confidenza al 95% (IC95%). Nella Figura 6.8 è mostrata la retta di regressione per i dati dell'esempio 6.4 con il corrispondente intervallo di confidenza.

L'intervallo di confidenza della retta di regressione

Le curve che racchiudono la retta di regressione rappresentano i limiti entro i quali può trovarsi (al livello di confidenza del 95%) la *vera* retta di regressione, cioè quella che rappresenta l'intera popolazione. Equivalentemente, fissato un valore di NEX, le due curve restituiscono i limiti inferiore e superiore dell'intervallo di confidenza del rumore medio stimato dalla retta di regressione.

Di seguito è riportata la procedura per il calcolo dell'intervallo di confidenza. Consideriamo un campione di n soggetti di cui misuriamo le variabili x e y e indichiamo con m_x la media aritmetica di x. Sia y_{fit} il valore di y stimato dalla retta di regressione in corrispondenza di un dato valore x_0, cioè:

$$y_{fit} = ax_0 + b$$

È possibile dimostrare che l'errore standard di y_{fit} è:

$$ES(y_{fit}) = S_{res} \sqrt{\frac{1}{n} + \frac{(x_0 - m_x)^2}{S_{xx}}}$$

dove S_{res} è la deviazione standard dei residui, pari a:

$$S_{res} = \sqrt{\frac{(S_{yy} - aS_{xy})}{n - 2}}$$

L'intervallo di confidenza è dato da:

$$y_{fit} \pm t_{0.975} \cdot ES(y_{fit}) \tag{6.4}$$

dove $t_{0.975}$ è il valore di t che corrisponde a un'area di 0.025 nella distribuzione t a n – 2 gradi di libertà[5]. Una volta ricavato $t_{0.975}$ su apposite tabelle [ALTMAN, 1991] e facendo variare x_0, la relazione (6.4) fornisce l'intervallo di confidenza della retta di regressione. Nell'esempio 6.4, con x_0 pari a 4 risulta:

$$a = -2.39 \text{ u.a.}$$
$$b = 16.50 \text{ u.a.}$$
$$x_0 = 4$$
$$y_{fit} = 6.94 \text{ u.a.}$$
$$S_{xx} = 12.54$$
$$S_{yy} = 82.66 \text{ u.a.}^2$$
$$S_{xy} = -29.90 \text{ u.a.}$$
$$S_{res} = 1.18 \text{ u.a.}$$
$$ES(y_{fit}) = 0.40 \text{ u.a.}$$
$$t_{0.975} = 2.31$$
$$IC95\% = 6.94 \pm 2.31 \cdot 0.40 = [6.02, 7.86] \text{ u.a.}$$

L'IC95% indica che, al livello di confidenza del 95%, il rumore nell'immagine RM acquisita con un NEX pari a 4 è compreso tra 6.02 u.a. e 7.86 u.a. Come si vede, l'ampiezza dell'IC95% è piuttosto ridotta, grazie al fatto che i punti sono molto ben allineati.

Per quanto riguarda l'intervallo di confidenza della pendenza a, si dimostra che il suo l'errore standard è pari a:

$$ES(a) = \frac{S_{res}}{\sqrt{S_{xx}}}$$

L'IC95% per la pendenza è:

$$a \pm t_{0.975} \cdot ES(a)$$

dove $t_{0.975}$ è il valore di t che corrisponde a un'area di 0.025 nella distribuzione t a n – 2 gradi di libertà. Infine, possiamo eseguire un test di significatività partendo dall'ipotesi nulla H_0: a = 0, ovvero che la retta di regressione non sia diversa da una retta parallela all'asse delle ascisse. A tale proposito consideriamo la quantità a/ES(a) che va confrontata con la distribuzione t a n - 2 gradi di libertà. Testare una tale ipotesi equivale a verificare se la correlazione tra le due variabili sia statisticamente significativa, cioè che il coefficiente di correlazione lineare sia maggiore di 0. Per l'esempio 6.4, l'IC95% di a corrisponde all'intervallo [–3.16, –1.61] a cui corrisponde un valore di $p < 0.01$.

6.8. Limitazioni all'utilizzo della regressione lineare

Una delle principali limitazioni all'utilizzo dell'analisi di regressione lineare è la restrizione dell'inferenza verso l'intera popolazione al solo intervallo di valori osservato. Non siamo autorizzati a calcolare il valore della variabile

---

[5] Si noti che $t_{0.975}$ non corrisponde a $t_{95\%}$ definito nei capitoli precedenti.

dipendente al di fuori del range utilizzato nell'analisi di regressione. Questo concetto va sottolineato perché i fenomeni fisici e biologici tendono a presentare comportamenti curvilinei quando si superano certi limiti. Pensiamo, per esempio, al processo di annerimento di una pellicola radiografica quando esposta ai raggi X. Il grafico della densità ottica in funzione della dose di radiazione assorbita è lineare entro un certo intervallo di dose, ma tende a curvarsi e a raggiungere un livello di saturazione per alti valori di dose.

L'utilizzo dell'analisi di regressione lineare è, inoltre, subordinato alla verifica delle seguenti ipotesi:

Requisiti per l'uso dell'analisi di regressione lineare

- i valori della variabile dipendente y devono avere una distribuzione normale per ciascun valore della variabile indipendente x;
- la deviazione standard di y deve essere la stessa per ciascun valore di x;
- la relazione tra y e x deve essere lineare.

L'ultima ipotesi può sembrare ripetitiva, ma è invece necessaria. Per quanto questa tecnica statistica possa essere comunque applicata a una qualsiasi coppia di variabili continue, perde significato se applicata a dati dal grafico curvilineo, come già detto per il coefficiente di correlazione lineare. Diversamente da quest'ultimo, tuttavia, per eseguire un'analisi di regressione non è necessario che entrambe le variabili siano normalmente distribuite, anzi, i valori di x possono anche essere scelti (qualora possibile) dallo sperimentatore.

Bibliografia

ALTMAN DG. Practical statistics for medical research. London: Chapman & Hall, 1991.

KUNO S, KATSUTA S, INOUYE T, ET AL. Relationship between MR relaxation time and muscle fiber composition. Radiology 1988;169:567-568.

LI AH, CHU YT, YANG LH. More coronary artery stenosis, more cerebral artery stenosis? A simultaneous angiographic study discloses their strong correlation. Heart Vessels 2007;22:297-302.

SMITH SR, WILLIAMS CE, DAVIES JM, EDWARDS RHT. Bone marrow disorders: characterization with quantitative MR imaging. Radiology 1989;172:805-810.

SOLIANI L. Statistica applicata alla ricerca e alle professioni scientifiche. Manuale di statistica univariata e bivariata. Parma: Uninova-Gruppo Pegaso, 2007;21:1-6.

VAN LAARHOVEN HWM, DE GEUS-OEI LF, WIERING B, ET AL. Gadopentetate dimeglumine and FDG uptake in liver metastases of colorectal carcinoma as determined with MR imaging and PET. Radiology 2005;237:181-188.

WANG L, MAZAHERI Y, ZHANG J, ET AL. Assessment of Biological Aggressiveness of Prostate Cancer: Correlation of MR Signal Intensity with Gleason Grade after Radical Prostatectomy. Radiology 2008;246:168-176.

Riproducibilità: variabilità intraosservatore e interosservatore

Nella pratica clinica il Radiologo interpreta un esame mediante valutazione qualitativa e/o sulla base di misure di variabili continue come il diametro dei linfonodi, la frazione di eiezione dei ventricoli, il grado di stenosi di un'arteria ecc. Peraltro, il suo giudizio può essere sia dicotomico (sì/no) sia basato su una scala ordinale come, per esempio, il BI-RADS®.

Nel capitolo 1 abbiamo affrontato il tema della misura della performance diagnostica, ovvero della corrispondenza tra i risultati di una serie di indagini e un reference standard. Il problema che affrontiamo in questo capitolo è invece di carattere più generale e risponde alla seguente domanda: *Qual è il grado di affidabilità intrinseca di un valore misurato?*; detto in altri termini, *se ripeto la stessa misura n volte, qual è la probabilità di ottenere sempre lo stesso valore?*

> Qual è il grado
> di affidabilità intrinseca
> di un valore misurato?

7.1. Fonti di variabilità

Il risultato di una misura, sia esso un volume ventricolare, una sensibilità o una proporzione, rappresenta soltanto una stima della variabile misurata. Nella maggior parte dei casi, ci si limita a registrare il primo valore ottenuto e raramente si ripete la procedura per migliorare la precisione della stima.

> Una stima della variabile misurata

Consideriamo il seguente esempio. Un paziente post-ischemico esegue una RM cardiaca per la valutazione della funzionalità ventricolare sinistra. In questo caso, il Radiologo misura il volume della cavità ventricolare nella fase sistolica e nella fase diastolica da cui ricava la frazione di eiezione. Ma diamo un'occhiata da vicino a questo processo di misura. Nella Figura 7.1 è raffigurato il procedimento seguito da uno dei software disponibili per questo tipo di analisi.

F. Sardanelli, G. Di Leo, *Biostatistica in Radiologia*. ISBN 978-88-470-0604-1; © Springer 2008.

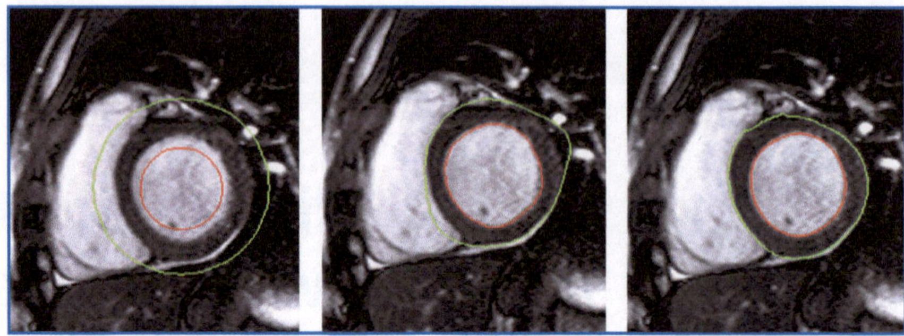

Figura 7.1. In queste tre immagini è mostrata una sezione in asse corto del cuore ottenuta con RM (1.5 T) e una bobina *phased array* a quattro canali posta sul torace (sincronizzazione al tracciato ECG; TR, 45-50 ms; TE, 1.5-1.7 ms; FA, 65°; spessore di strato, 8 mm; FOV, 196 × 262 mm; matrice 160 × 256 pixel). A sinistra si notano due circonferenze posizionate dall'operatore in modo utile perché il computer possa adattarle ai contorni epicardico ed endocardico. Il risultato del processo di adattamento operato dal computer è mostrato nell'immagine centrale. Nel passaggio finale, a destra, l'operatore corregge con un intervento manuale gli errori commessi dal computer.

La variabilità è intrinseca ai processi di misura

Il Radiologo deve segmentare la superficie endocardica in tutti gli strati che *ritiene* contenere sangue ventricolare per le fasi sistolica e diastolica; se poi è interessato alla misura della massa deve anche delineare il contorno epicardico e, per il setto interventricolare, il segmento corrispondente del contorno endocardico del ventricolo destro. Inizialmente (Fig. 7.1, immagine di sinistra), il Radiologo introduce una circonferenza interamente contenuta nella cavità ventricolare (in rosso nell'immagine) e una circonferenza che contiene la cavità ventricolare (in verde nell'immagine). Nel secondo passaggio (immagine al centro) il computer *cerca* di adattare entrambe le curve ai rispettivi contorni applicando delle procedure che, per quanto raffinate, non danno quasi mai risultati ottimali: si vedono, infatti, delle imprecisioni rispetto al reale contorno epicardico. Nell'ultimo passaggio (immagine di destra), il Radiologo può *intervenire manualmente* e correggere il risultato proposto dal computer. È soprattutto nell'ultimo passaggio e nella scelta delle fasi e degli strati da contornare che l'*osservatore*[1] introduce *fonti di variabilità*. Data l'impossibilità di ripetere esattamente la procedura, la ripetizione della misura da parte dello stesso osservatore conduce quasi sempre a valori diversi da quelli precedentemente ottenuti; ancora diversi per la terza, la quarta, la quinta misura e così via.

La variabilità intraosservatore

L'esempio proposto introduce il problema della *variabilità intraosservatore*, cioè della variabilità che un osservatore ha quando ripete due o più volte la stessa misura nelle stesse condizioni. Anche se le immagini, la strumentazione e l'osservatore sono gli stessi, piccole differenze nella scelta delle regioni da segmentare, delle fasi e degli strati comportano risultati diversi. Poiché l'*anello debole* della catena è appunto l'osservatore, la variabilità osservata in questo tipo di situazione è indicata come variabilità intraosservatore.

La variabilità interosservatore

Consideriamo ora le differenze che nascono quando le misure non sono eseguite da uno stesso osservatore, ma da due o più osservatori. Dal momento che ciascun

---

[1] Da questo punto in poi parleremo sempre di osservatore per indicare colui che esegue la misura.

osservatore è caratterizzato da una propria variabilità intraosservatore, la variabilità totale è maggiore dei singoli contributi. Parleremo in questo caso di *variabilità interosservatore*, cioè della variabilità tra due o più osservatori. Per chiarire la differenza tra variabilità intra- e interosservatore riportiamo un esempio che svilupperemo in tutto il capitolo, man mano che verranno introdotti nuovi concetti.

Esempio 7.1. Variabilità intra- e interosservatore. Gli autori hanno valutato la variabilità intra- e interosservatore nella segmentazione dei ventricoli mediante sistemi di segmentazione semiautomatico (*interactive semi-atomated method*, ISAM) e manuale (*manual contouring*, MC). Due osservatori, un Radiologo (R1) con un anno di esperienza di RM cardiaca e un ingegnere (R2) a cui era stato insegnato a riconoscere e a segmentare le immagini cine-RM, hanno eseguito quattro sessioni di segmentazione: due ciascuno, indipendentemente l'uno dall'altro e a distanza di almeno 10 giorni. Il campione era costituito da n = 10 pazienti (consecutivi e non selezionati, con un ampio spettro di patologie cardiache) dei quali è stata misurata la frazione di eiezione. I risultati ottenuti sono mostrati nella Tabella 7.1 [SARDANELLI ET AL, 2008].

Tabella 7.1. Frazione di eiezione dei due ventricoli in 10 pazienti, calcolata mediante segmentazione di immagini cine-RM asse corto da parte di due osservatori (R1, R2) con due diverse tecniche

Ventricolo sinistro

Paziente	ISAM				MC			
	R1-1	R1-2	R2-1	R2-2	R1-1	R1-2	R2-1	R2-2
1	51.8	55.0	51.3	54.3	55.7	61.7	61.4	57.2
2	56.0	52.5	59.4	59.1	57.7	58.2	56.0	63.6
3	57.8	56.5	66.8	65.8	53.9	58.3	70.2	71.5
4	50.4	70.0	55.4	47.1	70.6	73.6	59.2	55.9
5	15.7	18.7	18.2	14.7	18.3	23.6	18.3	22.3
6	62.2	69.2	68.5	63.5	69.4	68.8	71.1	73.5
7	31.4	29.7	30.1	24.4	23.6	22.1	33.7	30.4
8	61.3	56.6	49.0	49.7	61.4	59.0	47.0	45.7
9	21.1	35.0	31.6	33.1	33.2	31.8	32.2	31.6
10	62.5	71.0	71.5	72.9	70.2	72.0	74.4	70.0

Ventricolo destro

Paziente	ISAM				MC			
	R1-1	R1-2	R2-1	R2-2	R1-1	R1-2	R2-1	R2-2
1	23.8	47.6	25.0	47.6	17.2	47.1	18.1	31.5
2	61.0	46.0	50.0	52.2	46.6	46.1	50.7	46.5
3	76.9	73.9	66.7	65.2	68.0	72.0	65.5	62.6
4	42.2	40.0	51.3	46.1	58.5	54.9	38.4	54.5
5	74.9	68.4	30.6	63.0	67.0	70.1	37.4	59.1
6	72.6	43.3	48.5	61.0	67.1	52.6	69.7	54.9
7	48.0	46.0	44.0	46.3	46.4	46.5	45.8	46.4
8	18.1	14.2	22.9	19.5	18.3	12.8	24.7	21.2
9	37.5	36.7	56.1	53.2	14.2	23.1	43.8	35.6
10	28.7	30.9	54.3	41.3	16.0	33.4	68.1	49.9

R1-1 e R1-2 rappresentano la prima e la seconda misura di R1; analogamente per R2. Tutti i valori di frazione di eiezione esprimono delle percentuali. ISAM = metodo semiautomatico; MC = metodo manuale.

L'esempio 7.1 ci darà modo, nel corso dei prossimi paragrafi, di fare una serie di considerazioni sull'importanza della valutazione della variabilità. Sebbene i concetti di variabilità e *riproducibilità* siano complementari (se una misura è molto variabile è poco riproducibile e viceversa), preferiamo proseguire la discussione riferendoci alla variabilità: le tecniche statistiche che introdurremo, infatti, sono state sviluppate in tal senso.

7.2. Perché è importante conoscere la variabilità delle misure?

Per capire l'importanza della conoscenza della variabilità dei processi di misura consideriamo il seguente esempio. Un paziente affetto da cardiopatia ischemica sottoposto a intervento di rimodellamento chirurgico del ventricolo sinistro ripete la RM dopo sei mesi dall'intervento per valutare l'efficacia della terapia. Il Radiologo misura una frazione di eiezione pari a 46.1%, maggiore del valore iniziale, ottenuto prima dell'intervento, pari al 38.8%. La domanda che ci poniamo è: *questa differenza di 7.3 punti percentuali è un effetto reale della terapia oppure è dovuta alla variabilità dell'osservatore?* In altri termini: *se ripetiamo la misura ancora una volta otteniamo un valore prossimo a 46.1% o, piuttosto, a 38.8%?* Peraltro, l'osservatore che ha eseguito la seconda misura (quella di controllo a sei mesi) potrebbe non essere lo stesso che ha effettuato la prima misura. Altra domanda cruciale: *Chi ci assicura che se due osservatori misurano la stessa variabile ottengono lo stesso valore?* Se, per ipotesi, i due osservatori non *concordano* sulla scelta della fase sistolica e della fase diastolica possono fornire valori di frazione di eiezione anche molto diversi. A maggior ragione, ciò può accadere se la seconda misura è ottenuta con una sequenza RM o con un'apparecchiatura RM diversa[2].

I problemi fin qui presentati pongono seri dubbi sull'interpretazione delle differenze osservate. Questo è il punto centrale del problema, cioè come interpretare le eventuali differenze osservate nella variabile che stiamo misurando. È evidente che sarebbe molto utile conoscere il grado di variabilità delle misure prima di trarre conclusioni. Questa variabilità può essere rappresentata in termini di *minima differenza osservabile*. Quest'ultima grandezza è un'indicazione di *quanto grande* deve essere una differenza per rappresentare, entro un certo livello di confidenza, un effetto non dovuto alla variabilità della misura.

Il lettore attento avrà riconosciuto lo stretto legame con la teoria degli intervalli di confidenza. In effetti, un modo per rispondere alle domande che ci siamo posti sull'interpretazione delle differenze osservate è confrontare gli intervalli di confidenza delle due stime oppure testare l'ipotesi che la differenza osservata sia nulla. Torniamo all'esempio del paziente che ripete la RM cardiaca dopo sei mesi dall'intervento. Se lo stesso Radiologo avesse eseguito misure ripetute della frazione di eiezione sia prima che dopo l'intervento avrebbe potuto rispondere sull'efficacia della terapia confrontando l'intervallo

L'influenza della variabilità

La minima differenza osservabile

---

[2] Si pensi, per esempio, alla differenza di prestazioni tra una RM a 1.5 T e una RM a 3 T o all'utilizzo di bobine con numero di canali diverso.

di confidenza della misura prima dell'intervento con quello della misura dopo l'intervento (controllo).

Questo approccio, tuttavia, ha due importanti limitazioni. In primo luogo non è più applicabile se le misure sono eseguite da due osservatori diversi, nel qual caso interviene una differenza di esperienza, di attenzione e di fattori personali che danno origine alla variabilità interosservatore. In secondo luogo, nella pratica clinica è impensabile che si duplichino (o si moltiplichino per un fattore n) i tempi dei processi di misura. Infatti, ripetere una misura n volte richiede una notevole quantità di tempo, non solo per la procedura in sé, quanto per la necessità di interporre un periodo di tempo tra due misure consecutive per evitare effetti di *apprendimento*, cioè quella tendenza a *imparare* e a ripetere la stessa procedura sullo stesso soggetto quando la si ripete n volte consecutivamente. È per queste ragioni che si preferisce fare un'analisi *preliminare* della variabilità intra- e interosservatore. Tenere conto di queste variabilità sopperisce all'impossibilità di eseguire misure ripetute nella pratica clinica.

Ancora un'altra considerazione. Abbiamo lasciato implicito un aspetto che non è di secondaria importanza. Anche se la strumentazione e le procedure automatiche non introducono fonti di variabilità[3], occorre tener presente che, quando agiscono due o più sorgenti di incertezza, la variabilità totale è una *somma pesata*[4] delle singole componenti. Tornando all'esempio della RM di controllo a sei mesi, un campione costituito da misure eseguite da due osservatori diversi su studi eseguiti con diversa strumentazione sarà caratterizzato da una variabilità che incorpora in sé i seguenti contributi:

1. la variabilità intraosservatore di colui che ha eseguito la misura prima dell'intervento;
2. la variabilità intraosservatore di colui che ha eseguito la misura di controllo;
3. la variabilità interosservatore, dovuta al differente modo di misurare da parte dei due osservatori;
4. la variabilità inter-studio, dovuta alla ripetizione dell'esame;
5. la variabilità biologica, dovuta ai cambiamenti dello stato di salute del paziente nei sei mesi trascorsi tra un esame e il successivo (nella quale può figurare l'effetto del trattamento);
6. la variabilità inter-strumentazione, cioè quella introdotta dal fatto di aver utilizzato apparecchiature differenti per la prima e la seconda misura.

Tutte queste sorgenti di variabilità *agiscono contemporaneamente* e la conseguenza è che la variabilità totale ne è una somma pesata.

Nei prossimi paragrafi vedremo come quantificare la variabilità intra- e interosservatore per variabili continue e categoriali.

L'analisi preliminare della variabilità evita la ripetizione delle misure

Le fonti di variabilità si sommano

---

[3] In realtà questo non è del tutto vero. Esistono, soprattutto nei software statistici, alcune procedure il cui punto di partenza è l'assegnazione di valori casuali a variabili temporanee e il risultato finale della procedura può dipendere, sebbene raramente, da questi valori iniziali. Si veda a proposito la nota sulla minimizzazione del χ^2 nel paragrafo 6.6.1.

[4] Il modo in cui i vari contributi si sommano va oltre lo scopo di questo libro e non aggiunge elementi sostanziali alla comprensione logica di quanto stiamo esponendo.

7.3. La variabilità intra- e interosservatore per variabili continue: il metodo Bland-Altman

John M. Bland e Douglas G. Altman [BLAND, ALTMAN, 1986; BLAND, ALTMAN, 1999] hanno sviluppato una tecnica statistica, ricordata con il loro nome, per il confronto di due metodi di misura in campo medico. In questo contesto il termine *metodo* si riferiva soprattutto alla strumentazione utilizzata da uno stesso osservatore durante la misura. Molti autori hanno poi esteso questo approccio alla valutazione della variabilità intra- e interosservatore per la misura di variabili continue.

Nel confronto tra il metodo (strumento) di misura *standard* e quello di nuova introduzione lo scopo è dimostrare che il secondo non dia risultati troppo diversi dal primo, in modo da poterlo utilizzare come alternativa. In altri casi, il nuovo metodo è talmente vantaggioso in termini di minori invasività e/o costi che, seppure si dimostrasse un po' meno riproducibile, potrebbe comunque sostituire il metodo standard. Quanto inferiore possa essere tale riproducibilità è una questione clinica e non statistica. Dipende, in sostanza, dalle conseguenze nella gestione del paziente.

L'analisi di Bland-Altman ha come risultato un valore espresso nelle stesse unità di misura della variabile misurata. Ciò consente un'interpretazione diretta. L'analisi della variabilità intra- e interosservatore può essere condotta in parallelo mediante un protocollo di misura come quello impostato nell'esempio 7.1[5]. *È sufficiente che due osservatori eseguano due misure per ciascun soggetto del campione.* Il metodo Bland-Altman interpreta la variabilità interosservatore in termini di *concordanza*[6] tra i due osservatori: la variabilità è tanto minore quanto maggiore è la concordanza. Analogamente, la variabilità intraosservatore è tanto minore quanto maggiore è l'accordo che il singolo osservatore ha *con se stesso*.

In questo contesto metodologico, quando misuriamo una variabile, più che conoscere il suo valore vero siamo interessati a sapere se la misura che eseguiamo è *riproducibile*, cioè se ripetendo la misura nelle stesse condizioni otteniamo un valore molto prossimo al primo. Supponiamo, per esempio, che la sequenza di impulsi RM da tutti utilizzata per la misura del tempo di rilassamento T1 fornisca un valore che è sistematicamente inferiore del 10% rispetto al valore vero. Se tale procedura è comunque quella standard basterà tenere conto di questo errore sistematico nell'utilizzo dei risultati della misura.

Per la stima della variabilità intra- e interosservatore, si è fatto a lungo ricorso all'analisi di regressione lineare, utilizzando il coefficiente di correlazione di Pearson come indicatore dell'accordo tra le misure. Successivamente alla pubblicazione del lavoro di Bland e Altman sulla rivista *The Lancet* nel 1986 [BLAND, ALTMAN, 1986], abbiamo assistito al progressivo passaggio all'analisi da loro proposta. Vedremo più avanti le critiche all'impiego del coefficiente di correlazione lineare.

---

[5] Nell'esempio 7.1 viene, inoltre, inserita la possibilità di differenziare il metodo di misura tra semiautomatico e manuale.
[6] Traduzione dell'inglese *agreement*.

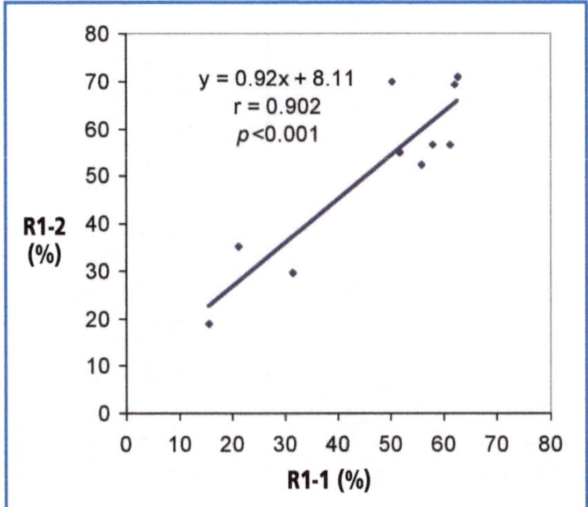

Figura 7.2. In questo grafico cartesiano è riportata la frazione di eiezione per i 10 pazienti che costituiscono il campione dell'esempio 7.1 Sull'asse delle ordinate e delle ascisse sono indicate la seconda e la prima misura del primo osservatore, rispettivamente. Sono mostrate la retta di regressione e la sua equazione, nonché il valore di r e del corrispondente valore di p.

Valutiamo ora la variabilità intraosservatore di R1 dell'esempio 7.1 nella misura della frazione di eiezione del ventricolo sinistro con il metodo ISAM. Nella Figura 7.2 riportiamo in grafico la seconda misura (R1-2) in funzione della prima (R1-1).

Come si vede, il valore di r è elevato e indica un'elevata correlazione, statisticamente significativa, tra i dati. Del resto, sui due assi cartesiani abbiamo riportato la stessa variabile, cioè la frazione di eiezione: *è ovvio che ci sia correlazione, è difficile immaginare il contrario*. Non stiamo valutando l'eventuale correlazione tra variabili diverse come, per esempio, le dimensioni di un tumore all'imaging e il livello ematochimico di un marker tumorale, per il quale può o esserci o meno un'associazione. Il valore di $p < 0.001$ indica la probabilità che il vero valore di r sia nullo, cioè che tra le due misure non ci sia alcuna correlazione. In realtà, ai fini della stima della variabilità della misura, quello che dovremmo verificare è che i punti sperimentali giacciano molto prossimi alla *retta di uguaglianza*, cioè quella retta i cui punti hanno coordinate x e y uguali.

Nella Figura 7.3 è riproposto lo stesso grafico della Figura 7.2, con l'unica differenza che invece della retta di regressione è mostrata la retta di uguaglianza, retta che si otterrebbe se la prima e la seconda misura della frazione di eiezione coincidessero per tutti i pazienti. Questa è la situazione di accordo perfetto. Più i punti si discostano da tale retta ideale, più l'accordo si riduce. *La dispersione dei punti intorno a questa retta è una misura della variabilità intraosservatore di R1.*

Da un punto di vista matematico, la retta di uguaglianza ha equazione[7] y = x, cioè è una retta con pendenza a = 1 e intercetta b = 0. Se volessimo utilizzare l'analisi di regressione lineare per valutare l'accordo tra le due misure dello stesso osservatore, invece di ricavare il valore di r, dovremmo verificare l'ipotesi che la retta di regressione abbia le caratteristiche della retta di uguaglianza.

Le critiche all'uso
del coefficiente
di correlazione lineare

---

[7] Stiamo utilizzando la stessa notazione che abbiamo introdotto nel Capitolo 6, secondo la quale la retta di regressione è indicata come y = ax + b.

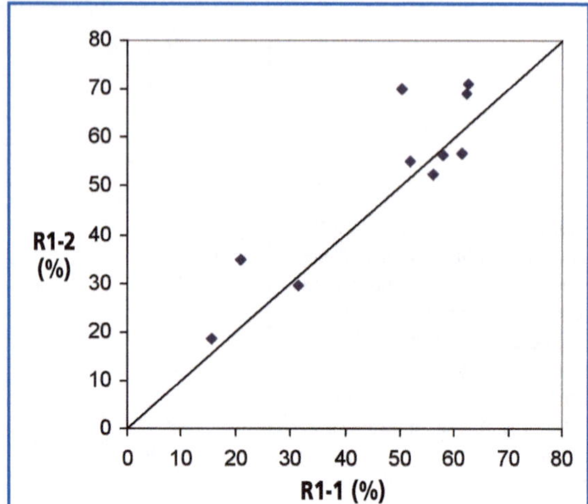

Figura 7.3. In questo grafico sono riportati gli stessi dati della Figura 7.2. Si noti la retta di uguaglianza su cui i punti dovrebbero giacere in caso di accordo perfetto tra la prima e la seconda misura.

Tabella 7.2. Applicazione del metodo Bland-Altman ai dati di Tabella 7.1

Paziente	R1-1 (%)	R1-2 (%)	R1-1 - R1-2 (%)	Media (R1-1, R1-2) (%)
1	51.8	55.0	-3.2	53.4
2	56.0	52.5	3.5	54.3
3	57.8	56.5	1.3	57.2
4	50.4	70.0	-19.6	60.2
5	15.7	18.7	-3.0	17.2
6	62.2	69.2	-7.0	65.7
7	31.4	29.7	1.7	30.6
8	61.3	56.6	4.7	59.0
9	21.1	35.0	-13.9	28.1
10	62.5	71.0	-8.5	66.8
Media			-4.4	
Deviazione Standard			7.9	

R1-1 e R1-2 rappresentano la prima e la seconda misura di R1; analogamente per R2.

La semplice osservazione del grafico non dà una chiara indicazione dell'accordo tra le due misure di R1. Il punto di partenza del metodo di analisi proposto da Bland e Altman è il calcolo della differenza tra R1-1 e R1-2 per ogni paziente del campione. In questo modo si ottiene un nuovo campione costituito dalle differenze, come mostrato nella Tabella 7.2.

Nella Tabella 7.2 abbiamo riportato anche la media e la deviazione standard delle differenze e abbiamo aggiunto una colonna con la media dei due valori misurati. *La media delle differenze (-4.4%, nell'esempio), nota anche con il termine bias, rappresenta l'errore medio, cioè la quantità media che la seconda misura aggiunge o sottrae alla prima.* In pratica, la seconda misura della frazione di eiezione è mediamente più alta di 4.4 punti percentuali della prima. Si noti che è importante considerare l'ordine con cui si calcola la dif-

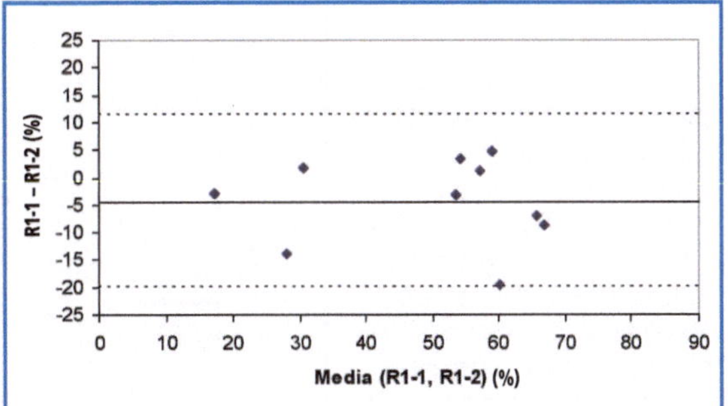

Figura 7.4. Grafico di Bland-Altman per i dati dell'esempio 7.1. Sull'asse delle ordinate è indicata la differenza tra le due misure (R1-1 e R1-2), mentre la loro media è riportata sull'asse delle ascisse. La linea continua indica il bias, cioè la media delle differenze, mentre le linee tratteggiate indicano i limiti di concordanza (bias ± 2 DS). Come si vede, i punti non sono centrati intorno allo zero.

ferenza: se avessimo considerato la differenza tra R1-2 e R1-1, il bias avrebbe cambiato segno.

La variabile che misuriamo potrebbe avere una distribuzione non normale, soprattutto quando il campione è estratto da una popolazione di soggetti patologici. Se così fosse, ciò non esclude la possibilità di applicare il metodo Bland-Altman. È più importante il fatto che la distribuzione delle differenze sia normale, come in genere accade per effetto della casualità. Questa ipotesi ci consente di affermare che il 95% delle differenze è compreso nell'intervallo bias ± 1.96 DS, dove DS è la deviazione standard delle differenze. Questo intervallo definisce i *limiti di concordanza*[8], spesso arrotondato in bias ± 2 DS. Nell'esempio 7.1, l'intervallo va da –20.2% a 11.4%. Vedremo più avanti come interpretare questo intervallo.

La distribuzione delle differenze è quasi sempre normale

I limiti di concordanza

Un punto importante dell'analisi di Bland-Altman è la costruzione del corrispondente grafico[9]. Anziché utilizzare la rappresentazione della Figura 7.3, si riporta in grafico la differenza dei due valori misurati in funzione della loro media, cioè le ultime due colonne della Tabella 7.2. Nella Figura 7.4 è mostrato il grafico di Bland-Altman per la misura della frazione di eiezione del ventricolo sinistro col metodo ISAM da parte di R1 (esempio 7.1).

Nella situazione ideale i punti dovrebbero allinearsi lungo la linea dello zero (cioè lungo l'asse delle ascisse), che equivale a quanto dicevamo prima per la retta di uguaglianza. In generale, i punti mostreranno due caratteristiche: una dispersione più o meno accentuata e uno spostamento verso l'alto o verso il basso rispetto allo zero di una quantità che è data proprio dal bias. Nel grafico sono mostrati, inoltre, tre linee orizzontali: una in corrispondenza del bias (linea continua) e due in corrispondenza dei limiti di concordanza (linee tratteggiate). In base alla già citata proprietà della distribuzione di Gauss, il 95% dei punti del grafico è mediamente compreso nei limiti di concordanza.

Una considerazione importante riguarda la necessità di riportare sull'asse delle ascisse la media delle due misure e non una delle due. Per esempio, per valutare la variabilità interosservatore si potrebbe considerare l'osservatore più esperto come una sorta di standard di riferimento. Questo approccio è

---

[8] Dall'inglese *limits of agreement.*
[9] Anche il grafico è ricordato con il nome di Bland-Altman.

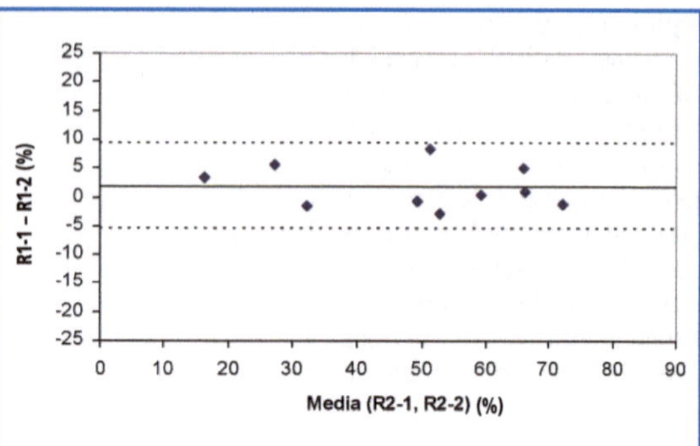

Figura 7.5. Grafico di Bland-Altman per i dati dell'esempio 7.1. Sull'asse delle ordinate è indicata la differenza tra le due misure (R2-1 e R2-2), mentre la loro media è riportata sull'asse delle ascisse. La linea continua indica il bias, cioè la media delle differenze, mentre le linee tratteggiate indicano i limiti di concordanza (bias ± 2DS).

del tutto scorretto in quanto la differenza tra le due misure è ovviamente legata ai valori da cui è calcolata e rapportandola a una sola delle due misure introdurremo un artefatto statistico. Il vero valore della variabile che stiamo misurando non è noto e la migliore stima che ne abbiamo è la media tra le due misure.

Continuiamo ad analizzare i dati dell'esempio 7.1. Consideriamo la variabilità intraosservatore di R2 nella segmentazione del ventricolo sinistro col metodo ISAM. Ripetendo quanto detto finora per R1 troviamo: bias = 1.7%, DS = 3.7% e limiti di concordanza [−5.6, 9.1]%. È subito evidente che la variabilità di R2 è inferiore rispetto ad R1. Infatti, sia il bias che la DS sono minori dei rispettivi valori di R1 e i limiti di concordanza hanno un'ampiezza inferiore. In Figura 7.5 è mostrato il corrispondente grafico di Bland-Altman. La scala sull'asse delle ordinate è invariata per consentire al lettore una valutazione visiva della minore variabilità dimostrata da R2.

Valutiamo ora la variabilità interosservatore tra R1 e R2 nella segmentazione del ventricolo sinistro con il metodo ISAM (esempio 7.1). Il lettore si chiederà quale delle due misure utilizzare per l'analisi: R1-1 o R1-2 per il primo osservatore e R2-1 o R2-2 per il secondo osservatore. Una possibilità è la media tra R1-1 e R1-2 e tra R2-1 e R2-2 per ogni soggetto del campione. Tuttavia, questa scelta migliora la precisione delle stime[10] e darebbe luogo a una variabilità interosservatore sottostimata. Una valida alternativa è quella di utilizzare la prima misura di entrambi gli osservatori (R1-1 e R2-1) perché nella pratica radiologica, in genere, si esegue una sola misura. In questo modo otteniamo: bias = −3.2%, DS = 6.7% e limiti di concordanza [−16.6, 10.3]%.

L'analisi dei dati dell'esempio 7.1 considera anche la segmentazione con il metodo manuale (MC) e la segmentazione del ventricolo destro. Nella Tabella 7.3 sono riportati i risultati finali in termini di bias, DS e limiti di concordanza.

Nel prossimo paragrafo spiegheremo come interpretare questi risultati. Qui ci limitiamo a mettere in evidenza come la deviazione standard delle differenze sia sistematicamente maggiore nel ventricolo destro che nel sinistro; analo-

---

[10] Si ricordi come è calcolato l'intervallo di confidenza per una variabile continua.

Tabella 7.3. Risultati dell'analisi di Bland-Altman per l'esempio 7.1

Ventricolo sinistro			
	Bias (%)	DS (%)	Limiti di concordanza (%)
Variabilità (ISAM)			
Intraosservatore (R1)	–4.4	7.9	[–20.2, 11.4]
Intraosservatore (R2)	1.7	3.7	[–5.6, 9.1]
Interosservatore	–3.2	6.7	[–16.6, 10.3]
Variabilità (MC)			
Intraosservatore (R1)	–1.5	3.0	[–7.6, 4.6]
Intraosservatore (R2)	0.2	4.0	[–7.8, 8.1]
Interosservatore	–0.9	9.1	[–19.2, 17.4]
Ventricolo destro			
	Bias (%)	DS (%)	Limiti di concordanza (%)
Variabilità (ISAM)			
Intraosservatore (R1)	3.7	13.3	[–23.0, 30.3]
Intraosservatore (R2)	–4.6	13.9	[–32.4, 23.2]
Interosservatore	3.4	20.5	[–37.5, 44.4]
Variabilità (MC)			
Intraosservatore (R1)	–3.9	12.5	[–28.9, 21.0]
Intraosservatore (R2)	0.0	13.2	[–26.4, 26.4]
Interosservatore	–4.3	23.0	[–50.3, 41.7]

Bias = media delle differenze; DS = deviazione standard; limiti di concordanza = bias ± 2DS.

gamente, i limiti di concordanza sono sistematicamente più ampi nel ventricolo destro che nel sinistro. Questo risultato era, in effetti, atteso, date la geometria più complicata e la morfologia meno regolare del ventricolo destro rispetto al sinistro, oltre alla segmentazione di immagini asse corto orientate spazialmente per la valutazione del ventricolo sinistro.

7.4. Interpretazione dei risultati del metodo Bland-Altman

Nel paragrafo precedente abbiamo visto come valutare la variabilità intra- e interosservatore mediante l'analisi di Bland-Altman. Quando si presentano i risultati di una tale analisi si devono riportare il *bias* (la media delle differenze) e i *limiti di concordanza* (che si calcolano a partire dal bias e dalla deviazione standard delle differenze).

Vediamo ora come si interpretano questi dati. Consideriamo la variabilità interosservatore tra R1 e R2 nella segmentazione con il metodo manuale dell'esempio 7.1 e supponiamo che, in fase di segmentazione, R2 escluda dalla cavità ventricolare le regioni occupate dai muscoli papillari. Poiché i muscoli papillari tendono a essere più visibili in fase diastolica che non in fase sistolica, vi sarà la tendenza di R2 a ottenere volume telediastiolici inferiori a quelli ottenuti da R1 e conseguente sottostima della frazione di eiezione. Nel confronto con R1, i dati di R2 saranno tendenzialmente minori e le loro differenze, anziché oscillare intorno allo zero tra valori positivi e negativi, tenderanno a essere quasi sempre positivi[11]. Nel corrispondente grafico i punti sperimentali non saranno centrati attorno allo zero ma attorno a un *baricentro* positivo: in pratica i punti saranno mediamente spostati verso l'alto. Il loro baricentro è costituito dalla media delle differenze (bias) che, nel grafico, è rappresentato con una linea continua. *Il bias costituisce, quindi, un errore sistematico, cioè la tendenza da parte di uno degli osservatori a sovrastimare o a sottostimate la variabile che si sta misurando.*

Interpretare i limiti di concordanza

Nell'esempio 7.1, la variabilità intraosservatore di R2 nella segmentazione del ventricolo destro con il metodo ISAM ha i seguenti valori: bias -4.6%, DS 13.9% e limiti di concordanza [–32.4, 23.2]%. Poiché nell'intervallo [media ± 2DS] di una distribuzione normale è compreso il 95% delle misure, la variabilità di R2 è tale che, se la prima misura desse una frazione di eiezione pari al 28.2%, la seconda misura potrebbe variare da 28.2% – 23.2% = 5.0% a 28.2% + 32.4% = 60.6%. Detta in altri termini, la differenza tra prima e seconda misura può assumere valori negativi (prima < seconda) fino a 32.4% e valori positivi (prima > seconda) fino a 23.2%. È davvero un intervallo molto ampio!

Il coefficiente di ripetibilità come minima differenza osservabile

Il coefficiente 2DS, cioè il doppio della deviazione standard delle differenze, viene anche detto *coefficiente di ripetibilità*. Se, per esempio, confrontiamo la misura di una variabile ottenuta prima di un trattamento e quella dopo sei mesi dal trattamento, dobbiamo considerare che eventuali differenze minori del corrispondente coefficiente di ripetibilità non possono essere attribuite all'effetto del trattamento, ma sono dovute al caso. *Questo coefficiente assume il significato della minima differenza osservabile: una differenza osservata deve essere pari almeno al coefficiente di ripetibilità per poter essere ritenuta reale.*

Il coefficiente di ripetibilità, 2DS, ha le stesse unità di misura della variabile che si sta misurando. Se R1 e R2 dell'esempio 7.1 anziché misurare la frazione di eiezione avessero condotto l'analisi in termini di volume ventricolare (misurato in ml) allora 2DS avrebbe rappresentato la differenza minima osservabile in ml. Il risultato dell'analisi di Bland-Altman è esso stesso una variabile continua e fornisce maggiori informazioni rispetto a un risultato del tipo *"La riproducibilità è dell'87%"*. *Un tale risultato, pur sembrando molto informativo, non aiuta a interpretare concretamente le differenze osservate.*

I limiti di concordanza non esprimono un intervallo di confidenza

Facciamo un'altra considerazione. Abbiamo detto che i limiti di concordanza si calcolano come bias ± 2DS, relazione molto simile a quella per il calcolo di un intervallo di confidenza. *Occorre fare molta attenzione a non confondere i limiti di concordanza con l'intervallo di confidenza del bias.*

Come si riduce la variabilità?

Un'ultima importante considerazione. *Gli studi che valutano la variabilità intra- e interosservatore non devono necessariamente dimostrare che la variabilità è bassa e che la riproducibilità è alta.* La variabilità è intrinseca nei processi di misura. *Può essere ridotta ma non eliminata.* Un modo per ridurre la variabilità è quello di rendere la misura più oggettiva possibile, *definendo regole e procedure per la sua esecuzione.* Nell'esempio 7.1, un modo per ridurre la variabilità interosservatore può essere la definizione di un protocollo comune ai due Radiologi nella scelta degli strati e delle fasi da segmentare e nelle regole di segmentazione (per esempio, l'inclusione o l'esclusione dei muscoli

---

[11] Se la differenza è calcolata come R1 – R2.

papillari). Un altro errore da evitare è quello di selezionare i soggetti del campione tra quelli con le immagini migliori. *La variabilità esiste di per sé* e noi dobbiamo valutarla. Perciò dovremmo scegliere un campione che sia rappresentativo della realtà incontrata nella pratica clinica.

7.5. Variabilità intra- e interosservatore per variabili categoriali: la kappa di Cohen

Fin qui abbiamo considerato la variabilità intra- e interosservatore per variabili continue. In questo paragrafo illustriamo i metodi di valutazione della variabilità per variabili categoriali (nominali). A differenza delle variabili continue, il valore che una variabile nominale assume è spesso – ma non sempre – frutto di un giudizio personale del Radiologo. Un'eccezione è rappresentata dal processo di *discretizzazione* di una variabile continua quando è divisa in due o più categorie sulla base del suo valore numerico. Un esempio è il criterio NASCET [NASCET, 1991] che suddivide il grado di stenosi delle arterie carotidi (una variabile continua che può andare da 0% a 100%) nelle classi *lieve* (0-29%), *moderata* (30-69%) e *severa* (70-100%)[12]. Si noti, per inciso, che il contenuto informativo dei dati è maggiore nelle variabili continue che in quelle categoriali ed è buona norma condurre l'analisi della variabilità sulla base della variabile di partenza.

Occorre trovare un metodo che dia informazioni sulla riproducibilità del giudizio di due o più Radiologi oppure che un Radiologo ha rispetto a se stesso qualora ripeta la sua valutazione. L'impostazione logica è la stessa di quella sviluppata nei due paragrafi precedenti, con l'unica eccezione che le variabili in oggetto sono categoriali. A differenza dell'analisi di Bland-Altman, per la stessa natura categoriale dei dati, il metodo che introdurremo esprime la variabilità intra- e interosservatore in termini di riproducibilità e fornisce come risultato una percentuale.

Iniziamo la nostra discussione con i dati del seguente esempio.

Esempio 7.2. La kappa di Cohen. A due Radiologi, R1 e R2, viene chiesto di esprimere separatamente un giudizio dicotomico (positivo/negativo) per la presenza di lesioni epatiche secondarie in un campione di 150 indagini TC dell'addome. I risultati sono mostrati nella Tabella 7.4.

Tabella 7.4. Tabella di contingenza dei dati dell'esempio 7.2

		R2		
		Positivi	Negativi	Totale
R1	Positivi	7	10	17
	Negativi	12	121	133
	Totale	19	131	150

---

[12] La stessa kappa di Cohen è divisa in classi.

Iniziamo considerando le *concordanze*: il numero di soggetti ritenuti positivi e negativi *da entrambi gli osservatori* è pari a 7 e 121, rispettivamente. Questi dati sono posti sulla diagonale principale della Tabella 7.4, mentre sulla diagonale secondaria sono poste le *discordanze*. Il numero di soggetti ritenuti negativi da R2 ma positivi da R1 è pari a 10, mentre il numero di soggetti ritenuti positivi da R2 ma negativi da R1 è pari a 12. È intuitivo considerare la frazione delle concordanze sul totale dei pazienti:

$$p_0 = \frac{7+121}{150} = 0.85$$

Questo rapporto (0.85) indica la concordanza totale che, in genere, è espressa in percentuale. Per i dati della Tabella 7.4, R1 e R2 concordano per l'85% delle loro valutazioni.

La concordanza totale è un indice poco utilizzato perché non dà informazioni sulla qualità della concordanza. Se, come nell'esempio 7.2, una delle componenti domina sull'altra (il numero di soggetti negativi è molto maggiore dei soggetti positivi), p_0 può dare una falsa impressione di elevata performance. Pensiamo, per esempio, allo screening mammografico: siccome la stragrande maggioranza delle donne ha un quadro mammografico negativo, la probabilità che entrambi gli osservatori diano un giudizio negativo è molto alta e ciò nasconde le eventuali concordanze o discordanze riguardo ai casi positivi.

Una valida alternativa è il calcolo separato dell'accordo per i casi positivi, p_+, e quello per i casi negativi, p_-. Per l'esempio 7.2:

$$p_+ = \frac{7+7}{(10+7)+(12+7)} = 0.39$$

In pratica si sommano le concordanze positive (entrambi gli osservatori ritengono positivi 7 casi) e si rapporta questa somma al numero totale di casi ritenuti positivi (19 per R2 e 17 per R1). Analogamente:

$$p_- = \frac{121+121}{(10+121)+(12+121)} = 0.92$$

cioè si sommano le concordanze negative (entrambi gli osservatori ritengono negativi 121 casi) e si rapporta questa somma al numero totale di casi ritenuti negativi (131 per R2 e 133 per R1).

Come si vede, la concordanza totale si pone tra p_+ e p_- ed è fortemente influenzata da p_-. In realtà, R1 e R2 concordano altamente solo per i casi negativi (92%), mentre il loro accordo per i casi positivi è più basso (39%). Se calcoliamo p_+ e p_- separatamente, un eventuale sbilanciamento della proporzione tra casi positivi e negativi diventa evidente. Lo svantaggio è che non si possono calcolare i rispettivi intervalli di confidenza.

Facciamo un passo avanti. Al di là della prevalenza della malattia e dell'esperienza dei Radiologi, bisogna considerare che esiste comunque una certa probabilità che le due valutazioni concordino per caso. Anche se R1 e R2 si limitassero a lanciare una moneta e a valutare un l'indagine come positiva se esce testa e come negativa se esce croce, ci sarà comunque una quota di pazienti i cui risultati saranno uguali. Dobbiamo tenere conto di questa quota e sottrarla dalla concordanza totale, per ottenere la sola *concordanza reale*. Se indichiamo con p_a la concordanza attesa dovuta al caso, la concordanza reale è data da $p_0 - p_a$. A questo punto dobbiamo rapportare questo valore alla concordanza reale massima ottenibile $(1 - p_a)$.

Jacob Cohen della New York University ha presentato nel 1960 [COHEN, 1960] un coefficiente (successivamente noto come *kappa di Cohen*) definito come:

$$k = \frac{p_0 - p_a}{1 - p_a}$$

La kappa di Cohen è quindi pari al rapporto tra la concordanza reale $(p_0 - p_a)$ e la concordanza massima ottenibile $(1 - p_a)$. Esprime quindi la frazione dell'accordo osservato rispetto al suo valore massimo non dovuto al caso.

Vediamo ora come si calcola la concordanza attesa p_a. Per semplificare il calcolo di p_a modifichiamo la Tabella 7.4 dividendo ogni cella per il numero totale dei soggetti del campione (150 nell'esempio 7.2). Nella Tabella 7.5 sono mostrate le frequenze di ciascuna cella ed è riportato *il valore atteso calcolato come prodotto dei rispettivi totali marginali*. Per la cella in alto a sinistra, cioè quella che contiene il numero di soggetti ritenuti positivi da entrambi gli osservatori, la frequenza osservata è 7/150 = 0.04, mentre la frequenza attesa è pari a 0.11 × 0.12 = 0.01; analogamente per le altre celle della Tabella 7.5. La concordanza totale osservata è la somma delle frequenze osservate sulla diagonale principale:

$$p_0 = 0.04 + 0.81 = 0.85$$

mentre la concordanza attesa è la somma delle frequenze attese sulla diagonale principale:

$$p_a = 0.01 + 0.78 = 0.79$$

Come si vede, il 79% di concordanza era comunque atteso perché dovuto al caso e ciò che resta, cioè la *concordanza vera* è $p_0 - p_a = 0.85 - 0.79 = 0.06$ (6%), a fronte di una concordanza massima ottenibile pari a $1 - 0.79 = 0.21$ (21%). La kappa di Cohen è pari a:

Tabella 7.5. Tabella di contingenza (kappa di Cohen)

R1		R2		
		Positivi	Negativi	Totale
	Positivi	0.04 (0.01)	0.07 (0.10)	0.11
	Negativi	0.08 (0.11)	0.81 (0.78)	0.89
	Totale	0.12	0.88	1.00

In parentesi sono mostrate le frequenze attese.

Tabella 7.6. Classificazione della concordanza in base al valore di k

k	Concordanza oltre la casualità
< 0	Nulla
0-0.20	Scarsa
0.21-0.40	Modesta
0.41-0.60	Moderata
0.61-0.80	Sostanziale
0.81-1.00	Quasi perfetta

Da: LANDIS E KOCH, 1977.

$$k = \frac{0.85 - 0.79}{1 - 0.79} = 0.31$$

Passiamo quindi da una concordanza totale dell'85% a una concordanza corretta per l'effetto del caso (la kappa di Cohen) del 31%.

La kappa di Cohen varia tra –1 e 1

Da un punto di vista matematico, la kappa di Cohen può variare nell'intervallo [–1, 1], ma l'unica parte dell'intervallo che ha senso logico è quella positiva cioè [0, 1]. Molti autori concordano nel sostenere che k = 0 indichi assenza totale di accordo tra gli osservatori e che k = 1 indichi un accordo perfetto. Nel 1977, J.R. Landis e G.G. Koch [LANDIS, KOCH, 1977] hanno proposto una classificazione dei valori di kappa (Tab. 7.6).

Un paradosso?

La suddivisione proposta è arbitraria, ma è ormai entrata nell'uso comune. Sulla base di questa classificazione la concordanza oltre la casualità mostrata nell'esempio 7.2 da R1 e R2 è debole, nonostante la concordanza totale sia pari all'85%. Questo apparente paradosso (concordanza totale elevata e basso valore di kappa) dipende dall'elevata prevalenza di casi negativi e, quindi, da una distribuzione molto sbilanciata dei casi. Una ripartizione più bilanciata tra casi positivi e negativi avrebbe comportato un valore di kappa più elevato.

A. Feinstein e D. Cicchetti [FEINSTEIN, CICCHETTI, 1990; CICCHETTI, FEINSTEIN, 1990] hanno discusso questo paradosso suggerendo che negli studi di riproducibilità intra- e interosservatore per variabili categoriali debbano essere riportati sia il valore di kappa che quelli di p_+ e p_-. *La kappa di Coehn potrebbe essere considerata come una misura dell'affidabilità dell'accordo totale p_0.*

La kappa di Cohen misura il grado di affidabilità della concordanza totale

È evidente che non possiamo riporre troppa fiducia sulla concordanza totale perché troppo influenzata dalla prevalenza di malattia, ma è vero anche che un modo per evidenziare un eccessivo sbilanciamento dei dati è appunto calcolare kappa: se kappa è prossima a 1, il valore di p_0 è attendibile, altrimenti no. Si noti, infine, che questo approccio è analogo a quello proposto per gli intervalli di confidenza di una stima per i quali l'affidabilità del valore stimato dipende dall'ampiezza del relativo intervallo di confidenza.

La kappa generalizzata

La kappa di Cohen può essere generalizzata al caso di variabili categoriali non dicotomiche e di variabili ordinali. I dati sono organizzati in una tabella di contingenza con n righe per n colonne, dove n è il numero dei valori che può assumere la variabile. Se due Radiologi valutano una serie di indagini mammografiche utilizzando la scala BI-RADS® da 1 a 5, i dati devono essere distribuiti in una tabella di contingenza con 5 righe e 5 colonne. Con questa generalizzazione la statistica kappa mostra un limite oggettivo: il calcolo tiene conto soltanto delle concordanze senza considerare il peso che esse hanno in relazione ai punteggi della scala. È infatti evidente che una discordanza tra BI-RADS® 1 (negativo) e BIRADS® 2 (reperto benigno) è molto meno rilevante di quella tra BI-RADS® 3 (probabilmente benigno) a BI-RADS® 4 (sospetto di malignità).

È possibile superare questo limite oggettivo della statistica kappa, che finora abbiamo considerato nella sua formulazione più semplice, detta *non pesata*, introducendo nel calcolo coefficienti che pesino in modo diverso le possibili discordanze. In tal modo è possibile calcolare la cosiddetta *kappa pesata*. Tali coefficienti devono essere definiti dal ricercatore sulla base di valutazioni relative all'informazione che si vuole ottenere dalla kappa. Nell'esempio BI-RADS® la discordanza tra 3 e 4 è senz'altro più importante non solo di quella tra 1 e 2, ma anche di quella tra 4 e 5. I coefficienti di pesatura possono essere inseriti dell'algoritmo di calcolo in modo *lineare* o *quadratico*.

La kappa pesata

Bibliografia

Bland JM, Altman DG. Statistical methods for assessing agreement between two methods of clinical measurement. The Lancet 1986;1:307-310.

Bland JM, Altman DG. Measuring agreement in method comparison studies. Statistical Methods 1999;8:135-160.

Cicchetti DV, Feinstein AR. High agreement but low kappa. II. Resolving the paradoxes. J Clin Epidemiol 1990;43:551-558.

Cohen J. A coefficient of agreement for nominal scales. Educ Psychol Meas 1960;20:37-46.

Feinstein AR, Cicchetti DV. High agreement but low kappa. I. The problem of thw paradoxes. J Clin Epidemiol 1990;43:543-549.

Landis JR, Koch GG. The measurement of observer agreement for categorical data. Biometrics 1977;33:159-174.

North American Symptomatic Carotid Endarterectomy Trial Collaborators. Beneficial effect of carotid endarterectomy in symptomatic patients with high-grade carotid stenosis. N Eng J Med 1991;325:445-453.

Sardanelli F, Quarenghi M, Di Leo G, Boccaccini L, Schiavi A. Segmentation of cardiac cine MR images of left and right ventricles: interactive semi-automated methods and manual contouring by two readers with different education and experience. J Magn Reson Imaging 2008.

8

Disegno dello studio, revisioni sistematiche e livelli di evidenza

Abbiamo detto nel Paragrafo 3.1 che *quando osserviamo una differenza tra due campioni, la prima cosa che dobbiamo escludere è che tale differenza sia dovuta all'effetto della variabilità nella popolazione da cui sono estratti i campioni.* Da ciò è derivata la necessità dell'impianto metodologico che – su base probabilistica – consente di rifiutare l'ipotesi nulla (H_0) e di accettare l'ipotesi sperimentale (H_1). Esclusa la variabilità intrinseca alla popolazione e ai campioni studiati, abbiamo ricavato, *sic et simpliciter*, la *dimostrazione* dell'ipotesi sperimentale? Purtroppo non è così. Prima di poter concludere in favore della dimostrazione dell'ipotesi sperimentale dobbiamo essere sicuri che nell'intero processo (dal disegno dello studio alla sua realizzazione pratica, in ciascuno dei suoi dettagli) non si siano prodotte delle *distorsioni sistematiche*, in inglese *bias*, che potrebbero aver influenzato il risultato. Se uno studio è inficiato da bias sostanziali, la sua applicazione alla pratica clinica è dubbia o addirittura improponibile.

Anche in questo caso *prevenire è meglio che curare*. Progettare ed eseguire uno studio in modo corretto è la via maestra della buona produzione scientifica. In questo capitolo affronteremo la problematica del *disegno dello studio* nelle sue molteplici varianti, partendo dalla classica distinzione tra le quattro fasi dello sviluppo di un farmaco. Saranno brevemente trattate anche le *revisioni sistematiche* (ovvero quel particolare tipo di studio che valuta – mediante i metodi della *metanalisi* – le evidenze prodotte da studi già pubblicati) e la gerarchia dei *livelli di evidenza* degli studi, dipendente soprattutto dal loro disegno. Nel prossimo capitolo descriveremo gli errori da non commettere negli studi sulla performance diagnostica, ovvero le fonti di bias in campo radiologico.

La differenza è dovuta alla variabilità?

F. Sardanelli, G. Di Leo, *Biostatistica in Radiologia*. ISBN 978-88-470-0604-1; © Springer 2008.

8.1. Fasi 1, 2, 3 e 4 della ricerca farmacologica

L'introduzione nella pratica clinica di un nuovo farmaco è preceduta da tempi di gestazione molto lunghi, valutati mediamente in circa dieci anni dal momento nel quale si dispone concretamente della molecola potenzialmente attiva.

La ricerca radiologica è ovviamente interessata in particolare allo sviluppo di nuovi mezzi di contrasto (MdC), ma è sempre più frequente il ricorso all'imaging nella sperimentazione di farmaci in un senso più generale. La diagnostica per immagini è infatti in grado di fornire *endpoint* alternativi all'evoluzione clinica della malattia, data la maggiore oggettività e misurabilità delle alterazioni del quadro radiologico indotte dal farmaco e la loro generale precocità rispetto all'evoluzione clinica. Il caso più noto è l'utilizzo dell'imaging nella valutazione delle modificazioni in numero e dimensioni delle lesioni tumorali dopo chemioterapia. Tale valutazione è stata codificata prima dall'Organizzazione Mondiale della Sanità (World Health Organization, WHO) [WHO, 1979] e successivamente nei criteri RECIST (*response evaluation criteria in solid tumours*) [THERASSE, 2000], attualmente in fase di rivalutazione e di probabile ridefinizione [THERASSE ET AL, 2006]. L'imaging è altresì strumento essenziale in molti altri campi della ricerca clinica, per esempio nella sperimentazione di nuovi approcci nella terapia di patologie infiammatorie del sistema nervoso centrale quale la sclerosi multipla [FILIPPI ET AL,1999]

Il vantaggio della diagnostica per immagini è dato dalla possibilità di quantificare precocemente, in modo per lo più non invasivo, l'azione del farmaco, ossia di dare informazioni sulla sua *farmacodinamica*. Nelle prime fasi della sperimentazione, l'imaging consente misure oggettive, robuste e ripetute su piccoli gruppi di soggetti e riduce tempi e costi degli studi. Ciò apre la via a ricerche più ampie che possono giungere a dimostrazioni più conclusive non soltanto sull'azione del farmaco ma anche sulla sua efficacia in termini di miglioramento clinico, di incremento degli anni di vita aggiustati per la qualità e, per talune patologie, di riduzione della mortalità. *Occorre ricordare sempre che il fine ultimo è la cura dei pazienti e non delle loro immagini.*

Dopo una fase preclinica più o meno lunga di sperimentazione su colture cellulari e/o su modelli animali, il nuovo farmaco giunge alla sperimentazione clinica, ovvero sull'uomo. Tale sperimentazione è classicamente distinta in quattro fasi [BACCHIERI, DELLA CIOPPA, 2004; HOFFMAN ET AL, 2007] (Tab. 8.1), con alcune peculiarità per i farmaci antitumorali. Infatti, nello specifico ambito oncologico, le fasi qui descritte assumono caratteri e compiti specifici: la fase 1 è effettuata su pazienti che non possono giovarsi di terapie alternative (spesso, quindi, in fase avanzata) e ha l'obiettivo prioritario di identificare la dose per la fase 2; la fase 2 mira a confermare l'azione farmacodinamica e a quantificare l'efficacia clinica, almeno in termini di risposta parziale o completa; la fase 3 mira a dimostrare l'efficacia clinica in termini di sopravvivenza, oltre a verificare sicurezza e tollerabilità; la fase 4 conserva il carattere prevalente di sorveglianza dopo l'immissione del nuovo farmaco sul mercato.

Sebbene gli studi farmacologici raramente coinvolgano i radiologi nel ruolo di *principal investigator* (con l'ovvia eccezione dei MdC), è bene che essi conoscano a fondo la sperimentazione clinica farmacologica, sia perché i fondamenti metodologici sono i medesimi, sia perché – come abbiamo detto – gli *endpoint* farmacodinamici sono oggi spesso basati sull'imaging. Il mondo

Tabella 8.1. Fasi della sperimentazione clinica di un farmaco

Studio	Numero di soggetti coinvolti	Tipo di soggetti coinvolti	Obiettivi
Fase 1: farmacologia clinica e tossicità (iniziale somministrazione nell'uomo)	Decine	Volontari sani o pazienti	Ottenere informazioni iniziali sulla sicurezza e tollerabilità (effetti collaterali) e sulla farmacocinetica* su un ampio intervallo di dosi. Se la fase 1 è realizzata su pazienti, si potranno avere anche informazioni preliminari sulla farmacodinamica**. Tali informazioni sono essenziali al fine di disegnare uno studio di fase 2
Fase 2: iniziale studio clinico (primi studi controllati)	Decine-centinaia	Pazienti	Fase 2a, *proof of concept*: provare che il farmaco a dosi elevate è attivo su *endpoint* farmacodinamici rilevanti, validati e accettati su piccoli gruppi di pazienti. Fase 2b: selezionare dose e regime di somministrazione da utilizzare in fase 3. Obiettivi secondari possibili: informazioni sulla farmacodinamica e sull'efficacia terapeutica***
Fase 3: valutazione estesa del trattamento (ulteriori studi controllati e non controllati)	Migliaia (tipicamente 2000-5000 per braccio di randomizzazione)	Pazienti	Confermare la sicurezza e l'azione farmacodinamica e dimostrare l'efficacia terapeutica su un campione rappresentativo della popolazione di pazienti. L'efficacia terapeutica va dimostrata mediante endpoint preferibilmente clinici***. Il disegno dello studio implica la randomizzazione in un gruppo di pazienti sottoposti al trattamento sperimentale e in un gruppo di controllo (trattati con placebo o con la terapia standard)
Fase 4: sorveglianza dopo l'immissione sul mercato	Migliaia e oltre	Pazienti	Confermare sicurezza, azione farmacodinamica ed efficacia terapeutica dopo la registrazione del farmaco per le indicazioni approvate, spesso attraverso comparazioni con altri trattamenti già in uso. Studi di farmacoeconomia e di farmacovigilanza

* La *farmacocinetica* consiste nello studio quantitativo di assorbimento, distribuzione, metabolismo ed eliminazione dei farmaci, ossia gli effetti dei processi *dell'organismo sul farmaco* stesso.

** La *farmacodinamica* studia gli effetti biochimici e fisiologici *del farmaco sull'organismo*, ovvero i suoi meccanismi d'azione e i suoi effetti.

*** In fase 2 e, più spesso, in fase 3 possono essere condotti studi *speciali* su pazienti anziani, di diverse etnie, con insufficienza renale o epatica, o studi dell'interazione con altri farmaci o con cibo e/o acqua [BACCHIERI, DELLA CIOPPA, 2004].

<table>
<tr><td align="right">Un ruolo più attivo
del mondo radiologico</td><td>radiologico può e deve giocare un ruolo più attivo in questo settore, non limitandosi alla semplice fornitura di dati che altri utilizzano per dimostrare l'attività o l'efficacia di questo o quel farmaco.</td></tr>
</table>

8.2. Classificazione degli studi

Gli studi[1] possono essere suddivisi innanzitutto in due grandi categorie: *osservazionali* e *sperimentali*. Mentre gli studi osservazionali possono essere sia prospettici che retrospettivi e sia longitudinali che trasversali (*cross-sectional*[2]), quelli sperimentali sono per definizione prospettici e longitudinali (Tab. 8.2).

<table>
<tr><td align="right">Studi sperimentali
o osservazionali</td><td></td></tr>
</table>

Ci occorrono, quindi, alcune definizioni [ALTMAN, 1991]. Definiamo *osservazionali* gli studi che valutano uno o più gruppi di soggetti senza che l'osservatore introduca modificazioni del contesto degli eventi che intende osservare.

Ciò può essere fatto in modo *prospettico*, quando gli eventi osservati e misurati sono posteriori all'arruolamento dei soggetti, o in modo *retrospettivo*, quando vengono osservati e misurati eventi avvenuti in precedenza. Negli studi retrospettivi la decisione di inserire un soggetto nello studio è temporalmente successiva agli eventi che s'intende misurare.

Sono tipicamente osservazionali gli studi epidemiologici d'incidenza. La distinzione tra studio osservazionale prospettico e studio osservazionale retrospettivo è molto importante anche ai fini delle problematiche autorizzative e regolatorie degli studi radiologici. Per entrambi i tipi di studio occorre l'autorizzazione del Comitato Etico. Inoltre, per gli studi prospettici è necessario il consenso informato di ciascun paziente, mentre per gli studi retrospettivi l'autorizzazione del Comitato Etico rende non necessario il consenso informato, ovviamente a condizione che sia garantito l'anonimato dei pazienti (v. Cap. 10).

Per comprendere la differenza tra studi prospettici e studi retrospettivi, consideriamo il seguente esempio. Supponiamo di voler stimare la prevalenza dell'ipertensione arteriosa nei pazienti che si ricoverano in un certo ospedale. È possibile *arruolare* tutti i pazienti che entrano in ospedale in un intervallo di tempo predefinito e misurare la loro pressione arteriosa alla prima visita (stu-

Tabella 8.2. Classificazione generale degli studi

Osservazionale				Sperimentale
Retrospettivo		Prospettico		Prospettico
Longitudinale (caso-controllo)	Trasversale (cross-sectional)	Trasversale (cross-sectional)	Longitudinale (di coorte)	Longitudinale randomizzato

---

[1] Quanto qui prospettato fa riferimento a studi su soggetti umani, ma molti concetti e valutazioni sono applicabili anche a studi su modelli animali o colture cellulari, cioè a sistemi biologici che evolvono nel tempo. Molto più semplificato è l'impianto di studi su fantoccio, che sono per lo più osservazionali e trasversali.

[2] L'utilizzo del termine *cross-sectional* per indicare gli studi trasversali, frequente in ambito clinico non radiologico, comporta un'ambiguità semantica poiché in diagnostica per immagini il termine è spesso utilizzato per indicare le tecniche di imaging che producono immagini di strati corporei, ovvero le tecniche *tomografiche*.

dio *prospettico*); oppure si può ottenere questa informazione sulla base del risultato della prima misura pressoria riportato nelle cartelle cliniche dei pazienti ricoverati in un intervallo di tempo precedente (studio *retrospettivo*).

Analogamente, volendo stimare la prevalenza del lobo azygos polmonare nei soggetti che si sottopongono a esame radiografico del torace possiamo arruolare tutti i pazienti che si presentano presso il Servizio di Radiologia per eseguire l'indagine in un intervallo di tempo predefinito e rilevare il numero di soggetti che presentano l'anomalia (studio *prospettico*). Alternativamente, possiamo rivalutare le immagini digitali memorizzate nell'archivio RIS-PACS relative ai pazienti che hanno eseguito questa indagine in un intervallo di tempo precedente (studio *retrospettivo*).

Negli studi radiologici retrospettivi occorre sottolineare la differenza tra la rivalutazione dei radiogrammi mirata al rilievo di un dato reperto (con la possibilità di effettuare uno studio della riproducibilità intra- e interosservatore – v. Cap. 7) e l'utilizzo dei referti redatti al tempo dell'esecuzione dell'indagine. *Uno studio che valuta il risultato di una lettura prospettica effettuata in precedenza (i referti già redatti) resta comunque retrospettivo perché si riferisce comunque a eventi precedenti alla decisione di intraprendere lo studio stesso.* È plausibile che, soprattutto per il rilievo di varianti anatomiche prive di rilevanza clinica, la lettura prospettica sia stata *meno attenta* o che in una parte dei referti sia stata omessa la segnalazione del reperto, rilevato ma giudicato non meritevole di segnalazione. Peraltro, è possibile verificare tale ipotesi mediante uno studio che compari la lettura prospettica (i referti archiviati) con la lettura retrospettiva mirata. *Siamo comunque in presenza di studi retrospettivi.*

Studi radiologici retrospettivi

Si definiscono *longitudinali* gli studi che si propongono di investigare la variazione di una o più variabili in un gruppo di pazienti (coorte) in tempi successivi. Questi implicano almeno due misurazioni successive della variabile in ciascun soggetto, spesso in relazione a un evento (per esempio, la somministrazione di un trattamento) che suddivide il contesto temporale in *prima* e *dopo*. Sono invece detti *trasversali* gli studi nei quali la variabile è misurata una sola volta per ciascun soggetto, come tipicamente accade nei sondaggi di opinione. È utilizzato il termine *trasversale* per sottolineare il fatto che, rispetto all'avanzare del tempo, la misura *fotografa* la situazione in un preciso istante.

Disegno longitudinale versus disegno trasversale

Ripetiamo che mentre gli studi osservazionali, oltre a poter essere prospettici o retrospettivi, possono anche essere longitudinali o trasversali, gli studi sperimentali sono pressoché invariabilmente prospettici e longitudinali.

8.3. Studi sperimentali e gruppo di controllo

Si definiscono *sperimentali*[3] gli studi nei quali le condizioni nelle quali avviene l'osservazione sono modificate dallo sperimentatore secondo un piano. Lo scopo è ottenere informazioni sull'azione o l'efficacia di un dato trattamento facendole *emergere* dalla variabilità presente nella popolazione. Ciò è ottenuto

Disegno sperimentale

---

[3] Si noti come l'aggettivo "sperimentale" sia utilizzato qui per indicare una caratteristica fondamentale del disegno dello studio, mentre altrove è utilizzato per definire l'ipotesi di ricerca che s'intende "dimostrare" con un lavoro scientifico, l'H_1 contrapposta all'ipotesi nulla H_0 (v. Cap. 3) o per definire gli studi effettuati su modelli animali o, talvolta, su fantoccio (v. Cap. 10).

mediante la comparazione tra un campione di soggetti ai quali viene somministrato il trattamento (spesso innovativo) oggetto di studio e un campione di soggetti ai quali viene somministrato il trattamento standard o ai quali non viene somministrato alcun trattamento attivo oppure un simulatore di trattamento (placebo). Questo secondo gruppo di soggetti è detto *gruppo di controllo*. Gli studi clinici randomizzati con gruppo di controllo sono definiti studi randomizzati controllati, *randomized controlled trial* (RCT).

Perché non è sufficiente somministrare il trattamento a un gruppo di pazienti e osservare ciò che accade, come si fa tipicamente negli studi farmacologici di fase 2? Perché *il solo miglioramento di singoli pazienti o di un gruppo più o meno ampio di pazienti non consente di trarre conclusioni sull'efficacia di un trattamento.*

Il fenomeno più noto che spiega tale impossibilità è detto *regressione verso la media*. Molte malattie presentano, infatti, un andamento della sintomatologia non costante né costantemente progressivo nel tempo ma con fasi di esacerbazione e fasi di remissione. La probabilità di ricorso alle cure mediche è ovviamente maggiore in fase di esacerbazione. Se a questa segue una fase di remissione (ovvero una *regressione verso la media* del quadro clinico), anche in assenza di qualsiasi trattamento, i pazienti miglioreranno, salvo poi peggiorare successivamente. Qualsiasi trattamento inefficace potrebbe sembrare efficace in un tale contesto sperimentale *prima-dopo*. Il fenomeno è particolarmente evidente nelle malattie che hanno forte carattere di stagionalità (ulcera gastroduodenale, asma allergico ecc.). La disponibilità di un gruppo di controllo consente di verificare se anche i pazienti sottoposti a trattamento standard presentano un'evoluzione clinica simile a quella dei pazienti sottoposti a trattamento sperimentale. *Soltanto la comparazione con il gruppo di controllo può dimostrare che il trattamento sperimentale è più efficace del trattamento standard. E può ovviamente dimostrare l'opposto, cioè che il nuovo trattamento è dannoso o meno efficace di quello standard.*

Il problema fondamentale che si pone è quello delle modalità di assegnazione dei pazienti al gruppo sperimentale o al gruppo di controllo, assegnazione che – in uno studio sperimentale – deve essere necessariamente casuale, ovvero *randomizzata*. Né il paziente, né il medico, né altri operatori sanitari devono avere alcun ruolo nel determinare tale assegnazione. Ciò è estremamente importante e pone seri problemi, anche etici. Nella sperimentazione di un nuovo trattamento antitumorale, per esempio, negheremo il nuovo trattamento (potenzialmente più efficace) a tutti i pazienti assegnati al gruppo di controllo per effetto della ran-

domizzazione. Se l'assegnazione avvenisse con *modalità aperte*, cioè se i pazienti e/o i medici potessero scegliere il gruppo sperimentale o di controllo a cui appartenere, il gruppo sperimentale sarebbe probabilmente più numeroso e composto da pazienti in stadio più avanzato di malattia rispetto al gruppo di controllo. Il risultato paradossale sarebbe che i pazienti sottoposti al nuovo trattamento mostrerebbero un'evoluzione clinica peggiore di quella del gruppo di controllo il quale, quindi, perderebbe proprio la sua funzione di controllo.

Eventi di questo tipo sono realmente possibili. Alcuni anni fa, proprio in ambito radiologico, si ebbe un clamoroso dibattito sui risultati negativi di un programma di screening realizzato in Canada [ANDERSSON ET AL, 1988]. I risultati deponevano a sfavore dell'esecuzione della mammografia di screening e si giunse addirittura a ipotizzare che la compressione della mammella durante l'esecuzione della mammografia potesse peggiorare la prognosi delle donne affette da carcinoma mammario. All'analisi critica [BAINES ET AL, 1990; DI

MAGGIO, 1992] furono rilevate numerose insufficienze metodologiche. Si prospettò anche l'ipotesi che il personale infermieristico avesse inserito nel gruppo sperimentale una serie di donne sintomatiche (con nodulo palpabile) presentatesi spontaneamente. Secondo questa valutazione, il nobile intento di accelerare gli accertamenti in presenza di sintomi produsse l'effetto disastroso di far fallire tutto il disegno sperimentale: nel gruppo delle donne sottoposte a screening risultò un maggior numero di tumori e in fase più avanzata rispetto al gruppo di controllo. La soluzione avrebbe dovuto essere quella di procedere immediatamente a tutti gli accertamenti nelle donne sintomatiche, senza tuttavia inserirle nel gruppo sperimentale sottoposto a screening. Al di là delle controversie specifiche [BAINES ET AL, 1990; MILLER ET AL, 1991; BAINES, 1994; TARONE, 1995; BAILAR, MACMAHON 1997], l'episodio spiega efficacemente quali effetti possano derivare dal mancato rispetto delle procedure di randomizzazione.

In uno studio sperimentale, infatti, la rigorosa assegnazione casuale dei pazienti al gruppo sperimentale o al gruppo di controllo, ossia la loro randomizzazione, è cruciale. Soltanto in questo modo è possibile ridurre al minimo i possibili bias e rendere i due gruppi, sperimentale e di controllo, il più possibile simili. Così, la somministrazione del nuovo trattamento nel gruppo sperimentale e del placebo o del trattamento standard nel gruppo di controllo rappresenterà la principale fonte di differenze tra i due gruppi.

Douglas G. Altman [ALTMAN, 1991] osserva giustamente che questa tematica è assimilabile al problema del rapporto segnale/rumore, con il quale il mondo radiologico ha grande familiarità. È un fattore determinante della qualità d'immagine delle tecniche radiologiche. *La variabilità biologica è il rumore di fondo sul quale dobbiamo cercare di distinguere il segnale, ovvero l'effetto del trattamento.* Se la variabilità è elevata e il trattamento sperimentale non è "miracoloso", come spesso accade, l'unica possibilità è quella di rendere il rumore di fondo nei due gruppi il più omogeneo possibile, in modo che il segnale appaia come l'unica differenza rispetto al rumore di entrambi i campioni. Ogni disomogeneità tra i due gruppi agirà come *fattore di confondimento*, riducendo la possibilità di riconoscere il segnale. Spesso i radiologi operano un artifizio tecnico per elevare il segnale rispetto al rumore quando un MdC è somministrato per via endovascolare per evidenziare una lesione o una struttura vascolare, la *sottrazione d'immagine*, come accade per esempio in angiografia digitale, in angio-RM e in angio-TC. Tale procedimento è efficace soltanto se le immagini pre-contrasto (che fungono da *maschera*) sono del tutto uguali a quelle post-contrasto con la sola eccezione delle lesioni con *enhancement* e dei vasi: la sottrazione metterà così in evidenza soltanto queste strutture. Se si determinano delle differenze (date, per esempio, dal movimento del paziente intercorso tra l'acquisizione delle immagini pre-contrasto e quelle post-contrasto), l'immagine sottratta sarà inevitabilmente gravata da artefatti.

È intuitivo comprendere che un'elevata omogeneità tra gruppo sperimentale e gruppo di controllo può essere ottenuta comparando i due trattamenti negli stessi soggetti, situazione nella quale il paziente funge da controllo di se stesso. Ma ciò è realmente possibile solo quando la malattia può essere trattata in modo diverso nello stesso soggetto, come accade, per i trattamenti topici dermatologici (l'arto superiore destro trattato con il farmaco A, quello sinistro con il farmaco B) o oculistici (l'occhio destro trattato con il farmaco A, quello sinistro con il farmaco B).

Il paragone col rapporto segnale/rumore

La disomogeneità tra i gruppi come fattore di confondimento

Comparazione intraindividuale

Gruppi di controllo storici

Si noti infine che la disponibilità di un gruppo di controllo è molto utile e consigliabile anche negli studi osservazionali retrospettivi, anche se la scelta di gruppi di controllo, cosiddetti *storici*, per studi retrospettivi è un compito complesso [ALTMAN, 1991].

8.4. Studi osservazionali

Situazioni nelle quali il disegno sperimentale non è possibile

Vi sono situazioni nelle quali non sono realizzabili studi sperimentali. Non è per esempio possibile realizzare uno studio prospettico nel quale soggetti sani siano randomizzati all'esposizione o alla non esposizione a una sostanza nociva per verificare se nei soggetti esposti vi sarà maggiore incidenza della malattia correlata a tale sostanza. In situazioni come queste, l'unico approccio realizzabile per giungere alla dimostrazione dell'associazione tra sostanza nociva e malattia (e inferire un rapporto causale) è quello epidemiologico osservazionale.

Studi di coorte o di follow-up

In questo ambito, una prima possibilità è lo *studio osservazionale prospettico longitudinale*, detto anche *di coorte* o *di follow-up*. L'efficienza dello studio dipende dalla frequenza attesa degli eventi che s'intendono osservare. Sono fondamentali i criteri di selezione (inclusione ed esclusione) dei pazienti. I problemi sono spesso determinati dalla notevole estensione temporale dello studio. Ne consegue sia la possibilità che un numero rilevante di soggetti venga perso al follow-up, sia che cambino le condizioni che avevano determinato l'arruolamento. Inoltre, gruppi con rischio differenziato di malattia potrebbero essere inevitabilmente assoggettati a protocolli di sorveglianza differenziati (*surveillance bias*): nei soggetti a maggiore rischio, la diagnosi sarebbe più probabile e più precoce a causa della sorveglianza più intensiva.

Surveillance bias

Studi caso-controllo

Una seconda possibilità è lo *studio osservazionale retrospettivo longitudinale*, detto anche *caso-controllo*. Consiste nell'identificazione di un gruppo di soggetti affetti dalla malattia e di un gruppo di soggetti non affetti dalla malattia e nella ricostruzione della loro storia, al fine di valutare se uno o più fattori abbiano contribuito alla patogenesi della malattia o ne abbiano prevenuto l'insorgenza.

Appaiamento (matching)

Un aspetto cruciale degli studi caso-controllo è la selezione di un appropriato gruppo di controllo (che dovrebbe essere molto simile al gruppo dei casi, eccetto che per la presenza della malattia). Tale obiettivo è talvolta raggiunto mediante appaiamento (*matching*) di ciascun caso con un controllo con caratteristiche simili a quelle del caso (per esempio, età e sesso). Tuttavia, ciò impedirà di indagare sull'eventuale ruolo di quelle stesse caratteristiche nella patogenesi della malattia.

L'esempio dello studio della NSF

Un esempio attuale è quello relativo ai *report* dei casi di fibrosi sistemica nefrogenetica (*nephrogenic systemic fibrosis*, NSF), malattia associata alla somministrazione endovenosa di MdC a base di gadolinio (Gd) in pazienti con insufficienza renale in stadio III-V [TAMBURINI ET AL, 2007]. Gli studi che descrivono soltanto le caratteristiche dei pazienti che hanno contratto la malattia sono molto meno utili di quelli [SADOWSKI ET AL, 2007; RYDAHL ET AL, 2008] che, al contempo, descrivono le caratteristiche dei pazienti con insufficienza renale in stadio III-V ai quali è stato somministrato MdC a base di Gd e che non hanno sviluppato la malattia (i controlli, appunto). Soltanto questa comparazione può fornire informazioni sui cofattori che possono agire nella patogenesi della malattia.

Altri aspetti critici degli studi caso-controllo sono: la selezione dei casi, la differente possibilità di ricostruire la storia dei casi rispetto a quella dei controlli (*recall bias*: i controlli non ricordano l'esposizione a fattori di rischio che invece i casi ricordano); la generale minore accuratezza dei dati ricostruiti retrospettivamente; anche qui, infine, protocolli di sorveglianza con intensità differenziate (*surveillance bias*).

Recall bias

Surveillance bias

Una terza possibilità è quella degli studi *osservazionali trasversali* (*cross-sectional*). In questo caso non si effettua una comparazione tra casi e controlli. L'informazione è ottenuta in tempo unico e non riguarda una storia evolutiva. Parleremo di *disegno prospettico* quando l'informazione ottenuta riguarda eventi presenti (per esempio, la presenza di una certa abitudine di vita, come accade tipicamente nelle *survey*) o immediatamente seguenti l'arruolamento (per esempio, la performance di un'indagine diagnostica). Parleremo di *disegno retrospettivo* quando l'informazione riguarda singoli eventi passati, in assenza di una comparazione tra casi e controlli. Aspetti critici degli studi osservazionali trasversali sono: la selezione del campione (se si tratta di informazioni assunte da volontari può determinarsi un *volunteer bias*), i tassi di risposta, la valutazione dei rapporti causa-effetto tra le variabili oggetto di studio.

Studi trasversali

Volunteer bias

In generale, si tenga presente che gli studi osservazionali sono in grado di mettere in evidenza solo possibili associazioni tra eventi. Tutte le volte che è eticamente possibile, la compiuta valutazione della loro reale incidenza e soprattutto dell'inferenza sui rapporti causa-effetto dovrebbe essere realizzata mediante studi sperimentali prospettici, longitudinali, randomizzati. Tra gli studi osservazionali, quelli prospettici longitudinali (di coorte) sono in generale in grado di fornire informazioni meno affette da bias rispetto agli studi trasversali e a quelli caso-controllo.

Preferenza per gli studi randomizzati

8.5. Disegni alternativi degli studi randomizzati controllati

È opportuno illustrare la terminologia che definisce aspetti specifici degli studi randomizzati controllati. Oltre al disegno con *gruppi paralleli*, che è stato in generale sottinteso nella trattazione fin qui prospettata, esiste la possibilità di disegni alternativi. Ne elenchiamo alcuni [ALTMAN, 1991]:

Tipi di studi randomizzati controllati

1. *cross-over*, nel quale tutti i pazienti ricevono i due trattamenti uno dopo l'altro con randomizzazione della sequenza di somministrazione. Limiti: i soggetti possono ritirarsi (*drop-out*) dopo il primo trattamento, per gli effetti collaterali; può manifestarsi un *effetto carry-over* (quando l'effetto del primo trattamento è ancora in atto dopo la somministrazione del secondo trattamento), con necessità di introdurre un *periodo di washout* tra la valutazione dell'effetto del primo trattamento e la somministrazione del secondo; tale disegno può essere utilizzato soltanto per malattie che non guariscono e per le quali l'effetto del trattamento è relativamente rapido;

Disegno cross-over

2. *per dati appaiati intraindividuale*, nel quale i soggetti ricevono lo stesso trattamento contemporaneamente (è possibile solo per terapie locali di organi pari o di settori cutanei; è invece possibile in molti studi radiologici comparativi – v. Paragrafo 8.3);

Disegno per dati appaiati intraindividuale

Disegno per dati appaiati su coppie di soggetti

3. *per dati appaiati su coppie di soggetti*, nel quale lo sperimentatore forma coppie di soggetti (*matching*) molto simili per alcuni fattori predefiniti (per esempio, età e sesso o altri fattori prognostici);

Disegno sequenziale

4. *sequenziale*, nel quale lo studio su gruppi paralleli continua fino a quando un trattamento dimostra di essere significativamente migliore dell'altro (i risultati dello studio sono calcolati e analizzati dopo ogni arruolamento);

Disegno fattoriale

5. *fattoriale*, nel quale sono valutate tutte le combinazioni possibili tra i trattamenti (per i trattamenti A, B e C, avremo i gruppi trattati con A, con B, con C, con A + B, con A + C o con B + C).

8.6. Classificazione degli studi sulla performance diagnostica

Studi sulla performance diagnostica

Gli studi sulla performance diagnostica implicano sempre almeno un confronto tra un'indagine e uno standard di riferimento. Quest'ultimo rappresenta il criterio di *verità* per la definizione della verità o la falsità dei positivi e dei negativi all'indagine. Non in tutti gli studi e non per tutti i pazienti di uno studio è rappresentato dall'analisi istopatologica. Lo standard di riferimento può consistere in un'altra indagine, considerata *standard of care* al momento della progettazione dello studio, oppure da una combinazione tra analisi istopatologica per i casi positivi e follow-up clinico e/o mediante imaging per i casi negativi.

Sono tuttavia possibili almeno due varianti generali: gli *studi non comparativi* e gli *studi comparativi*; inoltre, gli studi comparativi possono avere modalità inter- o intraindividuale, come mostrato nella Tabella 8.3.

Tabella 8.3. Studi sulla performance diagnostica

Tipo di studio	Descrizione	Misure	Esempio: accuratezza nella diagnosi di metastasi epatiche
Non comparativo	Indagine A *versus* RS in una serie di pazienti	Performance diagnostica di A	TC *versus* EIO
Comparativo	In gruppi diversi (interindividuale): randomizzazione dei pazienti in un gruppo I (indagine A *versus* RS) e in un gruppo II (indagine B *versus* RS)	Performance diagnostica di A	TC *versus* EIO
		Performance diagnostica di B	RM *versus* EIO
		Comparazione tra la performance diagnostica di A e quella di B	TC *versus* RM
	Intraindividuale: indagine A e indagine B in ciascun paziente *versus* RS con randomizzazione della sequenza temporale (gruppo I: A-B; gruppo II: B-A)	Performance diagnostica di A + B	TC+RM *versus* EIO
		Comparazione tra la performance diagnostica di A e quella di A + B	TC *versus* TC+RM
		Comparazione tra la performance diagnostica di B e quella di A + B	RM *versus* TC+RM

EIO = ecografia intraoperatoria; RM = risonanza magnetica; RS = reference standard; TC = tomografia computerizzata.

Gli *studi non comparativi* sono apparentemente semplici: il risultato dell'indagine è confrontato con il reference standard. Sussiste quindi *una comparazione anche negli studi non comparativi*, ma soltanto con il reference standard. Ovviamente *è necessario che la lettura dell'indagine sia effettuata in modo indipendente da quella del reference standard e viceversa. Ciò non è affatto scontato*, ma è comunemente agevolato dal fatto che, nella tipica comparazione tra imaging e istopatologia, radiologo e anatomo-patologo sono figure professionali distinte che esercitano in unità operative fisicamente separate.

Gli *studi comparativi* – sempre più frequenti in virtù della molteplicità di opzioni diagnostiche per immagini che l'evoluzione tecnologica ha messo a disposizione – presentano maggiore complessità. Distinguiamo *studi interindividuali*, nei quali due indagini sono comparate tra loro ma ciascuna di essa è effettuata in un gruppo diverso di pazienti, e *studi intraindividuali*, nei quali due indagini sono effettuate in ciascun paziente e comparate tra loro. In entrambi i casi sono necessarie tre condizioni:

1. la *randomizzazione* nell'assegnazione dei pazienti all'esecuzione delle diverse indagini nel caso degli studi interindividuali e nella sequenza temporale di esecuzione negli studi intraindividuali;
2. la *lettura indipendente di ciascuna indagine rispetto al reference standard* (come negli studi non comparativi);
3. la *lettura indipendente di un'indagine rispetto all'altra*.

La prima condizione rende ragione di come la *randomizzazione* sia un ingrediente importante di tutti gli studi comparativi con disegno prospettico (e come la sua assenza in quelli retrospettivi sia fonte potenziale di bias e ne rappresenti un limite sostanziale).

La terza condizione, la *lettura indipendente tra le indagini*, implica che l'interpretazione diagnostica delle indagini sia eseguita da Radiologi diversi, in cieco l'uno rispetto all'altro. Inoltre, se l'esecuzione dell'indagine non è standardizzata e si ritiene che ciò possa influenzare la performance diagnostica, anche la stessa esecuzione delle indagini deve avvenire in cieco (le indagini devono essere eseguite da Radiologi e/o Tecnici diversi). Nel caso di indagini standardizzate e di un numero sufficientemente elevato di pazienti che consenta la non riconoscibilità dei casi alla valutazione ripetuta, è possibile proporre una modalità alternativa di lettura indipendente: uno stesso Radiologo legge entrambe le indagini, supposto che siano verificate le seguenti condizioni:

1. che intercorra un *tempo di lavaggio* (mentale!) sufficiente perché il Radiologo non possa ricordare i casi già valutati (usualmente non meno di una settimana), soprattutto se il Radiologo osserva – durante l'intervallo del tempo di lavaggio – altri casi analoghi non inseriti nello studio;
2. che le indagini siano presentate alla lettura in ordine casuale, ovvero randomizzato.

Il problema della *cecità* degli studi assume in Radiologia una configurazione particolare. La definizione classica di singolo, doppio e triplo cieco per gli studi randomizzati controllati è relativamente semplice. Sono detti studi in *singolo cieco* quelli nei quali solo il paziente [ALTMAN, 1991] o solo il medico

Studi non comparativi

Studi comparativi

Cecità: singola, doppia, tripla

[MOTULSKI, 1995] non è a conoscenza dell'appartenenza dello stesso paziente al gruppo sperimentale o al gruppo di controllo; gli studi in *doppio cieco* sono invece quelli in cui entrambi (paziente e medico) non hanno consapevolezza di tale appartenenza. Si parla invece di studi in *triplo cieco* quando anche chi è responsabile della rilevazione degli effetti del farmaco è privo di tali informazioni; ciò comporta una differenziazione tra uno o più medici che somministrano il trattamento sperimentale o il trattamento standard (o il placebo) e i colleghi che valutano l'effetto clinico sui pazienti. La cecità può essere estesa anche a chi è responsabile dell'analisi (anche statistica) dei dati.

Negli studi sulla performance diagnostica, oltre alla già citata cecità rispetto al reference standard, è spesso introdotta anche la cecità del Radiologo rispetto ai dati demografici, clinici e strumentali (i risultati di precedenti indagini di laboratorio o per immagini). *Tale condizione di lettura è finalizzata a determinare il contributo diagnostico esclusivo dell'indagine oggetto di studio, ma ha il limite sostanziale di essere molto diversa da quella della pratica clinica quotidiana.* Quest'ultima è infatti caratterizzata da un iter diagnostico nel quale opera una concatenazione sequenziale di indagini nella quale si è chiamati spesso a risolvere un particolare dubbio diagnostico posto da un'indagine precedente. Peraltro, per molte modalità diagnostiche di seconda, terza o quarta istanza, la stessa esecuzione dell'indagine richiede necessariamente la conoscenza della storia del paziente e del quesito clinico.

La comparazione tra la performance diagnostica di due indagini è in linea generale più potente negli studi intraindividuali che negli studi interindividuali. L'esecuzione delle diverse indagini nello stesso paziente tende a ridurre alcune delle fonti di variabilità che la randomizzazione dei pazienti può ridurre soltanto operando su grandi numeri. La maggiore potenza del disegno intraindividuale rispetto a quello interindividuale consente di ridurre il numero di soggetti necessari e costi e tempi di realizzazione dello studio. L'analisi statistica considera questa importante differenza indicando la necessità di test diversi nelle due situazioni: test per dati appaiati per il disegno intraindividuale (per esempio, il test di McNemar); test per campioni indipendenti per il disegno randomizzato (per esempio, χ^2 e test esatto di Fisher). Si vedano in proposito i Capitoli 4 e 5.

Si noti, infine, che gli studi comparativi, sia inter- che intraindividuali, possono valutare la performance di più di due indagini diagnostiche. Nel caso di tre indagini, occorreranno tre gruppi di pazienti per uno studio interindividuale e l'esecuzione delle tre indagini (in ordine randomizzato) in tutti i pazienti per uno studio intraindividuale.

Come si combina la classificazione degli studi sulla performance diagnostica con lo schema generale di cui alla Tabella 8.2? La risposta è complessa.

Sul piano scientifico, *tutti gli studi che implicano una qualche forma di randomizzazione* (quindi anche gli studi radiologici con sequenza randomizzata dell'esecuzione e/o della lettura delle indagini nel disegno intraindividuale) *dovrebbero essere considerati studi sperimentali*. Infatti, la presenza di uno schema di randomizzazione implica che si è intervenuti sperimentalmente al fine di ridurre una qualche fonte di variabilità o di bias e per aumentare la probabilità di osservare differenze nella performance diagnostica.

Tuttavia, oggi è prevalente la tendenza a definire osservazionali non soltanto gli studi radiologici retrospettivi e quelli prospettici longitudinali di coorte (per esempio valutazione di una coorte sottoposta a screening mediante imaging, senza gruppo di controllo), ma anche gli studi prospettici trasversali comparativi intraindividuali nel cui disegno sono incluse procedure di randomizzazione che non implicano l'esecuzione di differenti protocolli diagnostici in gruppi diversi di pazienti (per esempio, la differente sequenza temporale di esecuzione delle indagini). Viceversa, sono definiti sperimentali non soltanto gli studi radiologici propriamente longitudinali randomizzati (un gruppo è invitato allo screening mediante imaging, l'altro non è invitato allo screening), ma anche gli studi prospettici trasversali interindividuali nei quali la randomizzazione implica protocolli diagnostici differenti nei diversi gruppi (per esempio, un gruppo esegue TC e l'altro RM).

Infine, è necessario ricordare che gli studi sulla performance diagnostica sono soltanto una delle possibili classi gerarchiche degli studi sull'efficacia delle indagini diagnostiche, la seconda, nella scala a sei livelli riportata nella Tabella 0.1. A livelli più elevati della scala, soprattutto al quinto (impatto sull'*outcome*) e al sesto (impatto sociale), l'indagine diagnostica assume il carattere biostatistico generale di un *trattamento* del quale si va a verificare l'efficacia con i metodi standard della ricerca epidemiologica e clinica.

> Studi radiologici che misurano livelli di impatto superiore a quello della performance diagnostica

8.7. Randomizzazione e minimizzazione

Quanto fin qui esposto ha già evidenziato come la randomizzazione sia centrale nel disegno di molti studi. Douglas G. Altman [ALTMAN, 1991] sottolinea che randomizzare è una cosa diversa che *scegliere a casaccio* ("*random does not mean the same as haphazard*"). *Randomizzare vuol dire assegnare un soggetto a un trattamento* (all'esecuzione di un'indagine o a un ordine di lettura) *con una probabilità nota*, usualmente uguale per i diversi gruppi (0.5 o 50% nel caso tipico di due gruppi di randomizzazione), *senza che l'assegnazione del singolo soggetto possa essere predetta*.

> Randomizzare non significa scegliere a casaccio

Ciò implica, per esempio, che assegnare i pazienti in modo alternato a due indagini (ossia assegnare i pazienti con numero ordinale dispari al trattamento A e quelli con numero ordinale pari al trattamento B) non equivale a randomizzare. Lo stesso può dirsi se l'assegnazione avviene per effetto del giorno, della settimana o del mese dell'arruolamento o della data di nascita del paziente. Tutti questi tipi di *allocazione sistematica* dei pazienti non sono esenti da distorsioni e sono infatti detti anche *pseudo-random*. Altra possibilità, non esente da distorsioni, è l'utilizzo di una lista di numeri casuali aperta (per esempio, i numeri di una pagina dell'elenco telefonico di una grande città) a ciascuno dei quali, in sequenza, è accoppiato ciascun paziente man mano che è arruolato secondo la regola che i pazienti accoppiati a un numero telefonico dispari saranno assegnati al trattamento A e quelli accoppiati a un numero telefonico pari al trattamento B.

> Pseudo-random

In tutti questi casi, infatti, lo sperimentatore conosce già a quale trattamento verrà assegnato ciascun paziente prima di procedere all'arruolamento. Ciò viola una regola fondamentale della corretta randomizzazione. Il metodo dell'elenco telefonico o, per meglio dire, il metodo basato sull'utilizzo di una lista di numeri casuali può essere considerato valido soltanto se la lista non è aperta, ovvero se un soggetto indipendente detiene la lista dei numeri casuali e comunica allo sperimentatore il risultato dell'accoppiamento numerico solo ad arruolamento avvenuto. Negli studi randomizzati multicentrici, per garantire il massimo di correttezza, ciascun centro comunica i dati dell'avvenuto arruolamento di un soggetto a un'unità centrale (spesso un Servizio di Epidemiologia), la quale restituisce l'assegnazione randomizzata del paziente a uno dei gruppi, fornita da un programma computerizzato di randomizzazione. In caso di studi effettuati in centri singoli, consigliamo l'utilizzo di un programma computerizzato di generazione di numeri casuali, che sarà interrogato dopo ogni arruolamento per definire il gruppo di randomizzazione (in condizioni ottimali è bene che lo sperimentatore che arruola e colui che interroga il programma siano persone diverse).

Perché questa elevata attenzione alle procedure di randomizzazione? Perché, anche a livello inconscio, lo sperimentatore può alterare la distribuzione dei pazienti nei gruppi, tipicamente inserendo nel gruppo assegnato al nuovo trattamento i pazienti più gravi o con maggiore sospetto di malattia. Quando la tabella di assegnazione è predefinita, cioè già nota al momento dell'arruolamento, lo sperimentatore può proporre l'arruolamento in modo più o meno convincente a seconda delle condizioni del paziente e della prevista assegnazione a uno dei trattamenti.

Le procedure di randomizzazione possono determinare squilibri quantitativi e qualitativi nella distribuzione tra i gruppi. A dimostrazione di ciò consideriamo il seguente esempio. Generiamo mediante un programma informatico una sequenza di 20 numeri casuali compresi nell'intervallo [0, 9] e di assumere la seguente regola:

– assegnare al trattamento A i pazienti accoppiati a un numero compreso tra 0 e 4;
– assegnare al trattamento B i pazienti accoppiati a un numero compreso tra 5 e 9.

Ecco la serie:

4-2-7-8-3-5-0-9-1-0-9-2-5-5-6-7-8-4-9-7

Soltanto 8 numeri su 20 sono compresi tra 0 e 4, mentre 12 numeri sono compresi tra 5 e 9 (si noti che anche la distribuzione tra numeri pari e dispari è squilibrata: 9 pari e 11 dispari). La *randomizzazione semplice* può quindi dare luogo a squilibri nella distribuzione, in particolare quando il numero totale dei pazienti è limitato. Lo squilibrio tra i gruppi può essere non solo numerico, ma anche relativo alle caratteristiche dei pazienti. Il risultato potrebbe, quindi, essere soggetto a bias. Tali squilibri possono essere evitati ricorrendo a particolari forme di randomizzazione.

La *randomizzazione a blocchi* (o *randomizzazione ristretta*) utilizza uno schema di assegnazione che bilancia la distribuzione entro ciascun blocco (usualmente un multiplo del numero di gruppi). L'esempio più semplice è quello dei 6 blocchi di quattro pazienti con randomizzazione verso i due trattamenti A e B, schematizzato come segue:

AABB
ABAB
ABBA
BAAB
BABA
BAAB

In pratica, si estrae un numero casuale compreso tra 1 e 6 e si assegna una sequenza di quattro pazienti secondo lo schema del blocco corrispondente. Assegnati i primi quattro si procede all'estrazione di un secondo numero casuale e così via. Questa procedura limita lo squilibrio numerico alla fine dell'arruolamento a uno o al massimo a due soggetti. Il problema che l'assegnazione ad A o a B dell'ultimo dei quattro pazienti di ciascun blocco è prevedibile è risolto non rivelando agli sperimentatori la dimensione dei blocchi e/o variandola nel corso della randomizzazione.

Per evitare sbilanciamenti nella distribuzione di alcune caratteristiche dei pazienti – per esempio, demografiche (età, sesso) o di gravità della malattia o di condizioni di comorbilità ecc. – si ricorre alla *randomizzazione stratificata*. Si creano liste di blocchi di randomizzazione per ciascuno dei sottogruppi o strati. Nel caso più semplice, si randomizzerà a blocchi nel sottogruppo dei maschi e, separatamente, nel sottogruppo delle femmine. In casi più complessi, volendo tenere conto di più fattori, il numero dei sottogruppi o strati equivale al numero totale delle combinazioni tra gli strati di ciascun fattore. Se, per esempio, si decide di stratificare in tre fasce d'età e per sesso, occorre un numero di strati pari a 6. Tuttavia, in linea generale, aumentare eccessivamente il numero degli strati è una via poco praticabile per l'esiguità dei soggetti concretamente arruolabili per strato.

Un tipo particolare di randomizzazione è quella *per cluster*, in cui l'oggetto della randomizzazione non è il singolo soggetto ma gruppi di soggetti. Spesso, questi gruppi sono formati per famiglia, città o quartiere di abitazione, ospedale ecc. In tali casi è necessaria un'analisi che verifichi l'assenza di sbilanciamenti dovuti a differenze non previste tra i cluster utilizzati.

In alcuni casi, inoltre, è possibile programmare una *randomizzazione pesata*, quando si voglia ottenere numerosità diverse per ciascun gruppo di pazienti.

Esiste, infine, un approccio non-random che consente di assegnare ai trattamenti gruppi di pazienti in modo bilanciato rispetto a molteplici fattori prognostici: la *minimizzazione*. Essa offre una serie di vantaggi rispetto alle procedure di randomizzazione, a meno che queste non operino su grandi numeri che tendono comunque a omogeneizzare i gruppi di pazienti (ciò accade quando ciascun gruppo comprende centinaia di soggetti).

Come opera la minimizzazione? Per definizione, questa procedura tende a minimizzare gli sbilanciamenti prodotti in fase di arruolamento. Un programma automatico decide le varie assegnazioni sulla base di quelle precedenti. Tale programma tiene memoria di tutte le assegnazioni già eseguite, valuta lo stato del bilanciamento dei fattori prognostici dei pazienti già arruolati e decide l'assegnazione del nuovo paziente mantenendo la massima omogeneità tra i vari gruppi. Per chiarire ulteriormente, supponiamo di voler assegnare una serie di pazienti al trattamento A o al trattamento B tenendo conto dell'età (minore oppure uguale a o maggiore di 35 anni) e del sesso. Il seguente elenco simula l'arruolamento e l'assegnazione di una serie di pazienti:

1. il paziente 1 è un maschio di 30 anni; essendo il primo, è assegnato indifferentemente a uno dei trattamenti. Una procedura di randomizzazione semplice decide per il trattamento A;
2. il paziente 2 è un maschio di 28 anni. Il programma di minimizzazione propone l'assegnamento al trattamento B per bilanciare l'assegnazione del paziente 1;

Randomizzazione stratificata

Randomizzazione per cluster

Randomizzazione pesata

Minimizzazione

3. il paziente 3 è una femmina di 50 anni; come per il primo paziente, l'assegnazione potrebbe volgere sia verso A sia verso B, senza sbilanciamenti. Operando una randomizzazione semplice si assegna il paziente 3 ad A;
4. il paziente 4 è una femmina di 40 anni; il programma di minimizzazione assegna questo paziente al trattamento B per bilanciare l'assegnazione del paziente 3;
5. e così via...

Si consiglia l'utilizzo di programmi computerizzati appositamente progettati per l'esecuzione di procedure di minimizzazione.

8.8. Dimensione campionaria

Il calcolo della dimensione campionaria costituisce uno degli aspetti cruciali di uno studio. Dovrebbe essere oggetto di un lavoro preliminare al momento della definizione del protocollo. Uno studio correttamente progettato dovrebbe comprendere il calcolo della potenza statistica e della dimensione campionaria a partire dal protocollo elaborato per ottenere l'approvazione del Comitato Etico.

Tuttavia, è un dato di fatto che gran parte degli studi radiologici, anche quelli pubblicati sulle riviste a più alto impact factor, sia priva di una valutazione preliminare della potenza statistica dello studio e della dimensione campionaria che rappresenta quasi sempre il fattore determinante della potenza statistica.

Nella parte finale della sezione *Materiali e metodi* (sottosezione *Analisi statistica*) è quasi sempre indicato il livello di errore α (per lo più 0.05, ovvero 5%). Come abbiamo spiegato nel Capitolo 3, ciò implica una probabilità pari a 1:20 di ottenere un risultato falso positivo, cioè di dichiarare che la differenza osservata è reale mentre è solo un effetto casuale della variabilità. Poiché *la maggior parte degli studi pubblicati presenta uno o più risultati significativi*, cioè con $p < 0.05$, il problema dell'insufficienza della dimensione campionaria non si pone: in tutti questi studi il campione ha prodotto differenze significative che consentono di rifiutare l'ipotesi nulla H_0 e di accettare l'ipotesi sperimentale H_1. *Se il risultato è positivo, può solo essere veramente positivo oppure falsamente positivo*. E la probabilità di falsa positività è data proprio dal valore di *p* calcolato con l'analisi statistica. *Se il valore osservato di p è molto piccolo*, diciamo inferiore a 0.01, *si potrebbe invece porre il problema inverso: la potenza statistica e la dimensione campionaria potrebbero essere state eccessive, con spreco di tempo e di risorse economiche.*

La questione della potenza statistica e della dimensione campionaria si pone invece per gli studi nei quali le differenze osservate non risultano significative. *In assenza di un preliminare calcolo della potenza e della dimensione campionaria ad essa correlata, è possibile che il numero di soggetti arruolati sia stato semplicemente troppo piccolo per dimostrare una differenza che invece è reale.* Ciò può essere verificato calcolando a posteriori la potenza dello studio. Poiché il livello di errore β dovrebbe collocarsi tra 0.2 (20%) e 0.1 (10%) e la potenza è pari a $1 - \beta$, se la potenza calcolata retrospettivamente risulta ampiamente inferiore a 0.8 (80%), possiamo ritenere che *l'assenza di significatività dello studio sia non conclusiva*. Occorrerà ripetere lo studio con potenza e dimensione campionaria sufficienti. Tale problema, pur nella prevalente assenza del calcolo preliminare, appare raramente in letteratura perché molti studi con risultati non significativi non sono pubblicati, da un lato perché in prima istanza non elaborati in forma compiuta e quindi non inviati alle riviste, dall'altro perché rifiutati dalla valutazione dei revisori e/o dell'Editor della rivista. È un circuito che si autorafforza, portando alla non pubblicazione degli studi privi di risultati significativi.

Come agisce in concreto la dimensione campionaria sulla qualità dei risultati di uno studio? Supponiamo di voler comparare l'accuratezza diagnostica di due indagini, A e B, in due diversi gruppi di pazienti, ottenuti mediante randomizzazione. Studiamo 20 pazienti con l'indagine A e 20 pazienti con l'indagine B. L'accuratezza diagnostica di A risulta del 30% (6/20), mentre quella di B risulta del 50% (10/20). C'è una differenza in accuratezza di 20 punti percentuali (50%-30%) ma l'analisi statistica (χ^2) fornisce $p = 0.1967$. La differenza di accuratezza osservata non è statisticamente significativa. Concludiamo che non ci sono evidenze in favore della superiore accuratezza di B rispetto ad A. Studiamo allora 100 pazienti con l'indagine A e 100 pazienti con l'indagine B, aggiungendone a quelli già studiati 80 per ciascun gruppo. L'accuratezza diagnostica è di nuovo del 30% per A e del 50% per B, generate però dal rapporto 30/100 per A e dal rapporto 50/100 per B. Siamo ancora di fronte a una differenza in accuratezza di 20 punti percentuali, ma il test del χ^2 dà $p = 0.0038$. Questa differenza è altamente significativa. Concludiamo adesso che esiste una forte evidenza in favore della superiore accuratezza di B rispetto ad A.

La dimensione campionaria influenza la qualità di uno studio

Nella Tabella 8.4 è possibile verificare come, aumentando il numero di pazienti arruolati, pur ottenendo la stessa accuratezza per le indagini A e B, si riducano progressivamente i valori di p. Si noti che è possibile ottenere una significatività ($p < 0.05$) già con un campione di 50 + 50 pazienti e una significatività molto elevata (p < 0.01) con un campione di 80 + 80 pazienti. Il calcolo della dimensione campionaria avrebbe potuto definire una dimensione ottimale intorno a 65 + 65 pazienti.

L'esempio solleva una domanda provocatoria. *Basta incrementare le dimensioni del campione per dimostrare una significatività statistica per una differenza esistente, anche se di ridotta entità?* La risposta è semplice: *Si, ma non lo si deve fare. È regola fondamentale della buona ricerca definire a priori potenza e dimensione campionaria.* Quattro fatti testimoniano a favore di questa regola:

Definire a priori potenza e dimensione campionaria

1. i grandi studi clinici (trial randomizzati controllati) definiscono a priori potenza e dimensione campionaria;
2. alcune grandi riviste pubblicano il progetto e il protocollo di un trial come articolo a sé redatto prima dell'avvio dell'arruolamento;

Tabella 8.4. Simulazione di una serie di studi comparativi dell'accuratezza diagnostica di due indagini: l'indagine A in un gruppo di pazienti, l'indagine B in un altro gruppo di pazienti (dopo randomizzazione)

Pazienti	Indagine A		Indagine B		p^*
	VP + VN	Accuratezza	VP + VN	Accuratezza	
20 + 20 = 40	6	0.30	10	0.50	0.1967
30 + 30 = 60	9	0.30	15	0.50	0.1138
40 + 40 = 80	12	0.30	20	0.50	0.0679
50 + 50 = 100	15	0.30	25	0.50	0.0412
60 + 60 = 120	18	0.30	30	0.50	0.0253
70 + 70 = 140	21	0.30	35	0.50	0.0157
80 + 80 = 160	24	0.30	40	0.50	0.0098
100 + 100 = 200	30	0.30	50	0.50	0.0038

VN = veri negativi; VP = veri positivi.
* χ^2.

3. è sempre più frequente che le riviste richiedano, almeno per i trial randomizzati, il numero della registrazione dello studio presso un'autorità indipendente, avvenuta prima dell'inizio dell'arruolamento;

Interim analysis

4. gli studi clinici possono prevedere un'analisi *in itinere*, detta *interim analysis*, ma questa dovrebbe essere definita a priori e, a rigore, l'effettuazione di tale analisi intermedia dovrebbe comportare la richiesta di soglie di significatività più elevate nell'analisi finale.

Il calcolo della dimensione campionaria

Ma come si calcola la dimensione campionaria? È bene che questo problema sia affrontato sempre avvalendosi della collaborazione di uno Statistico professionista. *È tuttavia altrettanto vero che un elemento indispensabile per tale calcolo è la definizione dell'entità della minima differenza che si ritiene clinicamente rilevante e che si cerca di dimostrare come statisticamente significativa. Tale quantità non è derivabile da formule matematiche. Deriva invece dall'analisi (critica!) dei lavori scientifici precedentemente pubblicati sull'argomento oggetto di studio e da una valutazione – entro certi limiti inevitabilmente soggettiva – del contesto scientifico e clinico che soltanto il Radiologo che conduce lo studio può fare.*

La differenza standardizzata

Il calcolo della dimensione campionaria è quasi sempre basato su una grandezza chiamata *differenza standardizzata*, pari al rapporto tra la minima differenza ritenuta clinicamente rilevante (δ) e la deviazione standard (s) che esprime la variabilità nel campione. Quindi: differenza standardizzata = δ/s

È intuitivo comprendere che maggiore è la differenza standardizzata, minore è la dimensione campionaria (e viceversa). Infatti, fissata la deviazione standard, maggiore è la differenza che vogliamo dimostrare (numeratore), più elevata è la probabilità di ottenere questa dimostrazione senza la necessità di arruolare un elevato numero di pazienti. Analogamente, fissato δ, minore è la deviazione standard, minore è la sovrapposizione tra gli effetti dei due trattamenti confrontati e, di nuovo, maggiore è la probabilità di dimostrare una differenza reale senza la necessità di arruolare un elevato numero di pazienti.

Per il confronto tra variabili continue in due gruppi indipendenti, oltre al rapporto δ/s, occorre definire la soglia per l'errore α e la potenza ($1 - \beta$; usualmente tra 0.8 e 0.9, cioè tra l'80% e il 90%). L'utilizzo di un nomogramma come quello proposto da Douglas G. Altman [ALTMAN, 1980] e riportato nella Figura 8.1 consente di ottenere la dimensione del campione disponendo delle grandezze descritte.

Per il confronto tra variabili continue per dati appaiati, occorre considerare non la deviazione standard delle osservazioni ma quella della differenza tra le due misurazioni negli stessi soggetti (s). La differenza standardizzata è uguale a $2\delta/s$. Di nuovo, l'utilizzo del nomogramma della Figura 8.1 consente il calcolo della dimensione campionaria.

Per il confronto di dati categoriali, definita la proporzione attesa di eventi nei due campioni come p_1 e p_2, la differenza standardizzata è pari a:

$$\frac{p_1 - p_2}{\sqrt{p_m(1 - p_m)}}$$

dove: $p_m = (p_1 - p_2)/2$

Sfruttando questa definizione, è possibile utilizzare anche per dati categoriali il nomogramma della Figura 8.1.

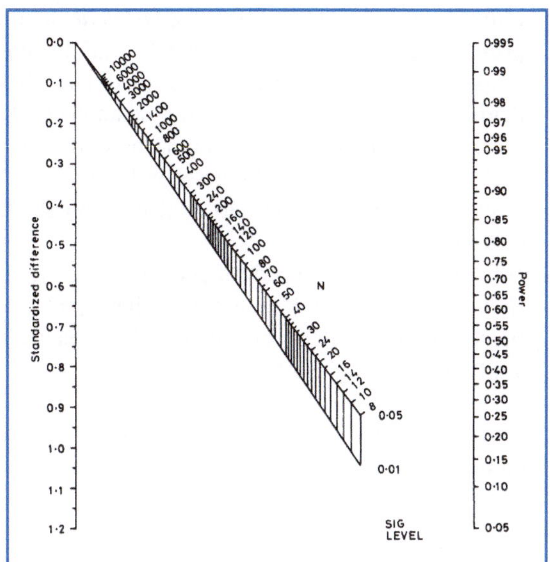

Figura 8.1. Nomogramma per il calcolo della dimensione campionaria o della potenza statistica. Unendo con una retta il valore della differenza standardizzata (*standardized difference*) e quello della potenza (*power*), è possibile calcolare la dimensione campionaria. Unendo con una retta il valore della differenza standardizzata e quello della dimensione campionaria, è possibile calcolare la potenza. Da: Altman DG. Statistics and ethics in medical research. III How large a sample? Brit Med J 1980;281:1336-1338 (con autorizzazione).

8.9. Revisioni sistematiche (metanalisi)

La pubblicazione di molteplici studi su un dato tema mette a disposizione della comunità scientifica una massa di dati e una serie di risultati. Tali risultati possono talvolta essere non conclusivi (per esempio per scarsa potenza dovuta a insufficiente dimensione campionaria) o conclusivi ma contrastanti (alcuni studi depongono a favore della superiore performance diagnostica dell'indagine A rispetto all'indagine B, altri riportano una sostanziale equivalenza; altri ancora riportano che B è superiore ad A). Si noti che:

– gli studi sono caratterizzati da livelli di qualità diversificati e sono quindi più o meno gravati da limiti di progettazione o di conduzione;
– i risultati degli studi sono basati su dati analitici accessibili immediatamente (dal contenuto della sezione dei Risultati dell'articolo) oppure, in casi particolari, mediante richiesta diretta agli autori.

È allora possibile pensare agli studi già pubblicati su un tema oggetto d'interesse come a una popolazione di soggetti potenzialmente arruolabili per eseguire uno *studio di un campione di studi*. I dati dei lavori ritenuti qualitativamente accettabili costituiscono un insieme più grande di dati che può essere trattato con opportune tecniche statistiche (*metanalisi*), al fine di generare un nuovo risultato, basato su un campione più ampio dei singoli studi inclusi nella metanalisi.

Uno studio di un campione di studi

Una *revisione sistematica* consiste propriamente in uno studio che:

Revisione sistematica

1. definisce dettagliatamente il tema oggetto d'interesse, ossia un *endpoint* (per esempio, l'accuratezza diagnostica dell'indagine A per la malattia X);
2. definisce i criteri di inclusione ed esclusione degli studi dalla metanalisi (*metaprotocollo*);

Metaprotocollo

3. utilizza una procedura di ricerca *sistematica* di tutti gli studi pubblicati (in primo luogo, per mezzo delle banche dati disponibili in rete, con parole chiave predefinite; in secondo luogo, mediante gli studi citati nelle *References* degli studi inizialmente reperiti) e ne analizza il testo per esteso;
4. include nella metanalisi gli studi che corrispondono ai criteri di qualità ed esclude quelli che non vi corrispondono;
5. effettua sull'insieme dei dati una serie di calcoli finalizzati alla produzione di un *nuovo risultato*;
6. conclude, se possibile, definendo una nuova e più precisa stima dell'*endpoint* (nell'esempio, l'accuratezza diagnostica dell'indagine A per la malattia X, con intervallo di confidenza di ampiezza minore di quello dei singoli studi inclusi nella metanalisi).

In modo analogo può essere affrontato anche il tema della comparazione fra trattamenti diversi o della comparazione della performance diagnostica tra indagini o tecniche radiologiche diverse. La trattazione delle tecniche matematiche e statistiche della metanalisi è argomento specialistico ed esula dai limiti del presente volume.

A favore delle metanalisi

L'impianto metodologico delle revisioni sistematiche e delle metanalisi che costituiscono il meccanismo di generazione di nuovi risultati rende ragione sia delle posizioni schierate a favore di questo approccio scientifico, sia delle posizioni che ne sottolineano alcuni limiti intrinseci. Il vantaggio è evidente. Per dirimere temi controversi della ricerca clinica, invece di realizzare un nuovo grande studio prospettico randomizzato controllato, con alti costi economici e tempi talvolta anche molto lunghi (si pensi agli studi di sopravvivenza), è possibile *riutilizzare* i risultati degli studi di elevata qualità già pubblicati per ottenere una nuova e più solida evidenza. Tale vantaggio è massimo nel caso della valutazione dei trattamenti di malattie rare, per le quali è molto improbabile che singoli studi su casistiche inevitabilmente limitate possano raggiungere la potenza necessaria alla dimostrazione statistica dell'effetto terapeutico.

Contro le metanalisi

Publication bias

Il limite di fondo dell'approccio metanalitico è legato a un aspetto particolare, noto come *publication bias*. Poiché la pubblicazione di studi che riportano significatività statistiche (in favore del trattamento sperimentale o in favore di una nuova indagine diagnostica o della sua più recente evoluzione tecnologica) è molto più probabile di quella di studi che riportano l'assenza di significatività statistiche, la revisione sistematica e la metanalisi rafforzano questo bias presentando una *somma* dei risultati che esalterebbe la distorsione verso i risultati positivi. Tuttavia, il rilievo attribuito alle revisioni sistematiche dalla letteratura radiologica è destinato a crescere, come testimonia la nuova serie di articoli intitolata *Evidence-Based Practice* su una delle riviste a più alto impact factor del nostro settore, *Radiology*. In ogni caso, è necessario che i Radiologi che intendano muoversi su questa strada si avvalgano della collaborazione di Statistici professionisti con precedente esperienza di metanalisi.

Forest plot

Un aspetto sul quale riteniamo utile soffermarci è, infine, la rappresentazione grafica dei risultati delle metanalisi, molto utile per afferrare l'importante contenuto informativo e di sintesi delle conoscenze che questa metodologia offre. Un utile esempio è quello di una recente metanalisi sulla performance diagnostica della RM mammaria [PETERS ET AL, 2008]. Gli autori hanno iden-

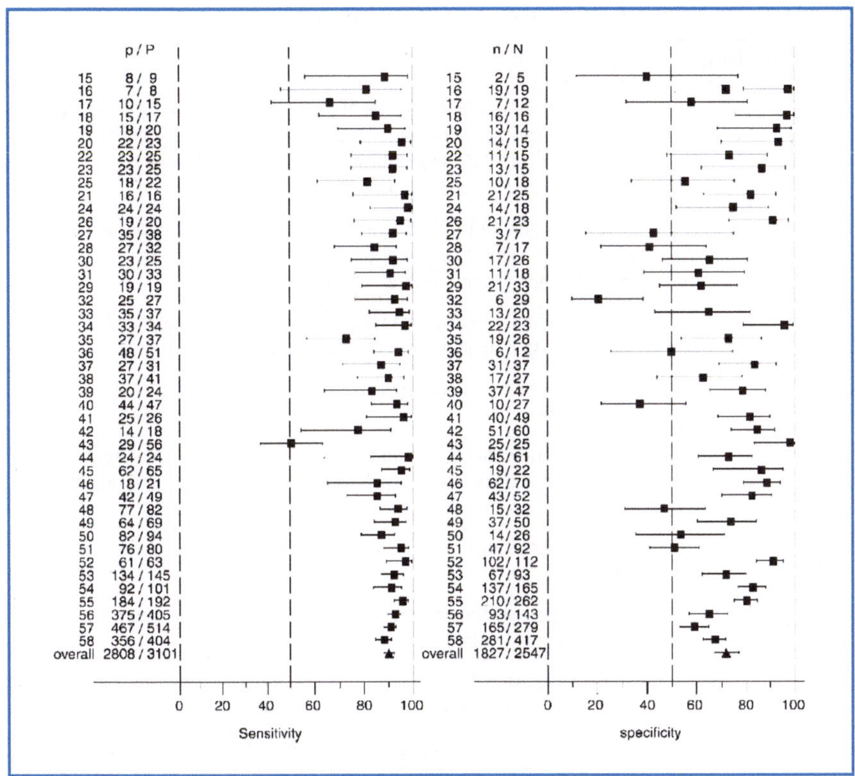

Figura 8.2. Rappresentazione grafica dei risultati di una metanalisi. Si tratta di una revisione sistematica degli studi di RM mammaria con valutazione della sensibilità e della specificità per tumore mammario mediante metanalisi. In ciascuna delle due colonne, i numeri sulla sinistra (da 15 a 58) indicano i 44 studi inclusi, il piccolo quadratino nero indica la stima puntuale della sensibilità o della specificità di ciascuno studio, mentre la linea orizzontale indica l'IC95% associato a tale stima; l'ultima riga in fondo a ciascuna delle due colonne riporta i nuovi valori della sensibilità e della specificità (un piccolo triangolo indica la stima puntuale mentre la linea orizzontale indica l'IC 95%, molto ridotto rispetto alla maggioranza degli studi inclusi). Da: Peters NH, Borel Rinkes IH, Zuithoff NP, et al. Meta-analysis of MR imaging in the diagnosis of breast lesions. Radiology 2008;246:116-124 (con autorizzazione).

tificato 1096 studi. Di questi, 251 erano elegibili ma solo 44 sono stati inclusi nella metanalisi (dimensione campionaria, 14-821 pazienti; prevalenza di tumore mammario, 23-84%). Da questi studi sono stati estratti dati per 2808 pazienti con tumore mammario e 1827 indagini in soggetti non affetti da tumore mammario. La metanalisi ha consentito di stimare una sensibilità della RM pari a 0.90 (IC95%: [0.88, 0.92]) e una specificità pari 0.72 (IC95%: [0.67, 0.77]). La Figura 8.2 è la rappresentazione grafica (*forest plot*) della sensibilità e specificità dei singoli studi e della loro stima metanalitica.

8.10. I livelli di evidenza

La necessità di valutare la rilevanza dei diversi studi in rapporto al livello dell'evidenza che essi forniscono ha portato nel tempo alla codifica di una gerar-

Tabella 8.5. Livelli di evidenza degli studi sulla performance diagnostica

Livelli di evidenza	Tipi di studio
1a	Revisioni sistematiche con metanalisi omogenee di studi di livello 1 Studi multicentrici, in pazienti consecutivi con reference standard affidabile e applicato sistematicamente, di criteri diagnostici precedentemente codificati in studi esplorativi
1b	Studi in singolo centro, in pazienti consecutivi con reference standard affidabile e applicato sistematicamente, di criteri diagnostici precedentemente codificati in studi esplorativi
1c	Studi di indagini ad altissima sensibilità (*snout*) e di indagini ad altissima specificità (*spin*) (per le definizioni di spin e di snout, v. Cap. 1)
2a	Revisioni sistematiche con metanalisi omogenee di studi di livello 2 o superiore
2b	Studi esplorativi di criteri diagnostici in coorti di pazienti con reference standard affidabile e applicato a tutti i soggetti studiati; codificazione di criteri diagnostici su porzioni di coorti o su database
3a	Revisioni sistematiche con metanalisi omogenee di studi di livello 3 o superiori
3b	Studi di pazienti non consecutivi e/o senza applicazione sistematica del reference standard
4	Studi caso-controllo Studi con reference standard inadeguato o non indipendente
5	Opinioni di esperti in assenza di valutazione critica della letteratura

Da: Centre for Evidence-based Medicine, Oxford , UK (http://www.cebm.net/index.aspx?o=1025; accessed February 24, 2008), modificata.

Tabella 8.6. Gradi di raccomandazione

Livelli di raccomandazione	Tipi di studio
A	Studi consistenti di livello 1
B	Studi consistenti di livello 2 o 3 o estrapolazioni da studi di livello 1
C	Studi consistenti di livello 4 o estrapolazioni da studi di livello 2 o 3
D	Livello 5 o studi di qualità insufficiente o non conclusive di qualsiasi livello

Da: Centre for Evidence-based Medicine, Oxford , UK (http://www.cebm.net/index.aspx?o=1025; accessed February 24, 2008), modificata. Per *estrapolazione* s'intende il trasferimento dei risultati di uno o più studi a situazioni cliniche differenti da quelle dello studio originario.

chia dei livelli di evidenza basata sul tipo di studi e sul loro disegno. Secondo il *Centre for Evidence-Based Medicine* (Oxford, UK), per gli studi sulla performance diagnostica si possono distinguere nove tra livelli e sottolivelli (Tab. 8.5). Su gerarchie di questo tipo è possibile costruire una scala che distingue quattro gradi di raccomandazione da A a D (Tab. 8.6).

Occorre tuttavia tenere presente che sono attualmente disponibili molteplici differenti classificazioni dell'evidenza e scale di gradi di raccomandazione. Il medesimo livello di raccomandazione può essere rappresentato in sistemi diversi con lettere maiuscole, numeri romani o arabi ecc., generando confusioni e possibili errori nella pratica clinica.

Un nuovo approccio alla classificazione dell'evidenza è quello recentemente elaborato dal *GRADE working group* [ATKINS ET AL, 2004] con particolare riferimento alla definizione di criteri standardizzati per l'elaborazione e l'applicazione pratica di linee guida. Il sistema GRADE introduce la necessità della dichiarazione esplicita delle definizioni che costituiscono il nocciolo metodologico dell'elaborazione di linee guida, in particolare: qualità (livelli) dell'evidenza; importanza relativa, bilancio rischio-beneficio e valore del beneficio incrementale per ciascun outcome considerato. Tale metodo, apparentemente complesso, si traduce nella definizione di quattro gradi di evidenza:

- *elevato*, quando si ritiene non verosimile che ulteriori ricerche possano modificare il grado di confidenza sull'effetto stimato;
- *moderato*, quando si ritiene verosimile che ulteriori ricerche possano modificare il grado di confidenza sull'effetto stimato e la stessa stima;
- *basso*, quando si ritiene molto verosimile che ulteriori ricerche possano modificare il grado di confidenza sull'effetto stimato e la stessa stima;
- *molto basso*, quando la stima dell'effetto è molto incerta.

Analogamente, il rapporto rischio-beneficio è classificato come segue:

- beneficio netto, quando il trattamento produce chiaramente più benefici che rischi;
- beneficio moderato, quando, pur in presenza di importanti benefici, sussistono compromessi rispetto ai rischi;
- beneficio incerto, quando non è chiaro se il trattamento produce più benefici che rischi;
- assenza di beneficio netto, quando è chiaro che il trattamento produce più rischi che benefici.

Il procedimento porta a due tipi di raccomandazioni:

- *do it* o *don't do it*, quando si ritiene che la stragrande maggioranza delle persone bene informate assumerebbe questa decisione;
- *probably do it* o *probably don't do it*, quando si ritiene che la maggioranza delle persone bene informate assumerebbe questa decisione, ma una sostanziale minoranza sarebbe di opinione contraria.

Come si vede, il sistema GRADE tende alla fine a differenziare tra *raccomandazioni forti* e *raccomandazioni deboli*, rendendo più semplice l'applicazione delle linee guida alla pratica clinica. Il lettore può trovare informazioni dettagliate nell'articolo di Atkins et al [ATKINS ET AL, 2004].

Bibliografia

ALTMAN DG. Statistics and ethics in medical research. III. How large a sample? Brit Med J 1980;281:1336-1338.

ALTMAN DG. Practical statistics for medical reaserch. London: Chapman & Hall, 1991:74-103.

ANDERSSON I, ASPEGREN K, JANZON L, ET AL. Mammographic screening and mortality from breast cancer: the Malmö mammographic screening trial. BMJ 1988;297:943-948.

ATKINS D, BEST D, BRISS PA, ET AL.; GRADE WORKING GROUP. Grading quality of evidence and strength of recommendations. BMJ 2004;328:1490 (http://www.bmj.com/cgi/content/full/328/7454/1490. Ultima consultazione 7 aprile 2008)

BACCHIERI A, DELLA CIOPPA G. Fondamenti di ricerca clinica. Milano: Springer, 2004:303-321.

BAILAR JC 3RD, MACMAHON B. Randomization in the Canadian National Breast Screening Study: a review for evidence of subversion. CMAJ 1997;156:193-199.

BAINES CJ, MILLER AB, KOPANS DB, ET AL. Canadian National Breast Screening Study: assessment of technical quality by external review. AJR Am J Roentgenol 1990;155:743-747.

BAINES CJ. The Canadian National Breast Screening Study: a perspective on criticisms. Ann Intern Med 1994;120:326-234.

DI MAGGIO C. Sulla validità della mammografia. Radiol Med 1992;83:140-143.

FILIPPI M, GROSSMAN RI, COMI G. Magnetic resonance techniques in clinical trials in multiple sclerosis. Milano: Springer, 1999.

HOFFMAN JM, GAMBHIR SS, KELLOFF GJ. Regulatory and reimbursement challenges for molecular imaging. Radiology 2007;245:645-660.

MILLER AB, BAINES CJ, TURNBULL C. The role of the nurse-examiner in the National Breast Screening Study. Can J Public Health 1991;82:162-167.

MOTULSKI H. Intuitive biostatistics. New York, Oxford: Oxford University Press, 1995:184-185.

PETERS NH, BOREL RINKES IH, ZUITHOFF NP, ET AL. Meta-analysis of MR imaging in the diagnosis of breast lesions. Radiology 2008;246:116-124.

RYDAHL C, THOMSEN HS, MARCKMANN P. High prevalence of nephrogenic systemic fibrosis in chronic renal failure patients exposed to gadodiamide, a gadolinium-containing magnetic resonance contrast agent. Invest Radiol 2008;43:141-144.

SADOWSKI EA, BENNETT LK, CHAN MR, ET AL. Nephrogenic systemic fibrosis: Risk factors and incidence estimation. Radiology 2007;243:148-157.

TAMBURINI O, BALDUCCI A, ANZALONE N, ET AL. Fibrosi nefrogenica sistemica: raccomandazioni per l'uso degli agenti di contrasto a base di Gd. Documento SIRM-SIN-AINR (http://www.sirm.org/news/NSF_2007. Ultima consultazione 7 aprile 2008).

TARONE RE. The excess of patients with advanced breast cancer in young women screened with mammography in the Canadian National Breast Screening Study. Cancer 1995;75:997-1003.

THERASSE P, ARBUCK S, EISENHAUER E, ET AL. New guidelines to evaluate the response to treatment in solid tumors. J Natl Cancer Inst 2000;92:205-216.

THERASSE P, EISENHAUER EA, VERWEIJ J. RECIST revisited: a review of validation studies on tumour assessment. Eur J Cancer 2006;42:1031-1039.

WHO. Handbook for Reporting Results of Cancer Treatment, World Health Organization Offset Publication No. 48. Geneva: WHO, 1979.

9

Distorsioni sistematiche (bias) negli studi sulla performance diagnostica

Nell'introduzione al Capitolo 8 abbiamo sottolineato come la verifica statistica dell'ipotesi nulla H_0 e la potenziale accettazione dell'ipotesi sperimentale H_1 abbiano il loro presupposto nell'assenza di *bias*, ovvero di *distorsioni sistematiche* (utilizzeremo indifferentemente sia il termine inglese, che quello italiano), che possano motivare le differenze riscontrate in modo alternativo all'esistenza di una reale differenza nei campioni posti a confronto. Il significato letterale del termine inglese *bias* è quello di *diagonale, deviazione, distorsione*, ma anche *parzialità* e *pregiudizio*.

L'aggettivo *sistematica* conferisce un significato particolare al termine *distorsione*. La presenza di effetti distorsivi, ovvero di fattori che possono alterare il risultato di un esperimento, è ineliminabile. Ciò è la conseguenza di errori di misura o di altri aspetti della variabilità della realtà fisica e biologica. Se tali errori (distorsioni) sono casuali, tenderanno ad annullarsi in un campione sufficientemente numeroso. Possono determinare un certo livello di *rumore* rispetto al quale sarà più difficile distinguere il *segnale*, per esempio cogliere la differenza tra due campioni. Ma questo problema può essere risolto con un opportuno disegno dello studio e, in particolare, con il calcolo preliminare della dimensione campionaria. *Se invece la distorsione non è casuale ma sistematica, ovvero costantemente o prevalentemente diretta nella stessa direzione, avremo un risultato fallace, non corrispondente alla realtà. Esattamente come accade quando il navigatore satellitare dell'automobile, per effetto di una qualche interferenza, ci localizza sulla piantina in un sito diverso da quello nel quale ci troviamo realmente.*

Sfortunatamente, se uno studio è affetto da bias, soprattutto se insiti nel suo disegno, è spesso impossibile riuscire a quantificare il suo effetto per rimuoverlo dai risultati. Nell'analogia dell'automobile e del navigatore satellitare, non possiamo guardare dal finestrino per capire dove siamo: il video del navigatore

Distorsione sistematica o bias

Casuale o sistematica?

Difficile rimozione dell'effetto
di una distorsione sistematica

F. Sardanelli, G. Di Leo, *Biostatistica in Radiologia*. ISBN 978-88-470-0604-1; © Springer 2008.

è l'unico accesso alla nostra localizzazione. Talvolta, tecniche statistiche possono tentare di rimuovere l'effetto di bias, ma i risultati sono spesso discutibili; altre volte i bias sono risolvibili ripetendo fasi dell'esperimento (per esempio, la lettura in cieco delle indagini). Altri bias sono talvolta inevitabili (dovuti, per esempio, a motivi etici), ma devono essere esplicitamente riconosciuti nella Discussione dell'articolo, nella sottosezione dedicata alle *Study Limitations*.

Nel Capitolo 8 abbiamo affrontato in positivo la complessa problematica del disegno dello studio nelle sue molteplici varianti, ivi comprese le metanalisi e i diversi livelli di evidenza scientifica prodotti dagli studi. In questo capitolo descriveremo in negativo gli errori da non commettere, ovvero le fonti di bias negli studi radiologici. Dedicheremo particolare attenzione agli studi sulla *performance diagnostica* (livello 2 della scala gerarchica degli studi di efficacia delle indagini diagnostiche – v. Tab. 0.1). Le argomentazioni qui sviluppate possono valere, in parte, anche per gli studi sulla *performance tecnica* (livello 1) e sull'impatto diagnostico (livello 3). Per studi radiologici che si propongano livelli superiori della scala gerarchica (4, impatto terapeutico; 5, impatto sull'*outcome*; 6, impatto sociale) devono essere tenuti in considerazione anche aspetti più generali della ricerca clinica – e le tecniche statistiche a essi correlate – non considerati nel presente volume (per esempio, misurazione degli *endpoints* clinici, calcolo dei *quality-adjusted life years*, curve di sopravvivenza, costo per vita salvata ecc.).

9.1. Classificazione delle distorsioni sistematiche negli studi sulla performance diagnostica

Validità esterna e interna

Distingueremo una serie di bias che influenzano la *validità esterna* dello studio, cioè l'applicabilità dei suoi risultati nella pratica clinica, e una serie di bias che influenzano la *validità interna* dello studio, cioè la sua coerenza interna. I bias con effetti sulla validità esterna sono riconducibili a *errori di progettazione*, quelli con effetti sulla validità interna sono riconducibili a *errori di conduzione* (Fig. 9.1).

Progettazione ed esecuzione

Il lettore deve prestare molta attenzione alla distinzione tra validità esterna e interna. I due concetti non sono tra loro indipendenti. In un certo senso, la definizione di validità esterna contiene la definizione di validità interna. Questo comporta che *la validità interna di uno studio rappresenta una condizione necessaria ma non sufficiente affinché lo stesso studio abbia validità esterna.*

Tutti i bias hanno effetti sulla validità esterna

Tutti i tipi di bias hanno effetti negativi sulla validità esterna di uno studio. Tuttavia, mentre i bias di progettazione hanno effetti negativi soltanto sulla *validità esterna* (potendo lo studio rimanere internamente valido), i bias di conduzione hanno effetti negativi sulla sua *validità interna.* L'assenza di validità interna rende non attendibili i risultati in sé e, in questo caso, non ha senso interrogarsi sull'applicabilità dei risultati nella pratica clinica, ovvero sulla sua validità esterna. Ne consegue che *solo uno studio privo di bias di progettazione e di conduzione è applicabile senza limitazioni alla pratica clinica* [KELLY ET AL, 1997]. Infatti:

– uno studio privo di bias di progettazione ma con importanti bias di conduzione presenta dati intrinsecamente inattendibili e quindi comunque non applicabili alla pratica clinica;

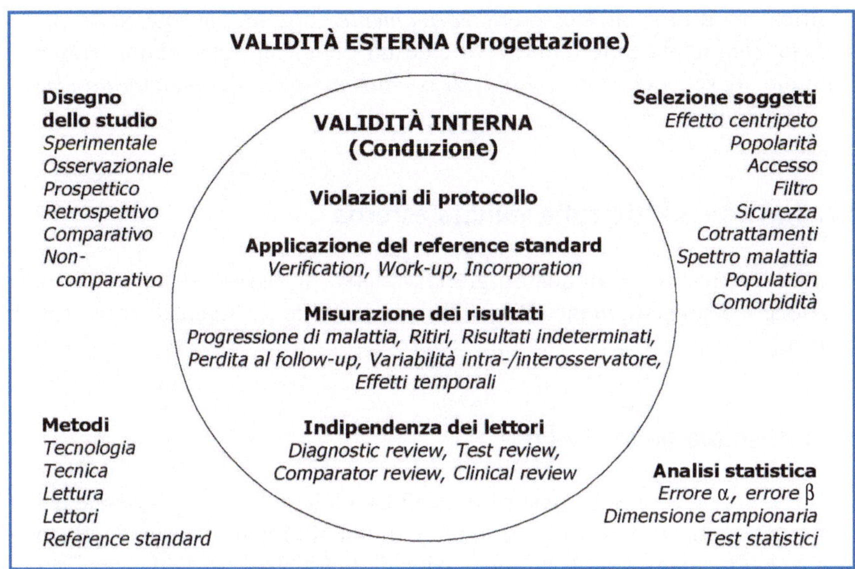

Figura 9.1. Rappresentazione schematica delle fonti di bias negli studi sulla performance diagnostica. Per poter applicare nella pratica clinica i risultati di uno studio, è necessario che questo sia esente da difetti di conduzione (ovvero sia dotato di validità interna) e da difetti di progettazione (ovvero sia dotato di validità esterna).

– uno studio privo di bias di conduzione non ha contraddizioni interne, ma può essere inapplicabile alla pratica clinica a causa di importanti bias di progettazione;
– uno studio con difetti di progettazione e di conduzione non soltanto dà risultati intrinsecamente inattendibili ma, anche se ripetuto senza bias di conduzione, sarebbe inapplicabile a causa dei bias di progettazione.

Il lettore avrà notato che alcuni temi sono presenti sia in fase di progettazione sia in fase di conduzione. Consideriamo, per esempio, il reference standard: l'errore possibile in fase di progettazione è la scelta di un reference standard non sufficientemente accurato (*imperfect standard bias*); in fase di conduzione l'errore è l'utilizzo scorretto del reference standard che si è definito. Possiamo cioè sbagliare sia scegliendo regole sbagliate sia applicando in modo errato regole giuste. Come è noto, *ci sono pochi modi di realizzare uno studio corretto, ma infiniti modi per fare errori che rendono privi di valore i dati ottenuti*.
Occorre tenere presente che i bias di conduzione possono derivare da:

Infiniti modi per sbagliare

1. difetti nell'applicazione del protocollo dello studio;
2. eventi non previsti o dovuti a insufficiente precisazione di aspetti del protocollo in fase di progettazione;
3. aspetti metodologici definiti in fase di progettazione che implicavano già errori di conduzione.

Nei casi 2 e 3, i difetti di conduzione dipendono da errori di progettazione. Ma se in uno studio si realizzano numerose violazioni del protocollo (caso 1) significa che il progetto stesso era *teoricamente* corretto, ma soltanto in parte *praticamente* applicabile (conteneva cioè un deficit di applicabilità pratica). Tutto ciò significa che *anche i bias di conduzione sono riconducibili a errori di progettazione*.

9.2. Bias con effetto sulla validità esterna

Possono essere distinti in quattro gruppi, relativi al disegno dello studio, alla selezione dei soggetti, ai metodi radiologici, al reference standard e all'analisi statistica.

9.2.1. Disegno dello studio

Si veda a questo proposito quanto detto nel Capitolo 8. Errori nel disegno dello studio determinano bias spesso non più eliminabili. La superiorità degli studi sperimentali rispetto agli studi osservazionali è indubbia. Analoghe considerazioni possono valere per la superiorità degli studi osservazionali prospettici rispetto a quelli retrospettivi.

I bias potenziali di uno studio comparativo retrospettivo

L'esempio più semplice è quello relativo alla valutazione di una nuova tecnologia rispetto a quella precedente. Supponiamo di voler comparare la TC 64-stratti con quella 16-strati nella diagnosi di stenosi coronariche significative. Nel 2005 abbiamo installato la 16-strati e l'abbiamo utilizzata per eseguire 200 coronaro-TC con reference standard coronarografico; nel 2007 abbiamo installato la 64-strati e l'abbiamo utilizzata per eseguire altre 200 coronaro-TC con reference standard coronarografico. In entrambi i casi, le coronaro-TC sono state eseguite e refertate prima dell'esecuzione della coronarografia. Abbiamo la sensazione che sia aumentata la qualità delle indagini e che si sia ridotto il numero di indagini non diagnostiche e ricordiamo molti più casi di sostanziale corrispondenza tra il nostro referto e quello della coronarografia. Possiamo pensare a uno studio retrospettivo che compari la performance diagnostica della TC 16-strati con quella della TC 64-strati nella diagnosi di stenosi coronariche significative?

La risposta è: no, è meglio impegnare le nostre forze in un progetto alternativo. Perché? Per numerosi motivi:

1. non abbiamo alcuna certezza che i due campioni di pazienti (quello che ha eseguito la TC 16-strati e quello che ha eseguito la TC 64-strati) siano simili per prevalenza e gravità di malattia. Se, per esempio, pazienti con sospetto di malattia più elevato hanno pesato di più nella seconda fase temporale, avremo un bias in favore della TC 64-strati;
2. è possibile che nel tempo ci siano stati avvicendamenti nell'équipe radiologica o che la frazione di indagini valutate da colleghi più esperti sia stata diversa nei due periodi considerati (con bias in favore della 16-strati o della 64-strati);
3. è comunque pressoché inevitabile che nei due anni di esperienza con la TC 16-strati la nostra équipe abbia progressivamente migliorato le sue performance secondo una naturale curva di apprendimento (avremo un bias in favore della TC 64-strati);

4. le performance diagnostiche della coronarografia potrebbero essersi nel contempo modificate (modificazioni intervenute nell'équipe o nella dotazione tecnologica del Servizio di Emodinamica) determinando cambiamenti del reference standard nei due gruppi;
5. se la coronarografia è stata eseguita e valutata conoscendo i risultati della TC sussiste un problema generale di incorporazione del risultato della TC nel reference standard (per entrambi i due periodi posti a confronto), ma la situazione potrebbe essere anche più grave se i colleghi emodinamisti avessero iniziato a tenere conto del risultato della TC solo dopo l'installazione della 64-strati (la nuova tecnologia avrebbe anche qui un vantaggio scorretto).

Il lettore avrà notato come, in questo caso, il difetto dello studio si traduca in bias che impattano sulla selezione dei pazienti, sull'équipe radiologica e sul reference standard. Tuttavia, quando questi bias dipendono dal disegno dello studio non costituiscono scelte volontarie specificamente errate. Dipendono inevitabilmente dal disegno dello studio. Nel caso particolare, siamo di fronte agli inevitabili bias che affliggono gli studi con disegno "prima-dopo" in farmacologia clinica. Manca la randomizzazione dei pazienti verso la TC-16 o la TC-64 strati. Quanto detto vale anche per analoghe situazioni di evoluzione tecnologica. Studi comparativi retrospettivi che, per esempio, valutassero le performance diagnostiche di un nuovo MdC rispetto a uno già in uso, sarebbero gravati da analoghi bias.

Che fare allora? La risposta è semplice. Da un lato è possibile scrivere due studi retrospettivi separati, senza comparazioni dirette tese a *dimostrare* la superiorità della nuova tecnologia. Nella Discussione dello studio sulla 64-strati si dirà che la sensibilità e/o la specificità sono di livello più elevato rispetto a quelle ottenute in altri studi condotti con apparecchiature a 16-strati (ivi compreso il vostro studio con apparecchiatura a 16-strati già pubblicato), oltre a valutare i risultati ottenuti da altri autori con apparecchiatura a 64-strati, cercando di spiegare eventuali differenze rispetto al vostro studio, del quale occorrerebbe riconoscere tutti i limiti del disegno retrospettivo. Dall'altro lato è possibile progettare uno studio prospettico non-comparativo sulla performance diagnostica della coronaro-TC a 64-strati discutendo preliminarmente tutti gli aspetti con uno Statistico, ivi compreso il calcolo della dimensione campionaria (v. Cap. 8). *Questa è certamente l'ipotesi di lavoro più promettente e nella quale investire risorse umane ed economiche.*

Possibili soluzioni al problema

L'ipotesi di uno studio comparativo che metta direttamente a confronto negli stessi pazienti le due tecniche è poco praticabile per motivi etici. Infatti, uno studio intraindividuale (*cross-over*) implicherebbe che lo stesso paziente dovrebbe eseguire sia la TC 16-strati sia la TC-64 strati con doppia esposizione a radiazioni ionizzanti e doppia somministrazione di MdC iodato.

Rimane l'ipotesi di uno studio che randomizzi i pazienti verso la TC 16-strati o la TC 64-strati. Anche in questo caso c'è una perplessità etica. Se in letteratura esiste già la documentazione solida di una performance diagnostica della coronaro-TC 64-strati con livelli di sensibilità e specificità maggiori rispetto ai dati storici noti per la coronaro-TC 16-strati, i pazienti randomizzati alla TC 16-strati avrebbero un'elevata probabilità di giovarsi di una minore performance diagnostica rispetto agli altri. Ciò potrebbe motivare una mancata approvazione da parte del Comitato Etico e, comunque, limitare l'arruolamento dopo esauriente illustrazione del disegno dello studio. Se la nostra apparecchiatura 64-strati fosse una delle prime installate al mondo, una soluzione per uno studio di questo tipo potrebbe essere l'adozione di un *disegno sequenziale* che programmi l'analisi dei dati a ogni paziente randomizzato, al fine di terminare lo studio appena raggiunta la dimostrazione della superiorità della TC 64-strati con il numero minimo di pazienti. In alternativa, potremmo considerare uno studio su fantoccio (con costi relativamente ridotti) o su modello animale (con costi molto più elevati).

Come si vede, il disegno è un elemento cruciale per la qualità scientifica di uno studio sulla performance diagnostica. Tale affermazione è ancora più importante per studi che si vogliano collocare a livelli più elevati della scala di efficacia definita nella Tabella 0.1.

Quando una maggiore sensibilità non garantisce di per sé effetti positivi sull'outcome

Un esempio può essere il seguente. È noto che la RM con MdC è tecnica dotata di sensibilità molto elevata nella diagnosi del carcinoma mammario, con specificità elevata, sebbene inferiore alla sensibilità. Una recente revisione sistematica di 251 studi [PETERS ET AL, 2008] ne ha selezionato 44 e la metanalisi dei loro risultati ha indicato una sensibilità pari a 0.90 (IC95%: [0.88, 0.92]) e una specificità pari a 0.72 (IC95%: [0.67, 0.77]). Tale elevata sensibilità assume un significato clinico particolare nella stadiazione prechirugica. La RM si è dimostrata più sensibile della mammografia nel rilievo di focalità tumorali mammarie multiple (multifocalità e multicentricità). Questo risultato è dimostrato da molti lavori pubblicati e anche dall'esperienza dello studio multicentrico italiano, con reference standard dato dall'analisi istopatologica dell'intera mammella [SARDANELLI ET AL, 2004]. La RM è più sensibile anche nel rilievo di tumore sincrono alla mammella controlaterale [LEHMAN ET AL, 2007]. Considerata la verosimile risoluzione di parte dei foci tumorali rivelati dalla RM e non rivelati dall'imaging convenzionale a opera della radioterapia e della chemioterapia nelle pazienti affette da carcinoma, è oggetto di ampio dibattito nel mondo senologico se la RM preoperatoria possa avere un impatto positivo sull'*outcome* delle pazienti (riduzione del tasso di recidive locali, riduzione del tasso di tumori alla mammella controlaterale, riduzione della mortalità) o se non possa invece indurre a un maggiore ricorso (non necessario) a interventi chirurgici radicali invece che conservativi, a causa della *overdiagnosis* di lesioni che sarebbero state risolte dalla radioterapia e/o dalla chemioterapia.

In tale quadro, il gruppo di Gottinga ha pubblicato uno studio di notevole interesse [FISCHER ET AL, 2004] nel quale sono state messe a confronto 121 pazienti che hanno eseguito RM preoperatoria (gruppo con RM) e 225 pazienti che non hanno eseguito RM preoperatoria (gruppo senza RM). Entrambi i gruppi sono stati seguiti con follow-up medio di circa 41 mesi. Il tasso di interventi conservativi è risultato 71.1% nel gruppo di pazienti con RM e 61.3% nel gruppo di pazienti senza RM; il tasso di recidiva nella mammella trattata è risultato 1.2% e 6.8%, rispettivamente; il tasso di tumori alla mammella controlaterale nel corso del follow-up è risultato 1.7% e 4.0%, rispettivamente. Per gli ultimi due confronti è riportata un'elevata significatività statistica ($p < 0.001$). I risultati di questo studio – quasi 10 punti percentuali di trattamento conservativo in più nelle pazienti con RM e una riduzione altamente significativa delle recidive locali e di malattia controlaterale – possono far concludere in favore della RM preoperatoria, da eseguirsi in tutte le pazienti prima del trattamento chirurgico?

No, non possiamo trarre questa conclusione: si tratta di uno studio osservazionale retrospettivo e non di uno studio sperimentale prospettico randomizzato. Gli autori, infatti, presentano correttamente le caratteristiche dei due gruppi di pazienti: il gruppo con RM aveva l'88% di tumori invasivi e il 12% di lesioni *in situ*, mentre nel gruppo senza RM tali percentuali erano 96% e 4%; i tumori in stadio pT1 erano il 64% nel gruppo con RM e soltanto il 48% nel gruppo senza RM, quelli in stadio pT3-4 il 7% e il 28%, rispettivamente; era presente una maggior numero di pazienti con stato linfonodale negativo e maggiore rappresentazione di gradi istologici inferiori nel gruppo con RM. *I due gruppi retrospettivi non sono simili*: le pazienti con RM avevano mediamente tumori meno invasivi, più piccoli, con *grading* inferiore e minore metastatizzazione linfonodale. C'è un bias in favore del gruppo con RM che inficia il risultato relativo al tasso di interventi conservativi e di recidive locali. Il risultato relativo al tasso di tumori controlaterali è probabilmente più robusto, ma non può avere la nitidezza che potrebbe derivare da uno studio sperimentale prospettico randomizzato controllato. Per i sostenitori della RM preoperatoria è comunque confortante sapere che uno studio retrospettivo non abbia segnalato un aumento del tasso di interventi radicali – gli autori riportano addirittura una riduzione –, ma *non è risolutivo*.

9.2.2. Selezione dei soggetti

La selezione dei pazienti è fondamentale per qualsiasi studio. Se l'obiettivo è la potenziale applicazione dei risultati nella pratica clinica, è necessario che il campione in studio sia rappresentativo della popolazione dei pazienti che potrebbero beneficiare di tali risultati nella comune pratica clinica. È bene chiarire che alcuni *selection bias* non sono correggibili. Talvolta sono condizioni obbligate dal contesto, oppure sono propriamente desiderati per corrispondere al disegno dello studio. Gli autori dovranno comunque evidenziarli chiaramente in Discussione per evitare che i lettori possano trarre conclusioni errate. [Selection bias]

È definito *effetto centripeto* (*centripetal bias*) quello che si verifica per l'elevata concentrazione di casi rari, complessi o difficili in un ospedale a elevata specializzazione; si definisce *popularity bias* il medesimo fenomeno realizzato per intervento degli sperimentatori che hanno selezionato volontariamente tali casi. Condizioni particolari di limitato accesso (*diagnostic access bias*) possono derivare dalla collocazione geografica dell'ospedale o dal livello socio-economico dei pazienti che potevano accedervi. Effetto centripeto, popularity bias e diagnostic access bias possono essere raggruppati nel cosiddetto *referral bias*. [Centripetal bias] [Popularity bias] [Diagnostic access bias] [Referral bias]

L'arruolamento può inoltre privilegiare soggetti sintomatici o ad alto rischio o con particolari caratteristiche demografiche (*filtro, patient filtering bias*). Indagini diagnostiche invasive o con livelli non trascurabili di rischio (esposizione a radiazioni ionizzanti, somministrazione di MdC ecc.) saranno riservate a soggetti con sospetto di malattia (*sicurezza, diagnostic safety bias*). La presenza di *cotrattamenti* (terapie o altre indagini diagnostiche) può limitare l'arruolamento o determinare alterazioni del quadro radiologico in tutto il campione studiato (se tali cotrattamenti sono somministrati soltanto a una parte del campione studiato sarà inficiata la validità interna dello studio). [Patient filtering bias] [Diagnostic safety bias] [Cotrattamenti]

Spectrum bias

Il bias più noto nella selezione dei soggetti è quello relativo allo *spettro di malattia* (*spectrum bias*) [RANSOHOFF, FEINSTEIN, 1978]. Si realizza quando tipologia (per esempio, istotipo), severità (per esempio, stadio oncologico) e durata (per esempio, malattia acuta o cronica) della malattia dei pazienti arruolati sono evidentemente diverse da quelle dei pazienti che comunemente si realizzano nella pratica clinica.

Vi sono situazioni particolari nelle quali il disegno sperimentale implica volutamente uno spectrum bias. Ciò accade, per esempio, allorquando si voglia valutare le performance di una nuova indagine nella diagnosi di una data malattia. Si programma allora uno *studio osservazionale prospettico trasversale* nel quale la nuova indagine sarà eseguita in un piccolo gruppo di pazienti con malattia conclamata o avanzata e in un piccolo gruppo di volontari sani[1]. Supponiamo che la nuova indagine non si dimostri capace di distinguere i pazienti dai volontari sani. Avremo ottenuto, senza spreco di tempo e di risorse economiche, l'importante informazione relativa alla totale inefficienza della nuova indagine per quella applicazione. Se, invece, la nuova indagine dimostra un'elevata capacità di distinguere tra pazienti malati e volontari sani, si potrà procedere con ulteriori studi. È tuttavia evidente che alte performance in termini di sensibilità e specificità di una tecnica di imaging in uno studio radiologico come quello appena descritto non sono trasferibili alla pratica clinica. Perché? Il motivo è che tale studio è limitato da un evidente spectrum bias. Con riferimento a quanto illustrato nel Capitolo 1 (Paragrafo 1.6 e Figg 1.5 e 1.6), le due curve della distribuzione dei malati e dei sani saranno fortemente separate sull'asse delle ascisse con conseguente riduzione dei falsi negativi e dei falsi positivi. Rispetto a questo studio, nella pratica clinica incontreremo malati meno malati, pazienti con malattie diverse ma con la stessa sintomatologia o con sintomatologia simile, sani non volontari, spesso più anziani e con quadri clinici e strumentali che possono mimare la malattia, condizioni di comorbilità sia nei malati sia nei sani.

Perché i primi studi su una nuova tecnica forniscono risultati entusiasmanti che sono spesso ridimensionati da studi successivi?

Questo è uno dei motivi che spiega perché i primi studi che propongono nuove tecniche diagnostiche forniscono in genere risultati entusiasmanti in termini di sensibilità e specificità che sono poi, quasi sempre, puntualmente ridimensionati negli anni successivi. Un caso di questo tipo è stato documentato per la diagnosi RM di sindrome del tunnel carpale [RADACK ET AL, 1997]. È sufficiente che nella prima sperimentazione di una nuova tecnica di imaging la selezione dei pazienti sia squilibrata nel senso di una maggiore gravità del quadro rispetto a quella mediamente incontrata nella pratica clinica per determinare una sovrastima della sensibilità.

Un caso alternativo di spectrum bias, peraltro poco frequente nella letteratura radiologica, è quello di mettere alla prova un'indagine in un gruppo di casi selezionati per un'elevata difficoltà diagnostica. In questo caso avremo una sottostima di sensibilità e/o specificità, ovvero una sottovalutazione delle perfor-

---

[1] Il lettore avrà notato che, per la selezione delle due categorie di pazienti qui prospettata (con malattia già accertata e volontari sani), questo studio assume la struttura logica del confronto tra *casi* e *controlli*. Tuttavia, dato il suo carattere cronologico che parte da una diagnosi nota (malattia o non-malattia) ed esplora il risultato di un evento futuro (l'indagine radiologica), questo studio non dovrebbe essere definito *caso-controllo* (che invece esplora eventi cronologicamente collocati nel passato; v. Paragrafo 8.2).

mance che quell'indagine potrebbe avere sull'intera popolazione di pazienti con un determinato quadro clinico.

Mentre disomogeneità accentuate delle caratteristiche della malattia nei soggetti malati esaminati configurano lo spectrum bias, disomogeneità della prevalenza di malattia (ovvero della proporzione tra sani e malati nel campione) determinano il *population bias*. Ovviamente, le due disomogeneità possono sommarsi e combinarsi, sempre con effetti sulla validità esterna dello studio. Condizioni di *comorbilità* possono infine caratterizzare diversamente il campione in studio, influenzando più o meno pesantemente la performance diagnostica di un'indagine radiologica.

Population bias

Superata la fase di sperimentazione iniziale di un'indagine, se l'obiettivo è la stima della performance diagnostica ottenibile nella pratica clinica, la soluzione del problema dello spectrum bias e del population bias (raggruppabili nel cosiddetto *patient cohort bias*) è l'arruolamento di un campione casuale della popolazione che potrebbe essere sottoposta all'indagine nella pratica clinica. Se si tratta di un'indagine proposta come metodo di screening negli asintomatici occorre invitare a sottoporsi all'indagine un campione casuale di soggetti con le opportune caratteristiche demografiche (sesso, età). Se si tratta di un'indagine proposta come metodo di diagnosi clinica occorre invitare a sottoporsi all'indagine un campione casuale di soggetti con quadro clinico (sintomatologia, risultati della visita clinica e/o di precedenti indagini) che configura una probabilità pre-test di malattia certamente maggiore della prevalenza della stessa nella popolazione asintomatica.

Patient cohort bias

In questo secondo caso, la soluzione pratica più frequentemente adottata è quella di invitare a sottoporsi all'indagine *una serie consecutiva* di pazienti. Ciò non risolve tutti i problemi. Infatti, anche una serie consecutiva è il risultato della selezione operata dal particolare contesto in cui ci si trova: localizzazione geografica della sede della sperimentazione; intervallo temporale della sperimentazione (importante per malattie con fluttuazioni stagionali); tipo di ospedale o centro diagnostico (piccolo o grande ospedale; realtà ospedaliera o universitaria ecc.); selezione di pazienti ricoverati e/o ambulatoriali; azione selettiva esercitata dai medici che richiedono l'indagine o che comunque inviano i pazienti con un definito quadro clinico per accertamenti. Per tali motivi, tutti gli studi che si propongono di stimare la performance diagnostica clinica (non di screening) di un'indagine sono affetti da un qualche grado di spectrum bias.

Arruolare una serie consecutiva di pazienti

Occorre quindi fornire alla comunità scientifica, nella sezione *Materiali e metodi* dell'articolo che riferisce i risultati di uno studio:

Le informazioni che occorre dare sul campione di pazienti studiati

1. un'informazione dettagliata delle caratteristiche demografiche e cliniche dei pazienti della serie studiata (criteri di inclusione e di esclusione);
2. un'accurata illustrazione di tutte le esclusioni operate fino alla selezione del campione dal quale sono stati ricavati i risultati dello studio. A tale proposito, vanno riportate non solo quelle operate secondo i criteri di esclusione ma anche e soprattutto:

- i rifiuti all'arruolamento (spiegandone i motivi);
- i casi di arruolamento a cui non è seguita l'esecuzione dell'indagine (spiegandone i motivi);
- i casi di non valutabilità del risultato dell'indagine (per esempio, per scarsa qualità delle immagini dovuta ad artefatti);

– i casi con risultato dell'indagine comunque non classificabile come positivo
o negativo (risultati indeterminati);
– i casi di mancata esecuzione del reference standard;
– i casi con reference standard non valutabile o comunque non classificabile
(spiegandone i motivi).

9.2.3. Metodi radiologici e reference standard

L'assenza di bias relativi alla scelta dei metodi radiologici e del reference standard è una basilare condizione di qualità verificabile mediante analisi delle
apposite sezioni dei *Materiali e metodi* di uno studio (*Imaging methods*,
Pathology o *Standard of reference*). È qui inserito l'*expertise radiologico* che
rappresenta il particolare contenuto della professionalità dei radiologi. Si tratta
di *quattro fattori radiologici* e del *reference standard*:

– tecnologia diagnostica;
– protocollo di esecuzione delle indagini;
– metodologia di interpretazione delle indagini;
– formazione ed esperienza dei lettori;
– reference standard.

Tecnologia diagnostica (obsolescenza tecnologica)

Bias da obsolescenza
tecnologica

L'utilizzo di una tecnologia diagnostica manifestamente obsoleta introduce una
distorsione sistematica penalizzando la performance diagnostica dell'indagine
oggetto di studio rispetto a quanto si sarebbe potuto ottenere con tecnologia
aggiornata. Tale critica colpirebbe – per esempio – uno studio sulla performance diagnostica della TC nella diagnosi di embolia polmonare con apparecchiatura non multistrato, dell'ecografia mammaria con sonde a bassa frequenza
(inferiori a 10 MHz), dell'angio-RM cerebrale con gradienti inferiori a 15
mT/m, e così via.

Tuttavia, l'elevata velocità dell'evoluzione tecnologica rende questo problema
non banale e non esauribile nella semplice raccomandazione in favore dell'utilizzo di tecnologia sufficientemente aggiornata. Studi radiologici con *endpoints* clinici (di *outcome*) con valutazione longitudinale che si proietta nel futuro possono implicare *anni di follow-up*. Quando i risultati sono disponibili, la tecnologia
diagnostica utilizzata in tali studi potrebbe essere già obsoleta, riducendo quindi
l'applicabilità clinica dei risultati stessi. L'avanzamento tecnologico potrebbe
essere così rapido che studi di performance diagnostica che necessitano di campioni numerosi e che, quindi, realizzeranno l'arruolamento – anche su base mul-
ticentrica – in un tempo relativamente prolungato rischiano di mettere i loro risultati a disposizione della comunità medico-scientifica quando nuove generazioni
di apparecchiature sono ormai disponibili. Quanto avvenuto dal 1999 in poi alla
TC multistrato e, in particolare, alle sue applicazioni cardiologiche ne è un esempio clamoroso. I numerosi studi di coronaro-TC hanno inseguito l'evoluzione da
4 a 8, 16, 32, 64 e 128 strati. E non è finita… Siamo già alle prime installazioni
di apparecchiature a 320 strati.

Nel programmare uno studio è quindi opportuno utilizzare tecnologia sufficientemente aggiornata, tenere conto dei tempi di realizzazione dello studio e della prevedibile (quanto prevedibile?) evoluzione tecnologica.

Protocollo di esecuzione delle indagini

Qui i fattori sono pressoché infiniti: i parametri tecnici utilizzati per qualsivoglia apparecchiatura di diagnostica per immagini; il posizionamento del paziente; la dose e il regime di somministrazione del MdC; i tempi e le modalità di acquisizione delle immagini, le procedure di post-processing ecc. Se vi sono errori in uno qualsiasi di questi o altri aspetti, lo studio vedrà ovviamente ridotta la sua validità esterna.

Bias da protocollo di esecuzione

Metodologia di interpretazione delle indagini

La definizione preliminare delle modalità di interpretazione delle indagini è un altro aspetto cruciale. Se la semeiotica radiologica non è corretta e la distinzione operata tra i reperti negativi e quelli positivi non è chiaramente definita, di nuovo la validità esterna dello studio ne è inficiata.

Bias da protocollo di interpretazione

Formazione ed esperienza dei lettori

È altrettanto evidente che lettori con scarsa esperienza possono sottostimare la performance diagnostica di un'indagine. D'altra parte, radiologi ultraspecializzati in campi particolari operanti in un centro di riferimento possono sovrastimare la performance diagnostica di un'indagine rispetto a ciò che potrebbe accadere nella pratica clinica di centri diagnostici e ospedali di primo e secondo livello. Anche in questo senso si evidenzia la netta superiorità degli studi multicentrici estesi (meglio ancora se internazionali) rispetto a studi realizzati in un singolo centro o in pochi centri con alta specializzazione.

Bias da formazione/esperienza dei lettori

Reference standard

Si tratta qui della scelta del reference standard e non della sua applicazione. È detta *imperfect standard bias* la distorsione derivata dall'utilizzo di un reference standard inadeguato. Un esempio è quello relativo all'utilizzo dell'angiografia polmonare come reference standard per la diagnosi di embolia polmonare con TC multistrato [Sica, 2006]. Il problema è complesso, perché non sempre è possibile ed etico ottenere la valutazione istopatologica di tutti i reperti positivi e negativi di un'indagine diagnostica. Negli screening, spesso il reference standard è dato da una combinazione tra analisi istopatologica dei reperti sospetti e francamente positivi e follow-up clinico e strumentale delle indagini negative. Inoltre, alcune indagini radiologiche funzionali forniscono informazioni *in vivo* che non possono essere verificate con un reference standard privo di limiti. La valutazione dei volumi telesistolico e telediastolico e

Imperfect standard bias

della frazione di eiezione dei ventricoli cardiaci è un esempio tipico. In casi come questi si ricorre all'utilizzo dell'indagine considerata più affidabile, ovvero caratterizzata dalla maggiore riproducibilità intra- e interosservatore: per esempio, l'ecocardiografia trova nella cine-RM un affidabile (ma sempre limitato) reference standard.

La regola è quindi quella di scegliere il migliore reference standard possibile relativamente al campione e alla popolazione studiata.

9.2.4. Analisi statistica

Bias da errata analisi statistica

La scelta degli errori α e β, ovvero della soglia di significatività e della potenza $(1 - \beta)$, condiziona i risultati dello studio. Come illustrato nel Capitolo 8, un errore nella valutazione della differenza tra i campioni posti a confronto considerato clinicamente rilevante dà luogo a errori nel calcolo della dimensione campionaria. L'assenza di tale calcolo espone al rischio di falsa negatività dello studio. Inoltre, la scelta di test statistici non adatti al disegno dello studio o al tipo di variabili misurate e alla loro distribuzione può produrre false positività o false negatività dello studio con totale limitazione della validità esterna.

9.3. Bias con effetto sulla validità interna

I difetti di conduzione di uno studio sulla performance diagnostica di un'indagine influenzano la validità interna dello studio, ossia la sua coerenza logica interna. Possono essere distinti in quattro categorie, relative a: applicazione del protocollo, applicazione del reference standard, misurazione dei risultati, indipendenza dei lettori.

9.3.1. Applicazione del protocollo

Bias da violazione del protocollo

Nel Paragrafo 9.1 abbiamo osservato come un peso rilevante di casi di *mancata applicazione* (violazione) *del protocollo* implichi errori o sottovalutazioni in fase di progettazione. Se il protocollo non è rispettato, lo studio perde inevitabilmente validità interna.

9.3.2. Applicazione del reference standard

Verification bias

Work-up bias

Nell'*applicazione del reference standard* sono possibili tre bias. Il *verification bias* consiste nell'applicazione del reference standard soltanto a una parte del campione esaminato. Le conseguenze in termini di sovrastima o sottostima di sensibilità e specificità possono essere molto pesanti. Il *work-up bias* è un tipo particolare di verification bias. Si verifica quando il reference standard è applicato in virtù della diagnosi dell'indagine oggetto di studio. Si pensi, per esempio, all'impossibilità di ottenere un reference standard istologico per lesioni ritenute benigne o in assenza di lesioni. Ma, in assenza di un follow-up negativo per questi casi, avremo come conseguenza:

1. una sovrastima della sensibilità per la mancanza di informazione sui potenziali falsi negativi;
2. una ridotta possibilità di valutare la specificità per la mancanza di informazione sui veri negativi.

L'*incorporation bias* consiste nell'utilizzo del risultato dell'indagine diagnostica oggetto di studio come parte, più o meno rilevante, della valutazione definitiva che costituisce il reference standard. Un esempio è quello dato dall'utilizzo della diagnosi neurologica di dimissione per valutare la performance diagnostica della TC e della RM in pazienti con ictus [MULLINS ET AL, 2002]. È infatti inevitabile che la diagnosi neurologica di dimissione incorpori il risultato delle due indagini per le quali dovrebbe funzionare da reference standard.

Incorporation bias

9.3.3. Misurazione dei risultati

Nella misurazione dei risultati sono possibili sei diversi tipi di bias:

1. progressione di malattia (eccessivo intervallo temporale tra le esecuzioni dell'indagine e del reference standard);
2. ritiri dallo studio (con mancata esecuzione del reference standard);
3. risultati indeterminati (tipicamente per artefatti tecnici; se l'indagine può essere ripetuta, comportano costi economici; se l'indagine non può essere ripetuta, andranno conteggiati accuratamente);
4. perdita al follow-up (soprattutto se si hanno motivi per ritenere che i soggetti persi potrebbero aver avuto un esito differente da quello dei soggetti che sono rimasti disponibili al follow-up);
5. variabilità dell'osservatore (la validità esterna di uno studio dipende anche dalla variabilità intra- e interosservatore – v. Cap. 7);
6. effetti temporali (evoluzione tecnologica e curva di apprendimento degli osservatori durante uno studio).

Disease progression bias

Drop-out bias
Risultati indeterminati

Perdita al follow-up

Variabilità intra- e interosservatore
Effetti temporali

Un caso molto particolare di bias dovuto alla progressione di malattia è quello che si verifica negli screening in assenza di un gruppo di controllo, i cosiddetti lead time bias e length bias. Nel *lead time bias*, l'anticipazione diagnostica crea, in assenza di uno studio randomizzato che valuti gli eventi a partire da un tempo precedente, un falso effetto di prolungata sopravvivenza nel gruppo sottoposto a screening (Fig. 9.2); nel *length bias*, la differente progressione di malattia agisce determinando una più probabile diagnosi dei tumori a lenta evoluzione nel gruppo sottoposto a screening (Fig. 9.3).

Lead time bias

Length time bias

9.3.4. Indipendenza dei lettori

In fase di lettura sono possibili quattro diversi tipi di bias:

1. *diagnostic review bias* (il reference standard è definito conoscendo il risultato dell'indagine oggetto di studio);

Diagnostic review bias

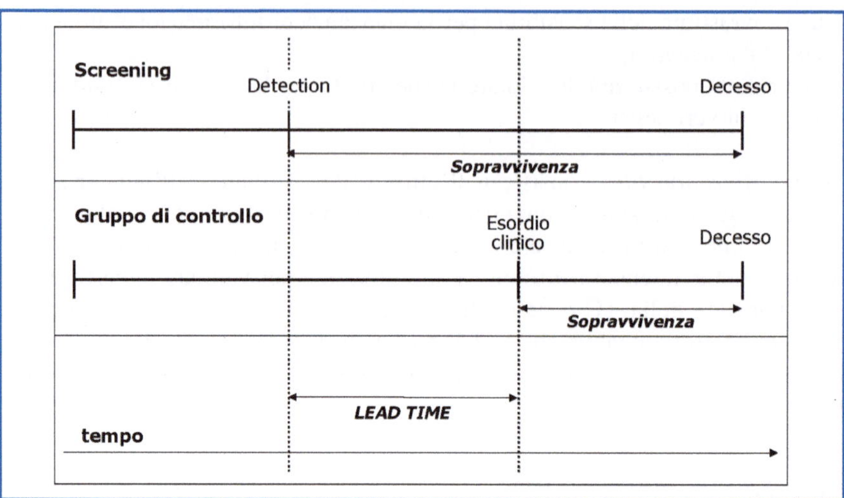

Figura 9.2. Lead time bias. Il confronto tra un gruppo di soggetti sottoposti a un programma di screening e un gruppo di controllo sembra raddoppiare la sopravvivenza, ma se il gruppo di controllo è il risultato di una randomizzazione la cui storia naturale si sviluppa nel tempo parallelamente al gruppo sperimentale (di screening) si rileva che l'incremento della sopravvivenza è soltanto apparente, effetto solo dell'anticipazione diagnostica. La differenza è data dal *lead time*.

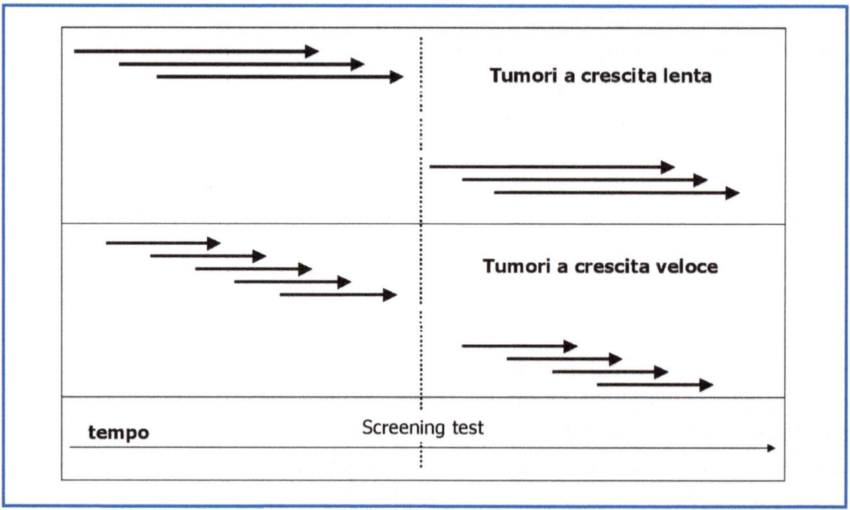

Figura 9.3. Length bias. Un evento di screening, dato un certo intervallo tra ciascun evento e il successivo, è in grado di rivelare più probabilmente tumori a crescita lenta che non tumori a crescita veloce. La lunghezza della frecce indica il tempo che intercorre tra la rivelabilità infraclinica e la diagnosi clinica. Le frecce nere indicano i tumori non rivelati dallo screening (cancri d'intervallo), mentre quelle grigie indicano i tumori rivelati dallo screening.

Test review bias

2. *test review bias* (il risultato dell'indagine oggetto di studio è definito conoscendo la diagnosi del reference standard);

Comparator review bias

3. *comparator review bias* (il risultato di una delle due indagini oggetto di uno studio comparativo è definito conoscendo il risultato dell'altra indagine);

4. *clinical review bias* (il risultato dell'indagine oggetto di studio è definito conoscendo i dati demografici e clinici del paziente, situazione sovrapponibile alla pratica clinica, ma potenzialmente in grado di incorporare nel risultato dell'indagine livelli già molto elevati o molto bassi di probabilità pretest di malattia).

Clinical review bias

9.4. Molto lavoro da fare

L'esigenza di un miglioramento del livello qualitativo della ricerca sulla performance diagnostica è testimoniata da numerosi studi e ben rappresentata da uno studio pubblicato sulla rivista JAMA nel 1995 [REID ET AL, 1995]. Si tratta della revisione di 112 articoli relativi a indagini diagnostiche pubblicati tra il 1978 e il 1993 su quattro importanti riviste mediche. In generale, oltre l'80% degli studi presentava bias importanti, che hanno indotto a ritenere non attendibili le stime della performance diagnostica. In particolare:

Dobbiamo migliorare

- solo il 27% aveva riportato lo spettro di malattia dei pazienti;
- solo il 46% era esente da work-up bias;
- solo il 38% era esente da review bias;
- solo l'11% aveva valutato la precisione della stima degli indici di performance diagnostica calcolando gli intervalli di confidenza;
- solo il 22% aveva riportato la frequenza dei risultati indeterminati dell'indagine e come erano stati valutati nello studio;
- solo il 23% aveva specificato la riproducibilità dei risultati dell'indagine.

Negli ultimi dieci anni è verosimile che si siano fatti importanti passi in avanti nella qualità della ricerca, in particolare in campo radiologico. Molto lavoro resta comunque da fare.

Bibliografia

BREALEY S, SCALLY AJ. Bias in plain film reading performance studies. Br J Radiol 2001;74:307-316.

FISCHER U, ZACHARIAE O, BAUM F, ET AL. The influence of preoperative MRI of the breasts on recurrence rate in patients with breast cancer. Eur Radiol 2004;14:1725-1731.

KELLY S, BERRY E, RODERICK P, ET AL. The identification of bias in studies of the diagnostic performance of imaging modalities. Br J Radiol 1997;70:1028-1035.

LEHMAN CD, GATSONIS C, KUHL CK, ET AL. MRI evaluation of the contralateral breast in women with recently diagnosed breast cancer. N Engl J Med 2007;356:1295-1303.

PETERS NH, BOREL RINKES IH, ZUITHOFF NP, ET AL. Meta-analysis of MR imaging in the diagnosis of breast lesions. Radiology 2008;246:116-124.

RADACK DM, SCHWEITZER ME, TARAS J. Carpal tunnel syndrome: are the MR findings a result of population selection bias? AJR Am J Roentgenol 1997;169:1649-1653.

RANSOHOFF DF, FEINSTEIN AR. Problems of spectrum and bias in evaluating the efficacy of diagnostic tests. N Engl J Med 1978;299:926-930.

REID MC, LACHS MS, FEINSTEIN AR. Use of methodological standards in diagnostic test research. Getting better but still not good. JAMA 1995;274:645-651.

SARDANELLI F, GIUSEPPETTI GM, PANIZZA P, ET AL. Sensitivity of MRI versus mammography for detecting foci of multifocal, multicentric breast cancer in fatty and dense breasts using the whole-breast pathologic examination as a gold standard. Ajr Am J roentgenol 2004; 183(4):1149-1157.

SICA GT. Bias in research studies. Radiology 2006;238:780-789.

10

Come si scrive un lavoro scientifico radiologico

Quando insegnano, gli uomini imparano.

Seneca

Obiettivo di questo capitolo è fornire una serie di consigli e regole pratiche per la redazione di un lavoro scientifico con particolare riferimento alla tematica radiologica. Cercheremo innanzitutto di definire le principali tipologie di articoli pubblicati dalle più importanti riviste[1], anche per distinguere la fondamentale categoria dei *major papers* (quelli strutturati nelle quattro classiche sezioni *Introduzione, Materiali e metodi, Risultati* e *Discussione*) sulla quale concentreremo la nostra attenzione. Valuteremo il panorama delle riviste radiologiche, anche alla luce dell'evoluzione recente del loro *impact factor* (del quale mostreremo il meccanismo di calcolo) rispetto a quello delle riviste non radiologiche, anche per guidare il lettore alla scelta della rivista alla quale inviare il proprio articolo. Affronteremo l'ormai ineludibile esigenza dell'autorizzazione del Comitato Etico e del consenso informato che i pazienti sono invitati a esprimere per la partecipazione a uno studio scientifico. Entreremo quindi nel merito del contenuto di ciascuna delle quattro sezioni dei major papers e degli altri elementi che li accompagnano, tra i quali l'*Abstract* e le *References*. Saranno forniti anche alcuni suggerimenti per le tabelle, i grafici e le figure e alcuni consigli su come interpretare la risposta dell'*Editor* (il Direttore della rivista) e come utilizzare i commenti, spesso molto dettagliati, dei Revisori che hanno valutato l'articolo.

Un importantissimo riferimento generale è rappresentato dal testo *Uniform Requirements for Manuscripts Submitted to Biomedical Journals: Writing and Editing for Biomedical Publication* dell'*International Committe of Medical*

Consigli e regole pratiche

---

[1] Faremo essenzialmente riferimento a una serie di riviste radiologiche internazionali a elevato impact factor (*Radiology, Invest Radiol, Eur Radiol, Magn Reson Med, J Magn Reson Imaging, AJNR Am J Neuroradiol, AJR Am J Roentgenol*), ma la sostanza di quanto qui esposto può ritenersi valida per le altre riviste radiologiche (compresa *Radiol Med*) e anche per le altre riviste medico-scientifiche reperibili su MEDLINE/PubMed.

F. Sardanelli, G. Di Leo, *Biostatistica in Radiologia*. ISBN 978-88-470-0604-1; © Springer 2008.

Tabella 10.1. Tipologie di lavori scientifici

Major papers
    Original articles (Original reaserches) on humans
    Experimental studies (on animals or phantoms)
    Meta-analyses (systematic reviews)

Minor papers
    Letters to the Editor
    Brief communications (Preliminary reports)
    Technical developments (Technical notes)
    Case report
    Teaching articles
        Pictorial reviews
        Diagnosis please
        Interpretation corner
        Signs in imaging
        Images in Medicine
        (...)

Invited papers
    Editorials
    Reviews
    Position papers, Guidelines
    Special reports
    Special series

Journal Editors, disponibile nell'edizione aggiornata all'ottobre 2007 sul sito internet http://www.icmje.org/index.html, al quale rimandiamo il lettore per ulteriori approfondimenti e per i molti aspetti qui non trattati.

Alcune delle considerazioni che seguiranno sono qua e là reperibili nelle *Instructions for Authors* delle varie riviste. Molte sono il risultato dell'esperienza personale, degli errori compiuti e dei risultati conseguiti in circa due decenni di attività come autore e in circa un decennio di attività come revisore da parte del meno giovane dei due estensori del volume. È vero che dagli errori s'impara moltissimo, ma non è obbligatorio che si debba imparare soltanto dai propri. Quest'ultimo capitolo tenta di mettere sinteticamente a disposizione del lettore questa esperienza.

10.1. Major paper, minor paper, invited paper

Un quadro dell'ampia varietà della tipologia di articoli pubblicati dalle riviste radiologiche (e, in generale, dalle riviste mediche) è presentato nella Tabella 10.1. Possiamo distinguere tra i lavori scientifici tre categorie fondamentali: *major paper*, *minor paper* e *invited papers*.

Gli *invited paper* sono articoli per lo più direttamente richiesti dall'Editor a esperti in specifici campi di ricerca. Possono essere *Editoriali*, spesso a commento di major paper pubblicati nello stesso numero della rivista, o *Review*, cioè sintesi critiche, spesso ampie, delle più recenti acquisizioni su un tema ritenuto emergente nell'attività di ricerca o nella pratica clinica. Entrambi questi tipi di invited paper sono di norma affidati ad autori che abbiano già pubblicato uno o più major paper sul tema. È comunque possibile che nelle Instructions for Authors sia prevista la possibilità di inviare review spontanee. Data la notevole mole di lavoro necessaria alla redazione di una review, sconsigliamo di percorrere questa strada (la review spontanea) se non si hanno al proprio attivo come autori almeno alcuni lavori sul tema oggetto della review stessa.

Tipi particolari di invited paper, anche se talvolta non redatti propriamente su invito del Direttore della rivista, sono i *position paper* e le *guidelines*. Si tratta in sostanza di documenti ufficiali, preparati da gruppi di esperti, spesso su incarico ufficiale di Comitati Scientifici di Società Mediche o di loro sezioni, che prendono posizione su un argomento rilevante o definiscono linee guida per il corretto utilizzo di presidi diagnostici o terapeutici.

La diversificazione degli invited paper si è arricchita soprattutto negli ultimi anni grazie alla presenza di *Special Report* e di *Special Series*, queste ultime dedicate alla diffusione di conoscenze particolari attraverso articoli che appaiono, uno dopo l'altro, in numeri successivi della rivista. Ricordiamo, a questo proposito, *Statistical Concept Series*, *Historical Perspectives*, *What the Clinicians Want to Know* ed *Evidence-based Practice* di *Radiology*.

L'obiettivo classico di chi ambisce alla pubblicazione di un lavoro medico-scientifico restano i *major paper*. Essi comprendono gli *original article* (detti anche *original research*) su soggetti umani o su modelli animali o su fantocci e le *systematic review* o *metanalisi* (che sono – come abbiamo visto nel Capitolo 8 – un tipo particolare di original article che trae nuove conclusioni dall'insieme dei dati precedentemente pubblicati in molteplici original article).

Major paper
Original article

Giunto a questo capitolo finale, il lettore avrà compreso che la redazione di un original article per l'invio a una rivista scientifica – ormai sempre una *online submission* – è soltanto l'ultimo atto di un lungo processo che, prima della redazione vera e propria del paper, dovrebbe comprendere:

1. definizione dell'ipotesi sperimentale (H_1);
2. disegno dello studio e definizione dell'ipotesi nulla (H_0);
3. calcolo della dimensione campionaria;
4. richiesta e ottenimento dell'autorizzazione del Comitato Etico;
5. arruolamento dei pazienti e realizzazione del protocollo definito;
6. acquisizione dei dati;
7. analisi, non solo statistica, dei dati.

Questo è lo schema logico necessario per la realizzazione di un tipico lavoro con disegno prospettico (o anche retrospettivo, con la parziale eccezione dell'assenza del calcolo della dimensione campionaria), condotto su soggetti umani oppure su modelli animali o su fantocci (in quest'ultimo caso alcune riviste utilizzano l'aggettivo *sperimentale* in senso ristretto – v. Nota 1 al Cap. 3). Se il lavoro è stato realizzato secondo questo percorso, alcuni dei problemi che spesso si pongono nella redazione del paper sono già stati risolti e *Introduzione* e *Materiali e metodi* dovrebbero essere già stati redatti, almeno parzialmente, per il protocollo inviato al Comitato Etico.

Revisioni sistematiche

Lo schema logico non è molto diverso per le *revisioni sistematiche* condotte con approccio metanalitico. Si tratta della valutazione critica delle evidenze presenti in letteratura con rivalutazione statistica dell'insieme dei dati già pubblicati nei major paper giudicati meritevoli di considerazione, al fine di produrre una nuova evidenza. Abbiamo accennato alla struttura logica di questo tipo di articoli nel Capitolo 8. Sconsigliamo, comunque, di avventurarsi su questo terreno, le *metanalisi*, senza una precedente esperienza come autore di original article sul tema e, soprattutto, senza la consulenza di uno Statistico professionista.

Nei paragrafi che seguono ci riferiremo essenzialmente ai problemi che si pongono nella redazione di un major paper, specificamente un *original article on humans*.

Minor paper

Sussiste infine la possibilità di accedere a una rivista anche attraverso i cosiddetti *minor paper*.

Le *Lettere all'Editor* consentono di esprimere brevi considerazioni su un articolo pubblicato dalla rivista o opinioni su un tema specifico. Talvolta lo spazio offerto per questo tipo di comunicazione scientifica è molto ridotto (in alcuni casi solo 400-500 parole, con un massimo di cinque references) e i tempi di invio della Lettera possono essere limitati a poche settimane dalla pubblicazione dell'articolo al quale ci si riferisce. Per evitare fatiche inutili, consigliamo di leggere sempre attentamente i paragrafi delle Instruction for Authors della rivista dedicati a questo tipo di articoli.

Diverso è il caso di articoli denominati *brief communication* o *preliminary report, technical developments* (tra i quali alcune riviste inseriscono gli *experimental studies on phantoms*) o *technical notes*. Si tratta di articoli per lo più di dimensioni obbligatoriamente ridotte che hanno però una struttura logica analoga a quella degli original article. Riguardano osservazioni preliminari su casistiche cliniche di ridotte dimensioni o la messa a punto di procedure tecniche su fantocci o su ridotte casistiche di volontari sani o di pazienti. Sul piano concettuale pongono gli stessi problemi che affronteremo per gli original article. Talvolta, la necessità di sintesi pone qualche problema in più rispetto a quelli classici di un original article (per esempio, rispettare le forti limitazioni al numero delle references).

Case report

Alcune considerazioni particolari meritano i *case report*. Questo tipo di articoli ha rappresentato per alcune generazioni di giovani Radiologi un modo per accedere come autori alle riviste più prestigiose. Era una sorta di palestra scientifica per principianti. Nel secolo scorso, il riscontro di un caso clinico interessante per la rarità della patologia o della sua sede, per la difficoltà della diagnosi, per la qualità dell'iconografia ottenuta o per altri fattori portava alla sollecitazione del Direttore dell'Istituto o della Scuola di Specializzazione alla redazione di un case report. Le cose sono molto cambiate. Sussistono oggi almeno due ordini di ragioni che inducono a sconsigliare questa via.

In primo luogo, si è progressivamente affermata la tesi – metodologicamente ineccepibile – che *il valore scientifico di osservazioni aneddotiche su singoli casi sia basso perché manca la possibilità di quantificare la probabilità del ripetersi dell'evento in una serie di pazienti*. Ne consegue il fatto che, dopo la pubblicazione di un case report, pochi autori citeranno quel lavoro e quindi il case report sarà raramente inserito tra le reference di altri lavori. In pratica, una rivista che pubblica molti case report tende a conseguire un impact factor più basso rispetto a una rivista che pubblica pochi o nessun case report. Dato il peso che l'impact factor è venuto assumendo quale indicatore del livello scientifico di una rivista, molte hanno deciso di non pubblicare più case report (tra queste anche *Radiol Med*). Il lettore può verificare questa tendenza valutando il numero delle riviste radiologiche che accettano esplicitamente la submission di case report (Tab. 10.2): solo 18, prevalentemente concentrate nella parte medio-bassa della classifica. Ne deriva una pratica difficoltà a pubblicare un case report anche se particolarmente interessante (le possibilità sono maggiori nel caso di malattie rare).

In secondo luogo, il livello qualitativo delle riviste radiologiche che ancora accettano la submission di case report impone che l'articolo illustri dettagliatamente i *Materiali e metodi* e sia basato su una valutazione accurata della letteratura disponibile sull'argomento. La mole di lavoro necessaria per la redazione di un case report risulta, quindi, non molto inferiore a quella necessaria per la redazione di un original article. Conviene quindi prendere il toro per le corna e cimentarsi con un original article le cui probabilità di pubblicazione sono senz'altro più elevate.

Nonostante quanto detto, il riscontro di casi clinici interessanti può oggi essere sfruttato in modo più proficuo rispetto alla redazione di case report. Molte riviste, infatti, propongono (spesso mediante supplementi integrativi) *teaching article* variamente strutturati, spesso finalizzati anche all'offerta al lettore di punteggi CME (*Continuous Medical Education*). Il caso (o una serie ridotta di casi) può divenire oggetto di un articolo che pone ai lettori la sfida di una diagnosi inusuale, descrive un segno radiologico, mostra alcuni aspetti dell'imaging di condizioni patologiche o normali con immagini di elevata qualità (ciò è tipico per le *pictorial review*) o riassume gli elementi fondamentali di un ragionamento diagnostico-differenziale. Il consiglio agli Specializzandi e ai giovani Radiologi è quindi il seguente: trasformare il potenziale case report in un teaching article.

Teaching article

10.2. A quale rivista inviarlo?

Prima di accingersi a scrivere è bene definire a quale rivista s'intende inviare il lavoro. Infatti, sebbene la struttura logica di fondo sia la medesima, *ciascuna rivista ha regole formali e stilistiche*[2] *proprie, che devono essere osservate.* È opportuno, per evitare perdite di tempo, conoscerle fin dall'inizio.

Ciascuna rivista ha le sue regole

È esperienza comune che la prima elaborazione dei risultati di un lavoro avvenga nella forma di Abstract congressuale. Molto spesso questo abstract non è la sintesi di un lavoro già redatto per esteso, ma la prima sintesi strutturata prodotta dagli autori nei tempi imposti dalla *deadline* per la submission degli abstract. Sebbene si possa auspicare un circuito più virtuoso (inviare l'abstract congressuale contestualmente alla submission del lavoro *in extenso* alla rivista di riferimento del congresso), occorre concretamente prendere atto delle difficoltà incontrate da chi opera in diagnostica clinica e nel contempo svolge attività di ricerca scientifica. Le deadline congressuali sono utili catalizzatori temporali che impongono di concretizzare in abstract i lavori *in corso*.

Abstract congressuali e lavori in extenso

Se l'Abstract è stato accettato a un congresso, è consigliabile inviare il lavoro alla rivista di riferimento, anche per attenersi alle richieste di copyright che le

---

[2] Intendiamo qui per regole stilistiche quelle relative al tipo di Abstract e ai suoi sottotitoli, ai titoli delle Sezioni, alla formattazione delle Reference ecc., non allo stile tipografico.

Società scientifiche che organizzano i Congressi spesso formulano all'autore già al momento della submission. Tuttavia, l'accettazione di un abstract congressuale, pur rappresentando ovviamente un evento positivo (indica che ci sono elementi di originalità o comunque interessanti nel lavoro), non rappresenta una condizione necessaria per la submission alla rivista di riferimento del Congresso, né una condizione sufficiente per l'accettazione del paper o in qualche modo facilitante un esito positivo. In sostanza: potete tranquillamente inviare un paper a una rivista anche se l'abstract del lavoro non è stato inviato (o addirittura è stato rifiutato) al Congresso di riferimento, ma non si pensi che, essendo stato accettato l'abstract al congresso, il più sia fatto. Nell'esperienza di chi scrive, con riferimento al rapporto tra *Annual Meeting* della *Radiological Society of North America* (RSNA) e la rivista *Radiology* o tra *European Congress of Radiology* e la rivista *European Radiology* sono accaduti tutte e quattro queste combinazioni di eventi:

1. il lavoro accettato come abstract al Meeting/Congresso è stato pubblicato sulla rivista;
2. il lavoro rifiutato come abstract al Meeting/Congresso è stato rifiutato dalla rivista;
3. il lavoro accettato come abstract al Meeting/Congresso è stato rifiutato dalla rivista;
4. il lavoro rifiutato come abstract al Meeting/Congresso è stato pubblicato sulla rivista.

Le combinazioni 3 e 4 non devono stupire per tre semplici motivi. In primo luogo occorre considerare che i revisori degli abstract e quelli del paper possono essere – e per lo più sono – diversi e quindi il giudizio può differire ampiamente. In secondo luogo, l'accesso all'intero paper consente ai revisori di rendersi conto di aspetti positivi e negativi che nell'abstract erano poco o affatto evidenti. In terzo luogo (per la quarta combinazione di eventi), la redazione del paper successiva all'invio dell'abstract può aver condotto a un'analisi dei dati molto più approfondita e alla *scoperta* di aspetti rilevanti soprattutto nell'interpretazione dei risultati che nella fase iniziale non erano stati evidenziati.

A quale rivista inviarlo?

Prescindiamo ora da questo rapporto tra abstract congressuale e Rivista di riferimento e affrontiamo la questione generale: a quale rivista conviene inviare un paper? E, quindi, per quale rivista conviene formattare il testo, rispettando scrupolosamente *tutte* le Instructions for Authors?

In generale, è consigliabile provare l'invio a una rivista con impact factor elevato. Il luogo comune che l'accettazione dei paper inviati a prestigiose riviste internazionali sia connessa a particolari "rete di conoscenze" va denunciato per quello che è: un luogo comune. Il processo di revisione è quasi sempre in doppio cieco (voi non sapete chi sono i revisori e i revisori non sanno chi siete voi). Inoltre, i commenti dei revisori molto spesso rivelano limiti reali del vostro lavoro (e, talvolta, indicano possibili soluzioni). Quindi, anche se il lavoro è rifiutato, potreste ricavarne consigli utili per la submission successiva. Può anche succedere che il vostro lavoro, rifiutato da una rivista con impact factor medio, da voi modificato o lasciato invariato, sia accettato da una rivista con impact factor elevato. Ciò non deve stupire. Dipende dalla combinazione dei revisori che hanno valutato l'articolo e qui gioca un fattore casuale nel quale, sul singolo lavoro, interviene anche un po' di fortuna (o sfortuna). *In generale, comunque, l'interazione con i revisori delle riviste più prestigiose è una vera scuola scientifica. Qui imparerete dai vostri errori, molto più efficacemente di quanto si possa immaginare.* Si consideri, per esempio, che uno dei tre o quattro revisori di *Radiology* è uno Statistico professionista.

In questo ragionamento abbiamo dato per scontato che l'impact factor – presentato annualmente da una società statunitense, la *ISI-Thomson Scientific*, sul *Journal Citation Reports* (JCR) – sia una misura affidabile del livello scientifico delle riviste medico-scientifiche. Non è questa la sede per un'ampia analisi critica dell'impact factor. Basti considerare che alla base dell'impact factor vi è l'ipotesi che il numero di citazioni di un articolo sia direttamente proporzionale alla sua diffusione all'interno della comunità scientifica e che tale diffusione rappresenti il suo livello scientifico. Per esempio, l'impact factor (IF) del 2007 di una rivista è calcolato nel modo seguente:

L'impact factor

$$IF\,2007 = \frac{\text{Numero di citazioni nel 2007 di articoli pubblicati dalla rivista nel biennio 2005 - 2006}}{\text{Numero di articoli pubblicati dalla rivista nel biennio 2005 - 2006}}$$

Come molti strumenti, esso ha dei limiti che potremmo definire *tecnici*: esclusione dei periodici non in lingua inglese; inclusione nel calcolo delle autocitazioni (la rivista che cita se stessa); vantaggio competitivo nel pubblicare più articoli di minori dimensioni che un numero inferiore di articoli di grandi dimensioni. Ma *il limite più importante è nell'ipotesi generale che la qualità scientifica di un articolo o di una rivista possa essere calcolata mediante un indicatore puramente quantitativo.* Tuttavia, nonostante questi limiti, l'impact factor resta l'unico strumento realmente a disposizione per valutare il *peso di* una rivista scientifica e, quindi, anche il livello della produzione scientifica di un autore. Ovviamente, dato l'ampio range di impact factor ottenuti dalle riviste dei diversi settori scientifici, si utilizzano metodi di *normalizzazione* basati sul rango dell'impact factor che la rivista ha nell'ambito del settore scientifico di sua appartenenza (nel nostro caso il settore *Radiology, Nuclear Medicine and Medical Imaging*). Uno dei metodi di normalizzazione più utilizzati in ambito universitario italiano si basa sulla suddivisione in quartili della distribuzione in ordine crescente degli impact factor delle riviste e sull'attribuzione di punteggi standardizzati a seconda del quartile nel quale si colloca la rivista: tipicamente, 6 per il primo quartile (quello del 25% delle riviste con impact factor più alto), 4 per il secondo quartile, 2 per il terzo quartile e 1 per l'ultimo quartile (quello del 25% delle riviste con impact factor più basso).

Limiti tecnici dell'impact factor

Limite di fondo dell'impact factor

Nella Tabella 10.2 sono riportati gli impact factor originali, ovvero non normalizzati, del 2000, 2003 e 2006 (relativi quindi ai bienni 1998-1999, 2001-2002 e 2004-2005) delle riviste del nostro settore scientifico.

Un aspetto significativo della recente evoluzione degli impact factor è il progressivo aumento di tale indicatore medio per le riviste radiologiche. Sebbene nessuna rivista del settore abbia un impact factor superiore a 6, molte mostrano un *trend* in crescita tra il 2000 e il 2006. In questo intervallo temporale, l'impact factor medio passa da 1.469 a 2.053. Ciò riflette l'incremento del ruolo dell'imaging nella medicina clinica e nella ricerca e un progressivo miglioramento della qualità della produzione scientifica in ambito radiologico. In questo panorama, appare clamoroso il caso di *European Radiology*, che

Il caso European Radiology

Tabella 10.2. Impact factor (IF) delle riviste del settore "Radiology, nuclear medicine and medical imaging" nel 2000, 2003 e 2006

Rivista	IF 2000	IF 2003	IF 2006		
Semin Radiat Oncol	2.427	3.604	5.889	*	
Neuroimage	6.857	6.192	5.559		
Radiology	4.130	4.815	5.251	*	#
J Nucl Med	3.617	4.899	4.986	*	
Hum Brain Mapping	5.163	6.058	4.888		#
Semin Nucl Med	2.143	3.431	4.473	*	
Int J Radiat Oncol	3.058	4.285	4.463	*	
Eur J Nucl Med Mol	-	3.324	4.041	*	
Radiother Oncol	2.469	2.870	3.970	*	
IEEE T Med Imaging	2.573	3.755	3.757	*	
Media delle prime dieci	*3.604*	*4.323*	*4.728*		
Strhalenther Onkol	2.846	2.634	3.682	*	
NMR Biomed	1.914	3.333	3.626	*	
Med Phys	2.428	2.305	3.571	*	
Magn Reson Med	3.121	3.313	3.427	*	
Invest Radiol	1.410	1.990	3.398	*	
Med Imaging Anal	-	-	3.256	*	
Mol Imaging Biol	-	-	2.961	*	
Phys Med Biol	2.013	2.128	2.873	*	
J Biomed Opt	-	3.541	2.870	*	
J Magn Reson Imaging	-	2.694	2.637		
Radiat Res	2.752	3.208	2.602		
Eur Radiol	1.119	1.969	2.554	*	
Radiol Clin N Am	1.529	1.759	2.533	*	
J Nucl Cardiol	1.854	1.629	2.440	*	
J Vasc Interv Radiol	1.729	2.212	2.398	*	
Radiographics	1.396	2.063	2.344	*	
AJNR Am J Neuroradiol	2.126	2.629	2.279		#
Ultrasound Obst Gyn	1.725	1.973	2.288	*	
Clin Nucl Med	0.399	0.737	2.217	*	
Nucl Med Biol	1.580	2.000	2.121	*	
AJR Am J Roentgenol	1.863	2.474	2.117		
Ultraschall Med	0.925	1.473	2.103	*	
Q J Nucl Med	1.910	2.222	2.062		
Ultrasound Med Biol	1.822	2.033	2.011		
Nuklearmed-Nucl Med	0.965	1.849	1.990	*	
ROFO	1.005	1.786	1.976	*	
Concept Magn Reson A	-	-	1.872	*	
Int J Hyperther	0.952	1.762	1.866	*	
Acad Radiol	0.912	1.409	1.781	*	
Cancer Biother Radio	0.989	1.841	1.763		
J Cardiov Magn Reson	2.304	1.125	1.739		
J Radiat Res	1.111	1.697	1.709	*	
Clin Radiol	0.934	1.270	1.665	*	#
Neuroradiology	0.997	1.213	1.625	*	
Ultrasonic Imaging	1.794	1.576	1.606		
Magn Reson Imaging	1.452	1.420	1.580	*	#
J Comput Assist Tomogr	1.484	1.318	1.530	*	#
Magn Reson Mater Phy	-	1.836	1.514		
Korean J Radiol	-	1.783	1.483	*	
Brain Topogr	1.596	1.820	1.415		
Abdom Imaging	0.866	0.996	1.336	*	#
Eur J Radiol	0.822	1.060	1.332	*	#

Seguito

Rivista	IF 2000	IF 2003	IF 2006		
J Thorac Imag	0.663	0.923	1.328	*	#
Ultrasonics	0.711	0.780	1.322	*	
Int J Radiat Biol	2.586	2.165	1.312		
J Digit Imaging	0.722	0.953	1.304	*	#
J Neuroimaging	0.942	0.927	1.298	*	#
Nucl Med Commun	1.039	1.230	1.283	*	
Br J Radiol	0.951	1.089	1.279	*	#
J Ultras Med	0.966	1.194	1.189		#
Skeletal Radiol	0.695	0.821	1.176	*	#
Concept Magnetic Res	-	1.161	-		
Cardiovasc Intervent Rad	1.029	1.207	1.149		
Semin Ultrasound CT	0.797	0.851	1.135	*	
Int J Cardiovasc Imaging	-	0.496	1.119	*	#
Radiat Environ Bioph	1.110	1.131	1.090		
Pediatr Radiol	0.684	0.942	1.076	*	#
Appl Radiat Isotopes	0.716	0.690	0.924	*	
Comput Med Imaging Graph	0.500	1.158	0.909		
Neuroimag Clin N Am	1.095	0.663	0.905		
Health Phys	0.988	0.777	0.902		
Acta Radiol	0.785	1.096	0.884		
Dentomaxillofac Rad	0.780	0.669	0.821	*	
Ann Nucl Med	-	0.745	0.779	*	#
Clin Imaging	0.368	0.658	0.758	*	#
J Radiol Prot	-	-	0.736	*	
Radiologe	0.608	0.626	0.696	*	
Semin Roentgenol	0.597	0.887	0.625		
J Radiol	0.345	-	0.600	*	
J Clin Ultrasound	0.994	0.746	0.573		#
J Neuroradiol	0.451	0.603	0.509		
Radiat Prot Dosim	0.581	0.617	0.446		
Surg Radiol Anat	0.314	0.307	0.443	*	
Interv Neuroradiol	0.585	0.512	0.366		
Can Assoc Radiol J	0.268	0.376	-		
Riv Neuroradiol	0.051	0.152	-		
Int J Neuroradiol	0.139	-	-		
Media	**1.469**	**1.808**	**2.053**		

Ordine decrescente secondo l'impact factor del 2006. L'asterisco (*) indica le riviste con IF del 2006 in incremento rispetto sia al 2000 sia al 2003. Il cancelletto (#) indica le riviste che riportano indicazioni specifiche per i case report nelle Instructions for Authors (valutate mediante accesso online dal 20 Febbraio all'8 Marzo 2008).
Da: Journal Citation Reports™ - Science edition, published by Thomson Scientific (con autorizzazione).

passa da 1.321 nel 2000 a 2.554 nel 2006. Degno di nota è anche il prossimo futuro inserimento de *La Radiologia Medica* tra le riviste con impact factor [POZZI MUCELLI R, Direttore de *La Radiologia Medica*, comunicazione personale]. Nella Tabella 10.2 si può notare come il numero delle riviste radiologiche con impact factor del 2006 in incremento rispetto sia al 2000 che al 2003 sia di 57 su 89, pari al 64%.

Il problema della lingua inglese? È un ostacolo relativo, non il più importante. Da un lato perché per coloro che muovono i primi passi nella ricerca radiologica l'invio a una rivista italiana (prima fra tutte *La Radiologia Medica*) può essere una scelta ottimale. Dall'altro, perché un lavoro ben strutturato può meritare la ricerca di un collega esperto che abbia dimestichezza con l'inglese scientifico dello specifico settore subspecialistico e che, oltre a tradurre il testo, potrebbe dare un utile contributo concettuale e meritare così l'inserimento del suo nome tra gli autori. *È sconsigliabile, invece, cimentarsi con la redazione del testo inglese senza esperienza specifica: il giudizio dei revisori è pressoché inevitabilmente influenzato in modo negativo dal difetto linguistico.*

Non vi è dubbio che l'apprendimento delle regole della redazione di un articolo scientifico è fortemente intrecciato a quello dell'inglese scientifico, quell'*International English* che rappresenta oggi il mezzo della comunicazione scientifica. In quest'ambito, regole grammaticali e stilistiche (ad esempio, l'uso dei tempi nei verbi o della forma attiva rispetto a quella passiva o l'uso delle lettere maiuscole) si intrecciano con quelle più tecniche relative alle unità di misura e agli arrotondamenti delle cifre decimali. Su questi aspetti consigliamo la lettura dell'utilissimo manuale di Silvia M. Rogers [ROGERS, 2007]. Chi non ha esperienza può fare riferimento a un paio di articoli recenti pubblicati dalla rivista su un tema analogo a quello sul quale si sta scrivendo.

Se si è risolto l'ostacolo linguistico, si può osare l'invio a una rivista del primo quartile. Senza scoraggiarsi di fronte all'eventuale rifiuto, pronti anzi a far tesoro delle critiche per l'invio ad altra rivista. Non è infrequente che la pubblicazione di un articolo in una rivista del primo quartile sia preceduta da due rifiuti.

Più ampio e diverso è il problema della pubblicazione su *riviste non radiologiche*. Ovviamente soltanto studi radiologici di elevata rilevanza e di interesse generale, non solo radiologico, possono aspirare alla pubblicazione sui grandi giornali di Medicina, quali *New Engl J Med, Lancet, JAMA, Ann Intern Med* o altri periodici ad alto impact factor. Relativamente più semplice è l'accesso alle riviste di settori clinici più limitati. Sono qui talvolta possibili piacevoli sorprese: un lavoro rifiutato da una rivista radiologica può essere accettato da una rivista clinica, magari con impact factor sensibilmente più elevato. Poiché il livello scientifico delle riviste radiologiche è in costante crescita (e quindi il filtro dei Revisori e dell'Editor tende a incrementare la severità), se il vostro lavoro può rivestire un interesse clinico, questa è un'alternativa possibile. Nella Tabella 10.3 sono riportati gli impact factor di una serie di riviste scientifiche con impact factor maggiore di 10 nel 2000, 2003 e 2006. Vi si può notare che il numero delle riviste con impact factor in incremento è 70 su 107, pari al 65%. Ovviamente, il numero di riviste mediche non radiologiche che possono pubblicare paper radiologici è molto più elevato e comprende anche le molte riviste mediche con impact factor inferiore a 10. Nella Tabella 10.4 sono riportati gli impact factor del 2000, 2003 e 2006 delle prime 10 riviste di una serie di settori scientifici.

Tabella 10.3. Riviste scientifiche con impact factor (IF) maggiore di 10 nel 2006 e comparazione con il 2003 e il 2000 (l'asterisco indica le riviste con IF del 2006 in incremento rispetto al 2000 e al 2003)

	Rivista	IF 2000	IF 2003	IF 2006
*	CA Cancer J Clin	24.674	33.056	63.342
*	New England J Med	29.512	34.833	51.296

Segue

Seguito

	Rivista	IF 2000	IF 2003	IF 2006
	Annu Rev Immunol	50.340	52.280	47.237
	Annu Rev Biochem	43.429	37.647	36.525
*	Rev Mod Phys	12.774	28.172	33.508
*	Nat Rev Cancer	-	33.954	31.583
*	Physiol Rev	27.677	36.831	31.441
	Nat Rev Mol Cell Biol	-	35.041	31.354
*	Science	23.872	29.781	30.028
	Cell	32.440	26.626	29.194
*	Nat Rev Immunol	-	26.957	28.697
	Nat Med	27.905	30.550	28.588
	Annu Rev Neurosci	26.676	30.167	28.533
	Nat Immunol	-	28.180	27.596
	Nature	25.814	30.979	26.681
*	Annu Rev Cell Dev Bi	26.300	22.638	26.576
*	Chem Rev	20.036	21.036	26.054
*	Lancet	10.232	18.316	25.800
*	Brief Bioinform	-	-	24.370
	Nat Genet	30.910	26.494	24.176
*	Cancer Cell	-	18.913	24.077
*	Endocr Rev	19.524	17.324	23.901
*	JAMA	15.402	21.455	23.175
	Nat Rev Neurosci	-	27.007	23.054
	Nat Rev Genet	-	25.664	22.947
*	Annu Rev Pharmacol	19.289	21.786	22.808
*	Nat Biotechnol	11.542	17.721	22.672
*	Nat Rev Drug Discov	-	17.732	20.970
*	Annu Rev Plant Biol	-	15.615	19.837
*	Nat Mater	-	10.778	19.194
*	Annu Rev Genet	13.450	11.920	19.098
	Nat Cell Biol	11.939	20.268	18.485
	Immunity	21.083	16.016	18.306
*	Mat Sci Eng R	6.083	-	17.731
*	Accounts Chem Res	13.262	15.000	17.113
*	Annu Rev Bioph Biom	16.194	13.351	16.921
*	Annu Rev Astron Astr	14.000	16.000	16.914
	Pharmacol Rev	25.381	27.067	16.854
*	Cell Metab	-	-	16.710
	Microbiol Mol Biol R	20.639	14.340	15.864
*	Nat Rev Microbiol	-	-	15.845
*	J Clin Invest	12.015	14.307	15.754
	Annu Rev Physiol	18.848	18.591	15.356
*	J Natl Cancer Inst	14.159	13.844	15.271
	Gene Dev	19.676	17.013	15.050
*	Behav Brain Sci	14.250	10.625	14.964
*	Nat Methods	-	-	14.959
*	Prog Polym Sci	3.698	7.759	14.818
	Nat Neurosci	12.636	15.141	14.805
*	Ann Intern Med	9.833	12.427	14.780
*	Annu Rev Microbiol	9.238	12.105	14.553
	J Exp Med	15.236	15.302	14.484
	Curr Opin Cell Biol	22.754	18.176	14.299
	Trends Ecol Evol	22.754	12.449	14.125
*	Plos Biol	-	-	14.101
	Mol Cell	18.195	16.835	14.033
*	Arch Gen Psychiat	11.778	10.519	13.936
	Neuron	15.081	14.109	13.894

Segue

Seguito

	Rivista	IF 2000	IF 2003	IF 2006
	Trends Biochem Sci	13.246	14.273	13.863
*	Plos Med	-	-	13.750
*	Chem Soc Rev	10.747	9.569	13.690
*	Astron Astrophys Rev	3.455	3.600	13.667
*	J Clin Oncol	8.773	10.864	13.598
	Dev Cell	-	14.807	13.523
	Trends Neurosci	17.417	12.631	13.494
*	Annu Rev Med	9.891	11.381	13.237
*	Psychol Bull	6.913	8.405	12.725
*	Clin Microbiol Rev	12.141	11.530	12.643
*	Am J Hum Genet	10.351	11.602	12.629
*	Annu Rev Fluid Mech	6.486	5.108	12.469
	Gastroenterology	12.246	12.718	12.457
	Trends Cell Biol	18.815	19.612	12.429
*	Nat Chem Biol	-	-	12.409
*	Prog Lipid Res	5.379	10.000	12.235
*	Nat Phys	-	-	12.040
*	Lancet Infect Dis	-	-	11.808
*	Mol Psychiatr	8.927	5.539	11.804
*	Annu Rev Psychol	5.851	9.896	11.706
*	Cytokine Growth F R	6.049	9.600	11.549
*	Front Neuroendocrinol	8.375	8.870	11.526
*	Nat Struct Mol Biol	-	-	11.502
	Prog Neurobiol	9.933	12.327	11.304
*	Adv Catal	11.000	7.889	11.250
*	Annu Rev Phys Chem	9.237	10.500	11.250
*	Curr Opin Struc Biol	10.427	8.686	11.215
	Curr Biol	8.393	11.910	10.988
*	Mass Spectrom Rev	7.600	7.364	10.947
	Circulation	10.893	11.164	10.940
	Annu Rev Genom Hum G	-	12.200	10.771
*	Immunol Rev	5.961	7.052	10.758
*	Aldrichim Acta	5.900	7.077	10.692
*	Adv Cancer Res	21.680	7.938	10.682
*	Annu Rev Biomed Eng	-	7.875	10.533
*	Annu Rev Nutr	7.071	9.326	10.449
*	Hepatology	7.304	9.503	10.446
	Phys Rep	7.110	11.980	10.438
*	Annu Rev Mater Res	-	5.333	10.400
	Trends Pharmacol Sci	10.377	13.965	10.400
*	Blood	8.977	10.120	10.370
*	Genome Res	7.615	9.635	10.256
*	Angew Chem Int Edit	8.547	8.427	10.232
	Progr Mater Sci	4.667	12.000	10.229
	Trends Immunol	-	18.153	10.213
*	Curr Opin Plat Biol	7.347	8.945	10.182
	J Cell Biol	13.955	12.023	10.152
*	Lancet Oncol	-	7.411	10.119
	Embo J	13.999	10.456	10.086
	Curr Opin Genet Dev	13.810	13.143	10.006
*	Semin Immunol	6.544	5.964	10.000
	Media	**14.746**	**16.215**	**17.434**

Ordine decrescente secondo l'impact factor del 2006.
Da: Journal Citation Reports™ - Science edition, published by Thomson Scientific (con autorizzazione).

Tabella 10.4. Elenco delle prime dieci riviste di una serie di settori medico-scientifici ordinate per impact factor (IF) del 2000, del 2003 e del 2006

Settore/Rivista	IF 2000	IF 2003	IF 2006
Allergy			
J Allergy Clin Immun	4.179	6.831	8.829
Allergy	2.385	3.161	5.334
Clin Exp Allergy	2.947	3.176	3.668
Immunol Allergy Clin	0.520	0.731	3.178
Pediatr Allergy Immu	1.635	1.573	2.849
Int Arch Allergy Imm	1.630	2.000	2.524
Contact Dermatitis	0.675	1.095	2.446
Ann Alerg Asthma Im	1.889	2.181	2.254
Curr Allergy Asthm R	-	-	2.016
Clin Rev Allerg Immu	0.741	1.173	1.677
Media	**1.845**	**2.436**	**3.478**
Anatomy and morphology			
Dev Dynam	3.131	3.160	3.169
J Anat	1.385	2.072	2.458
Anat Rec Part A	-	-	1.973
Cells Tissues Organs	0.896	1.757	1.841
Microsc Res Techniq	1.746	2.307	1.680
Appl Immunohisto M M	0.747	1.500	1.621
J Morphol	0.911	1.629	1.553
Adv Anat Embryol Cel	2.933	0.321	1.429
Anat Embryol	1.851	1.559	1.277
Zoomorphology	1.000	1.156	1.211
Media	**1.622**	**1.718**	**1.821**
Andrology			
Int J Androl	1.357	1.588	2.183
J Androl	2.106	2.480	2.137
Asian J Androl	-	1.064	1.737
Andrologia	0.871	0.939	1.025
Arch Andrology	0.727	0.667	0.687
Media	**1.265**	**1.348**	**1.554**
Anesthesiology			
Pain 3.853	4.556	4.836	
Anesthesiology	3.439	3.503	4.207
Euro J Pain	-	1.770	3.333
Brit J Anaesth	1.989	2.365	2.679
Clin J Pain	1.900	2.080	2.448
Anaesthesia	2.027	2.041	2.427
Anesth Analg	2.321	2.210	2.131
Region Anesth Pain M	1.129	1.766	2.056
Can J Anaesth	1.149	1.200	1.976
J Neurosurg Anesth	0.937	0.959	1.926
Media	**2.083**	**2.245**	**2.802**
Cardiac and Cardiovasc Systems			
Circulation	10.893	11.164	10.940
Circ Res	9.193	10.117	9.854
J Am Coll Cardiol	7.082	7.599	9.701
Eur Heart J	3.840	5.997	7.286
Cardiovasc Res	3.783	5.164	5.826
J Mol Cell Cardiol	3.383	4.954	4.859

Segue

Seguito

Settore/Rivista	IF 2000	IF 2003	IF 2006
Trends Cardiovas Med	2.879	4.517	4.724
Basic Res Cardiol	1.490	2.993	3.798
Heart Rhythm	-	-	3.777
Am J Physiol-Heart C	3.243	3.658	3.724
Media	**5.087**	**6.240**	**6.449**
Clinical Neurology			
Lancet Neurol	-	3.070	9.479
Ann Neurol	8.480	7.717	8.051
Brain	7.303	7.967	7.617
Cephalalgia	2.391	2.985	6.049
Neuroscientist	1.918	2.822	5.710
Neurology	4.781	5.678	5.690
Stroke	6.008	5.233	5.391
Brain Pathol	6.435	3.838	5.274
Curr Opin Neurol	3.176	3.920	5.229
Arch Neurol-Chicago	4.393	4.684	5.204
Media	**4.987**	**4.791**	**6.369**
Critical Care Medicine			
Am J Resp Crit Care	5.443	8.876	9.091
Crit Care Med	3.824	4.195	6.599
Intens Care Med	2.098	2.971	4.406
J Neurotraum	2.877	2.587	3.453
Shock	2.785	2.542	3.318
Crit Care	-	1.911	3.116
Resuscitation	1.760	1.375	2.314
J Trauma	1.498	1.429	2.035
Crit Care Clin	-	1.485	1.845
Am J Crit Care	-	-	1.685
Media	**2.898**	**3.041**	**3.786**
Emergency Medicine			
Ann Emerg Med	2.183	2.640	3.120
Resuscitation	1.760	1.375	2.314
J Burn Care Rehabil	0.810	1.042	1.744
Acad Emerg Med	1.419	1.844	1.741
Am J Emerg Med	1.054	1.489	1.518
Injury	0.363	0.511	1.067
Emerg Med J	-	0.633	0.869
J Emerg Med	-	0.652	0.816
Pediatr Emerg Care	0.428	0.505	0.700
Emerg Med Clin N Am	0.635	0.676	0.672
Media	**1.082**	**1.137**	**1.456**
Endocrinology and Metabolism			
Endocr rev	19.524	17.324	23.901
Cell Metab	-	-	16.710
Front Neuroendocrin	8.375	8.870	11.526
Recent Prog Horm Res	5.306	8.275	9.263
Diabetes	7.715	8.298	7.955
Diabetes Care	4.992	7.501	7.912
Trends Endocrin Met	3.908	7.850	7.066
J Bone Miner Res	5.877	6.225	6.635
J Clin Endocr Metab	5.447	5.873	5.799
Curr Opin Lipidol	5.661	6.966	5.689
Media	**7.432**	**8.576**	**10.246**

Segue

Seguito

Settore/Rivista	IF 2000	IF 2003	IF 2006
Gastroenterology and Hepatology			
Gastroenterology	12.246	12.718	12.457
Hepatology	7.304	9.503	10.446
Gut	5.386	5.883	9.002
J Hepatol	3.761	5.283	6.073
Am J Gastroenterol	2.834	4.172	5.608
Semin Liver Dis	6.012	6.524	5.302
Gastrointest Endosc	2.820	3.328	4.825
Liver Transplant	2.130	4.242	4.629
Inflamm Bowel Dis	1.791	3.023	3.912
Am J Physiol-Gastr L	3.115	3.421	3.681
Media	**4.740**	**5.810**	**6.594**
Genetics and Heredity			
Nat Genet	30.910	26.494	24.176
Nat Rev Genet	-	25.664	22.947
Annu Rev Genet	13.450	11.920	19.098
Gene Dev	19.676	17.013	15.050
Trends Ecol Evol	8.765	12.449	14.125
Am J Hum Genet	10.351	11.602	12.629
Annu Rev Genom Hum G	-	12.200	10.771
Genome Res	7.615	9.635	10.256
Curr Opin Genet Dev	13.810	13.143	10.006
Trends Genet	12.912	12.016	9.950
Media	**14.686**	**15.214**	**14.901**
Geriatrics and Gerontology			
Rejuv Res	-	-	8.353
Aging Cell	-	-	6.276
Neurobiol Aging	4.159	5.552	5.599
Ageing Res Rev	-	3.795	4.526
Mech Ageing Dev	1.897	3.214	3.846
J Am Geriatr Soc	3.136	2.835	3.331
Age	2.622	-	3.034
Exp Gerontol	2.622	2.857	2.930
Am J Geriat Psychiat	-	3.741	2.894
J Gerontol A-Biol	1.549	4.369	2.861
Media	**2.644**	**3.766**	**4.365**
Health care sciences and Services			
Milbank Q	4.568	3.524	6.794
Health Technol Asses	-	-	5.290
Med Care	2.535	3.152	3.745
Health Affair	3.823	3.673	3.680
Value Health	-	-	3.433
J Med Internet Res	-	-	2.888
Acad Med	1.554	1.104	2.607
Med Educ	1.078	1.188	2.467
J Pain Symptom Manag	-	1.885	2.437
Qual Saf Health Care	-	1.760	2.382
Media	**2.712**	**2.327**	**3.572**
Hematology			
Circulation	10.893	11.164	10.940
Blood	8.977	10.120	10.370
Circ Res	9.193	10.117	9.854

Segue

Seguito

Settore/Rivista	IF 2000	IF 2003	IF 2006
Stem Cells	2.989	5.802	7.924
Arterioscl Throm Vas	5.111	6.791	6.883
Leukemia	3.736	5.116	6.146
Blood Rev	2.689	2.241	5.756
Curr Opin Hematol	-	4.449	5.202
J Thromb Haemost	-	-	5.138
Haematol-Hematol J	-	-	5.032
Media	**6.227**	**6.975**	**7.325**
Immunology			
Annu Rev Immunol	50.340	52.280	47.237
Nat Rev Immunol	-	26.957	28.697
Nat Immunol	-	28.180	27.596
Immunity	21.083	16.016	18.306
J Exp Med	15.236	15.302	14.484
Immunol Rev	5.961	7.052	10.758
Trends Immunol	-	18.153	10.213
Semin Immunol	6.544	5.964	10.000
Curr Opin Immunol	12.549	12.118	9.422
J Allergy Clin Immun	4.179	6.831	8.829
Media	**16.556**	**18.885**	**18.554**
Infectious diseases			
Lancet Infect Dis	-	-	11.808
Clin Infect Dis	2.972	5.393	6.186
AIDS 8.018	5.521	5.632	
J Infect Dis	4.988	4.481	5.363
Emerg Infect Dis	4.907	5.340	5.094
Antivir Ther	4.510	5.932	4.982
Curr Opin Infect Dis	0.778	2.674	4.795
AIDS Rev	-	-	4.022
Infect Immun	4.204	3.875	4.004
JAIDS-J Acq Imm Def	-	3.681	3.946
Media	**4.340**	**4.612**	**5.583**
Medical Informatics			
J Am Med Inform Assn	3.089	2.510	3.979
J Med Internet Res	-	-	2.888
J Biomed Inform	-	0.855	2.346
Stat Med	1.717	1.134	1.737
Med Decis Making	2.152	1.718	1.736
Int J Med Inform	0.699	1.178	1.726
Method Inform Med	0.929	1.417	1.684
Artif Intell Med	1.793	1.222	1.634
IEEE T Inf Technol B	-	1.274	1.542
Stat Methods Med Res	-	1.857	1.377
Media	**1.730**	**1.457**	**2.065**
Medical Laboratory Technology			
Crit Rev Cl Lab Sci	3.357	3.136	6.138
Clin Chem	4.261	5.538	5.454
Ther Drug Monit	-	2.372	3.032
Adv Clin Chem	1.600	0.917	2.440
Clin Biochem	1.327	1.825	2.331
Clin Chim Acta	-	1.633	2.328
Cytom Part B-Clin Cy	-	-	2.065

Seguito

Settore/Rivista	IF 2000	IF 2003	IF 2006
Clin Diagn Lab Immun	-	-	1.988
Clin Lab Med	0.460	0.854	1.904
J Lab Clin Med	1.978	2.011	1.812
Media	**2.164**	**2.286**	**2.949**
Medicine, General and Internal			
New England J Med	29.512	34.833	51.296
Lancet	10.232	18.316	25.800
Jama-J Am Med Assoc	15.402	21.455	23.175
Ann Intern Med	9.833	12.427	14.780
Plos Med	-	-	13.750
Annu Rev Med	9.891	11.381	13.237
Brit Med J	5.331	7.209	9.245
Arch Intern Med	6.055	6.758	7.920
Can Med Assoc J	2.352	4.783	6.862
Medicine	4.623	4.500	5.167
Media	**10.359**	**13.518**	**17.123**
Medicine Research and Sperimental			
Nat Med	27.905	30.550	28.588
J Clin Invest	12.015	14.307	15.754
J Exp Med	15.236	15.302	14.484
J Cell Mol Med	-	-	6.555
Trends Mol Med	-	-	5.864
Mol Ther	-	6.125	5.841
J Mol Med-JMM	3.445	4.101	5.157
Curr Mol Med	-	-	4.850
Gene Ther	5.964	5.293	4.782
Hum Gene Ther	6.796	4.965	4.514
Media	**11.894**	**12.757**	**9.639**
Neuroimaging			
Neuroimage	6.857	6.192	5.559
Hum Brain Mapp	5.163	6.058	4.888
Psychiat Res-Neuroim	1.919	2.551	2.755
Cognitive Brain Res	2.733	2.865	2.568
Am J Neuroradiol	2.126	2.629	2.279
Neuroradiology	0.997	1.213	1.625
J Neuroimaging	0.942	0.927	1.298
Clin EEG Neurosci	-	-	1.255
Stereot Funct Neuros	-	0.425	1.195
Minim Invas Neurosur	0.805	0.551	0.914
Media	**2.693**	**2.601**	**2.434**
Neurosciences			
Annu Rev Neurosci	26.676	30.167	28.533
Nat Rev Neurosci	-	27.007	23.054
Behav Brain Sci	14.250	10.625	14.964
Nat Neurosci	12.636	15.141	14.805
Neuron	15.081	14.109	13.894
Trends Neurosci	17.417	12.631	13.494
Mol Psychiatr	8.927	5.539	11.804
Front Neuroendocrin	-	8.870	11.526
Prog Neurobiol	9.933	12.327	11.304
Trends Cogn Sci	-	7.528	9.374
Media	**14.989**	**14.394**	**15.275**

Segue

Seguito

Settore/Rivista	IF 2000	IF 2003	IF 2006
Obstetrics and Ginecology			
Hum Reprod Update	2.887	3.731	6.793
Obstet Gynecol	2.091	2.957	3.813
Hum Reprod	2.997	3.125	3.769
Obstet Gynecol Surv	-	1.773	3.329
Fertil Steril	2.854	3.483	3.277
Reprod Biomed Online	-	-	3.206
Menopause	2.273	3.319	3.170
Semin Reprod Med	-	1.575	3.000
Placenta	2.587	2.706	2.969
Am J Obstet Gynecol	2.519	2.518	2.805
Media	**2.601**	**2.799**	**3.613**
Oncology			
Ca-Cancer J Clin	24.674	33.056	63.342
Nat Rev Cancer	-	33.954	31.583
Cancer Cell	-	18.913	24.077
J Natl Cancer I	14.159	13.844	15.271
J Clin Oncol	8.773	10.864	13.598
Adv Cancer Res	21.680	7.938	10.682
Lancet Oncol	-	7.411	10.119
BBA-Rev Cancer	-	8.395	9.156
Stem Cells	2.989	5.802	7.924
Cancer Res	8.460	8.649	7.656
Media	**13.456**	**14.883**	**19.341**
Ophthalmology			
Prog Retin Eye Res	4.680	6.811	9.039
Ophthalmology	3.040	3.162	4.031
Invest Ophth Vis Sci	4.373	4.148	3.766
J Vision	-	-	3.753
Surv Ophthalmol	2.562	3.096	3.451
Arch Ophthalmol-Chic	2.158	3.203	3.206
Exp Eye Res	2.014	2.611	2.776
Brit J Ophthalmol	1.948	2.099	2.524
Am J Ophthalmol	1.941	2.258	2.468
Mol Vis	-	2.777	2.377
Media	**2.840**	**3.352**	**3.739**
Orthopedics			
Osteoarthr Cartilage	2.080	2.964	4.017
J Orthop Res	-	2.167	2.784
Orthop Clin N Am	0.874	0.907	2.500
J Bone Joint Surg Am	2.222	1.921	2.444
Spine	1.843	2.676	2.351
Clin Orthop Relat R	1.182	1.357	2.161
Gait Posture	0.955	1.585	1.976
Eur Spine J	-	1.527	1.824
J Arthroplasty	0.978	0.922	1.806
J Am Acad Orthop Sur	-	-	1.792
Media	**1.448**	**1.781**	**2.336**
Otorhinolaryngology			
Jaro-J Assoc Res Oto	-	2.086	2.522
Head Neck-J Sci Spec	1.917	1.805	1.961
Ear Hearing	1.506	1.450	1.858

Segue

Seguito

Settore/Rivista	IF 2000	IF 2003	IF 2006
Arch Otolaryngol	1.527	1.242	1.816
Audiol Neuro-Otol	2.390	1.765	1.758
Laryngoscope	1.457	1.449	1.736
Hearing Res	1.753	1.502	1.584
Otol Neurotol	-	1.073	1.339
Otolaryng Head Neck	0.977	1.051	1.338
Am J Rhinol	1.021	1.055	1.220
Media	**1.569**	**1.448**	**1.713**
Pathology			
Am J Pathol	6.971	6.946	5.917
J Pathol	4.137	4.933	5.759
Brain Pathol	6.435	3.838	5.274
Springer Semin Immun	2.176	0.918	4.754
Lab Invest	4.165	4.418	4.453
J Neuropath Exp Neur	5.565	5.005	4.371
Am J Surg Pathol	4.269	4.535	4.144
Modern Pathol	3.241	3.323	3.753
Histopathology	2.554	2.952	3.216
Int J Immunopath Ph	1.174	3.927	3.213
Media	**4.069**	**4.080**	**4.485**
Pediatrics			
Pediatrics	3.742	3.781	5.012
J Am Acad Child Psy	3.175	3.779	4.767
J Pediatr	3.467	2.913	3.991
Arch Pediat Adol Med	1.701	2.190	3.565
Pediatr Infect Dis J	2.190	2.262	3.215
Pediatr Allergy Immu	1.635	1.573	2.849
J Adolescent Health	1.415	1.674	2.710
Ment Retard Dev D R	0.811	3.479	2.671
Pediatr Res	2.794	3.064	2.619
J Child Adol Psichop	1.982	2.487	2.486
Media	**2.291**	**2.720**	**3.389**
Peripheral Vascular Disease			
Circulation	10.893	11.164	10.940
Circ Res	9.193	10.117	9.854
Artherioscl Throm Vas	5.111	6.791	6.883
Hypertension	5.311	5.630	6.007
Atherosclerosis supp	-	4.457	5.875
Curr Opin Lipidol	5.661	6.966	5.689
Stroke	6.008	5.233	5.391
J Thromb Haemost	-	-	5.138
Curr Opin Hephrol HY	2.544	3.976	4.137
J Hypertens	3.640	3.572	4.021
Media	**6.045**	**6.434**	**6.394**
Phamacology and Pharmacy			
Annu Rev Pharmacol	19.289	21.786	22.808
Nat Rev Drug Discov	-	17.732	20.970
Pharmacol Rev	25.381	27.067	16.854
Trends Pharmacol Sci	10.377	13.965	10.400
Pharmacol Therapeut	6.487	7.397	8.657
Clin Pharmacol Ther	5.275	6.141	8.066
Adv Drug Deliver Rev	2.406	6.588	7.977

Segue

Seguito

Settore/Rivista	IF 2000	IF 2003	IF 2006
Pharmacogenetics	4.465	5.851	7.221
Med Res Rev	3.417	7.788	7.218
Drug Discov Today	4.105	4.943	7.152
Media	**9.022**	**11.926**	**11.732**
Physiology			
Physiol Rev	27.677	36.831	31.441
Annu Rev Physiol	18.848	18.591	15.356
Physiology	-	-	6.268
Rev Physiol Bioch P	5.389	6.333	5.625
News Physiol Sci	2.060	3.682	5.241
J Gen Physiol	6.082	5.120	4.962
Pflug Arch Eur J Phy	-	-	4.807
J Biol Rythm	2.867	4.061	4.633
J Physiol-London	4.455	4.352	4.407
Am J Physiol-Cell Ph	4.086	4.103	4.334
Media	**8.933**	**10.384**	**8.707**
Psychiatry			
Arch Gen Psychiat	11.778	10.519	13.936
Mol Psychiatr	8.927	5.539	11.804
Am J Psychiat	6.577	7.157	8.250
Biol Psychiat	4.269	6.039	7.154
Neuropsychopharmacol	4.579	5.201	5.889
J Clin Psychiat	4.454	4.978	5.533
Brit J Psychiat	4.827	4.421	5.436
Int J Neuropsychoph	1.323	4.000	5.184
J Am Acad Child Psy	3.175	3.779	4.767
J Clin Psychopharm	5.052	4.432	4.561
Media	**5.496**	**5.607**	**7.251**
Rehabilitation			
Neurorehab Neural Re	0.190	-	2.403
J Rehabil Med	-	1.068	2.168
Manual Ther	-	1.189	1.931
Support Care Cancer	1.174	1.367	1.905
IEEE T Neur Sys Reh	-	1.270	1.842
Arch Phys Med Rehab	1.409	1.350	1.826
Phys Med Rehab Kuror	0.160	0.485	1.746
J Burn Care Rehabil	0.810	1.042	1.744
J Electromyogr Kines	1.146	1.352	1.725
J Orthop Sport Phys	1.424	1.036	1.525
Media	**0.902**	**1.129**	**1.882**
Respiratory System			
Am J Resp Crit Care	5.443	8.876	9.091
Thorax	3.979	4.188	6.064
Eur Respir J	2.590	2.999	5.076
Am J Resp Cell Mol	4.353	4.015	4.593
Am J Physiol-Lung C	3.303	3.735	4.250
Chest	2.451	3.264	3.924
J Thorac Cardiov Sur	3.057	3.319	3.560
Lung Cancer	-	-	3.554
Tuberculosis	-	1.594	3.425
J Heart Lung Transpl	2.526	2.843	2.830
Media	**3.463**	**3.870**	**4.637**

Segue

Seguito

Settore/Rivista	IF 2000	IF 2003	IF 2006
Rheumatology			
Arth Rheum/Ar C Res	-	7.190	7.751
Ann Rheum Dis	2.444	3.827	5.767
Curr Opin Rheumatol	-	3.150	4.805
Rheumatology	2.537	3.760	4.052
Osteoarthr Cartilage	2.080	2.964	4.017
Arthritis Res Ther	-	5.036	3.801
Semin Arthritis Rheu	3.066	2.598	3.440
J Rheumatol	2.910	2.674	2.940
Rheum Dis Clin N Am	2.257	2.776	2.568
Lupus	2.514	1.808	2.366
Media	**2.544**	**3.578**	**4.151**
Spectroscopy			
Mass Spectrom Rev	7.600	7.364	10.947
Prog Nucl Mag Res Sp	5.062	5.971	6.417
Appl Spectrosc Rev	0.500	1.000	3.846
J Anal Atom Sprectrom	3.488	3.200	3.630
NMR Biomed	1.914	3.333	3.626
J Am Soc Mass Spectr	3.040	3.321	3.307
Spectrochim Acta B	2.608	2.361	3.092
J Mass Spectrom	2.638	2.875	2.945
Rapid Commun Mass Sp	2.184	2.789	2.680
Int J Mass Spectrom	1.923	2.361	2.337
Media	**3.096**	**3.458**	**4.283**
Surgery			
Ann Surg	5.987	5.937	7.678
Am J Transplant	-	5.678	6.843
Liver Transplant	2.130	4.242	4.629
Am J Surg Pathol	4.269	4.535	4.144
Brit J Surg	2.935	3.772	4.092
Transplantation	4.035	3.608	3.972
Obes Surg	1.464	2.421	3.723
J Neurol Neurosur Ps	2.846	3.035	3.630
Endoscopy	1.817	3.227	3.605
J Thorac Cardiov Sur	3.057	3.319	3.560
Media	**3.171**	**3.977**	**4.588**
Toxicology			
Annu Rev Pharmacol	19.289	21.786	22.808
Mutat Res-Rev Mutat	4.129	5.783	7.579
DNA Repair	-	3.277	5.868
Toxicol Appl Pharm	2.730	2.851	4.722
Drugs	3.966	4.611	4.472
Mutat Res-Fund Mol M	2.148	3.433	4.111
Crit Rev Toxicol	6.360	2.471	3.707
Drug Safety	2.763	2.971	3.673
Toxicol Sci	2.361	3.067	3.598
Chem Res Toxicol	3.187	3.332	3.162
Media	**5.215**	**5.358**	**6.370**
Transplantation			
Am J Transplant	-	5.678	6.843
Liver Transplant	2.130	4.242	4.629
Transplantation	4.035	3.608	3.972

Segue

Seguito

Settore/Rivista	IF 2000	IF 2003	IF 2006
Cell Transplant	2.959	2.327	3.482
Biol Blood Marrow Tr	-	2.880	3.458
Nephrol Dial Transpl	2.056	2.607	3.154
Stem Cells Dev	-	-	3.076
J Heart Lung Transpl	2.526	2.843	2.830
Bone Marrow Transpl	2.396	2.172	2.621
Transpl Immunol	1.453	1.075	2.297
Media	**2.508**	**3.048**	**3.636**
Tropical Medicine			
Malaria J	-	-	2.748
Trop Med Int Health	1.350	2.156	2.595
Am J Trop Med Hyg	1.765	2.105	2.546
Acta Trop	0.799	1.336	2.211
T Roy Soc Trop Med H	1.485	2.114	2.030
Mem I Oswaldo Cruz	0.542	0.688	1.208
Ann Trop Med Parasit	0.988	1.010	1.191
Ann Trop Paediatr	0.413	0.704	0.934
Leprosy Rev	1.343	0.907	0.847
J Trop Pediatrics	0.447	0.514	0.592
Media	**1.015**	**1.282**	**1.690**
Urology and Nephrology			
J Am Soc Nephrol	5.745	7.499	7.371
Eur Urol	2.058	2.247	4.850
Kidney Int	4.371	5.302	4.773
J Sex Med	-	-	4.676
Am J Phisiol-Renal	4.129	4.344	4.199
Curr Opin Nephrol Hy	2.544	3.976	4.137
Am J Kidney Dis	3.646	3.897	4.072
J Urology	2.896	3.297	3.956
Prostate	3.754	3.278	3.724
Eur Urol Suppl	-	-	3.174
Media	**3.643**	**4.230**	**4.493**
Media generale	**4.913**	**5.538**	**6.158**

Ordine decrescente secondo l'impact factor del 2006.
Da: Journal Citation Reports™ - Science edition, published by Thomson Scientific (con autorizzazione).

10.3. Sono sempre necessari consenso informato e approvazione del Comitato Etico?

La risposta è: "Sì"

Se consideriamo studi prospettici su soggetti umani la riposta è "Sì". Non è questa la sede per un'analisi dettagliata della problematica etica e deontologica come pure dei riferimenti normativi che regolano la ricerca scientifica sull'uomo. Rimandiamo alla *Dichiarazione di Helsinki*, approvata del 1964 dall'*Associazione Medica Mondiale*, poi emendata nel 1975 (Tokio), nel 1983 (Venezia), nel 1989 (Hong Kong), nel 1996 (Somerset West, Sudafrica) e, infine, nel 2000 (Edimburgo). Precisazioni su specifici paragrafi sono state adottate nel 2002 (Washington) e nel 2004 (Tokio) [WORLD MEDICAL ASSOCIATION, 2004]. Non è un caso che proprio l'ultima versione confermi e rafforzi l'importanza dell'ottenimento del consenso

Dichiarazione di Helsinki (1964) e successive modificazioni

informato del paziente alla partecipazione a uno studio. Svilupperemo qui alcune considerazioni finalizzate al problema della necessità del consenso informato e dell'approvazione del Comitato Etico per la pubblicazione di uno studio.

Qualsiasi tipo di studio prospettico necessita della preliminare approvazione del Comitato Etico locale e del consenso scritto del paziente alla partecipazione allo studio e al trattamento dei suoi dati a fini scientifici. *Il lettore non esperto potrebbe pensare che ciò valga solo per studi nei quali si randomizza il campione di pazienti verso due o più trattamenti o due o più indagini diagnostiche oppure per studi nei quali i pazienti sono studiati con una tecnica di imaging nuova, sperimentale, cioè sono sottoposti a un'indagine che non avrebbero eseguito se non fossero stati arruolati nello studio.* In altri termini, approvazione del Comitato Etico e consenso informato potrebbero sembrare necessari solamente quando il percorso diagnostico è in qualche modo modificato (anche soltanto per addizione di una procedura) rispetto a quello standard. In quest'ottica, uno studio che, per esempio, mettesse a confronto eco Doppler e angio-RM in pazienti con sospetta stenosi carotidea che eseguono entrambe le indagini nel contesto del loro normale iter diagnostico potrebbe essere pubblicato senza approvazione del Comitato Etico e senza consenso informato. *Non è così, perché occorrerebbe comunque il consenso informato del paziente al trattamento dei dati a fini scientifici. Ma è ormai prevalente l'opinione che per qualsiasi tipo di studio su oggetti umani occorra l'approvazione del Comitato Etico.*

Ciò vale anche per gli studi retrospettivi, ovvero anche per quegli studi di revisione di casistica nei quali la raccolta e il trattamento dei dati a scopo scientifico avviene *dopo*, anche anni dopo, gli eventi diagnostici. In questi casi, peraltro, è proprio l'approvazione del Comitato Etico che può rendere possibile lo studio e la sua pubblicazione anche in assenza del consenso del pazienti, alcuni dei quali potrebbero non essere reperibili, magari perché si sono trasferiti in altra città o paese o perché deceduti (come può accadere, per esempio, in studi in ambito oncologico).

Nell'esperienza personale, la richiesta di autorizzazione per uno studio retrospettivo avviene con l'invio di una breve lettera al Comitato Etico (che include la definizione di un responsabile per il trattamento dei dati sensibili)[3], alla

---

[3] Un esempio di richiesta di approvazione di uno studio retrospettivo di riproducibilità è il seguente:
Al Comitato Etico…
Oggetto: Richiesta di autorizzazione per studio retrospettivo: Segmentazione di immagini cardiache cine-RM dei ventricoli destro e sinistro: metodi interattivi semiautomatici versus *contornamento manuale.*
L'obiettivo di questo studio retrospettivo è valutare la riproducibilità intra- e interosservatore di due differenti metodi di segmentazione – un metodo semiautomatico che tende a far risparmiare tempo e il classico contornamento manuale che comporta lunghi tempi di post-processing – nella misurazione su immagini cine-RM della frazione di eiezione di entrambi i ventricoli e della massa miocardica del ventricolo sinistro.
Sarà estratta casualmente dall'archivio una serie consecutiva di 10 pazienti che hanno eseguito studio cine-RM e le immagini saranno rivalutate da due lettori con i due differenti metodi per due volte (per un totale, per ognuno dei due lettori, di 4 misure per il ventricolo destro e 4 misure per il ventricolo sinistro, eseguite in 4 sessioni, con intervallo temporale minimo di 10 giorni e ordine randomizzato di presentazione).
La riproducibilità intra- e interosservatore di entrambi i metodi per entrambi i ventricoli sarà valutata mediante il metodo di Bland-Altman.
È attesa in generale una minore riproducibilità per il ventricolo destro rispetto al sinistro, mentre è possibile che il metodo semiautomatico possa mostrare superiore riproducibilità rispetto al contornamento manuale. La ricaduta clinica è quella di una scelta ottimizzata dei metodi di segmentazione con potenziale risparmio di tempo per i radiologi dedicati alla segmentazione di immagini cardio-RM.
Bibliografia: …
Responsabile per il trattamento dei dati sensibili: Dr. …

quale segue convocazione per illustrazione verbale. L'approvazione è molto probabile, ma richiede questi semplici passi formali. Ciò – ripetiamo – esonera dalla necessità di ottenimento del consenso informato da parte dei pazienti.

Una dimostrazione della necessità dell'approvazione del Comitato Etico è verificabile dalla procedura di *online submission* degli abstract degli scientific paper o poster all'*Annual Meeting* della RSNA che richiede la dichiarazione esplicita dell'avvenuta approvazione del Comitato Etico per tutti gli studi effettuati su soggetti umani. D'altra parte, tale dichiarazione è indispensabile per la pubblicazione del paper su qualsiasi rivista radiologica. *Radiology* ne richiede l'inserimento anche nell'abstract. Molte riviste richiedono ai propri revisori uno specifico controllo del testo per la verifica dell'approvazione dello studio da parte del Comitato Etico, che è tipicamente inserita all'inizio della Sezione dei *Materiali e metodi*.

Questa evoluzione deve essere considerata positivamente anche dal punto di vista della produzione scientifica, indipendentemente dalle implicazioni etiche. *La necessità di ottenere l'approvazione del Comitato Etico per tutti gli studi implica infatti una preliminare verifica della qualità del progetto, impone la lettura della letteratura già pubblicata sull'argomento, obbliga alla definizione di protocolli anche per l'esecuzione delle procedure di imaging e propone un utile confronto con le opinioni degli esperti (anche di statistica) che siedono nei Comitati Etici.* Quest'ultimo aspetto è uno dei motivi che può richiedere la (ri)lettura di questo libro. Ma consigliamo ai Radiologi di progettare tutti gli studi con impianto metodologico di una qualche complessità insieme a uno Statistico, soprattutto ai fini della preliminare valutazione della *dimensione campionaria*.

È stata recentemente pubblicata sulla Gazzetta Ufficiale (n. 76 del 31 marzo 2008) la Determinazione del 20 marzo 2008 con la quale si definiscono le *Linee Guida per gli Studi Osservazionali*. Sono degne di nota le seguenti modifiche o conferme procedurali:

- non sono necessarie coperture assicurative aggiuntive rispetto a quelle previste per la normale pratica clinica;
- per gli studi di coorte prospettici deve sempre essere richiesta la formale autorizzazione al Comitato Etico;
- per le altre tipologie di studi osservazionali sarà sufficiente la notifica al Comitato Etico e lo studio potrà iniziare 60 giorni dopo la data di notifica (procedura silenzio/assenso).

10.4. Titolo, *running title* e *Title page*

Il titolo di un lavoro è importante. Negli anni Ottanta del secolo scorso si valutava che per ogni persona che leggeva per intero un lavoro scientifico, ben 500 ne leggevano solo il titolo [KERKUT, 1983]. Oggi l'accesso via Internet agli abstract e ai *file* elettronici dei paper potrebbe aver ridotto questo rapporto.

Il titolo dovrebbe stimolare il potenziale lettore ad accedere almeno all'Abstract. I titoli sono per lo più descrittivi dell'argomento trattato. Un'alternativa, ancora poco utilizzata nelle riviste radiologiche, è quella dei titoli che dichiarino in estrema sintesi i risultati del lavoro. Si tratterebbe di sostituire titoli descrittivi del tema trattato ma neutrali con titoli dichiarativi, assertivi dei risultati trovati [GUSTAVII, 2003]. Un lavoro che dimostri chiaramente la superiore sensibilità della TC rispetto all'ecografia nella diagnosi di metastasi epatiche in pazienti con tumore primitivo del colon-retto può certamente avere un titolo neutrale quale *Ecografia e TC nella diagnosi di metastasi epatiche*. Ma non vi è dubbio che un titolo come *La TC è più accurata dell'ecografia nella diagnosi di metastasi epatiche* ha un maggiore impatto poiché trasmette il messaggio fondamentale del risultato ottenuto. Occorre però tenere presente che talune riviste (per esempio, *JAMA* e *New Engl J Med*) richiedono titoli neutrali e non assertivi.

Sono possibili anche titoli interrogativi. Nell'esempio appena esposto: *Vi sono differenze in accuratezza tra ecografia e TC nella diagnosi di metastasi epatiche?*; oppure: *L'ecografia è meno accurata della TC nella diagnosi di metastasi epatiche?*; oppure ancora: *La TC è più accurata dell'ecografia nella diagnosi di metastasi epatiche?* È preferibile, almeno negli original article, che il titolo rechi la risposta alla domanda. Un titolo interrogativo può, invece, essere adatto a una review che consideri molte possibili risposte alla domanda. Alcune riviste (per esempio, *Invest Radiol*), infine, accettano che il titolo sia seguito da un sottotitolo esplicativo. Nell'esempio: *La TC è più accurata dell'ecografia nella diagnosi di metastasi epatiche. Studio prospettico in una serie consecutiva di 135 pazienti affetti da tumore primitivo del colon-retto.* Tale formulazione può essere adottata come titolo unico interponendo i due punti tra la prima e la seconda proposizione. Il lettore attento avrà notato che in tal modo si realizza uno schema generale di titolo che può essere espresso come *Risultati: Materiali e metodi.*

Non inserite abbreviazioni, acronimi (cioè sigle formate con le lettere iniziali di diverse parole) nel titolo, a meno che – su riviste radiologiche – non si tratti di sigle universalmente accettate quali CT, MR, US ecc. Sebbene talvolta nel titolo di un abstract congressuale si sia costretti a introdurre abbreviazioni o acronimi nel titolo (inserendoli tra parentesi dopo l'acronimo per esteso), è opportuno che siano eliminati dal titolo del paper *in extenso*.

Molte riviste richiedono un *running title*, ovvero un titolo ridotto (spesso non superiore a 50 caratteri, spazi inclusi) che possa essere inserito al margine superiore delle pagine nelle quali potrebbe essere pubblicato. Nell'esempio: *Metastasi epatiche: accuratezza di TC ed ecografia* (esattamente 50 caratteri). Si tenga sempre presente che in lingua inglese si risparmiano sempre un certo numero di caratteri: *Liver metastases: CT and US accuracy* (37 caratteri).

La preparazione del manoscritto (che è ormai sempre *non manoscritto* ma il risultato dell'utilizzo di un software di *word processing*) richiede spesso una *full title page* che contiene il titolo, il nome degli autori con le loro affiliazioni, l'indicazione del tipo di articolo (per esempio, *original article* o *original reaserch*) e l'indirizzo completo di numero di telefono, numero di fax e indirizzo *e-mail* dell'autore corrispondente (tipicamente il primo o l'ultimo autore), ovvero di colui che invia materialmente il manoscritto e al quale potranno rivolgersi i lettori nel caso che l'articolo sia pubblicato. La *full title page* deve costituire un *file* separato, onde evitare che possa andare ai revisori, i quali non sarebbero più in cieco rispetto agli autori del manoscritto. Per tale motivo, all'inizio del testo del manoscritto è quasi sempre richiesta una *blind title page* nella quale è indicato il solo titolo o, al più, anche il tipo di manoscritto.

Un'ultima raccomandazione. Negli ultimi anni sono stati redatti alcuni articoli che valutano il tasso di trasformazione degli abstract congressuali in full paper, con riferimento allo European Congress of Radiology del 2000 [MIGUEL-DASIT ET AL, 2006a; MIGUEL-DASIT ET AL, 2006b; MIGUEL-DASIT ET AL, 2006c]. È stato evidenziato un elemento di criticità della presenza internazionale della Radiologia italiana: la bassa percentuale di abstract presentati a Congressi che si trasformano in full paper in confronto all'analogo dato relativo ad altri Paesi. Tale dato dipende anche dall'elevato numero totale di abstract inviati e accettati. Tuttavia, alcune rilevazioni condotte dalla Società Italiana di Radiologia Medica indicano che probabilmente vi è una certa tendenza degli autori italiani a modificare in modo sostanziale il titolo del full paper rispetto a quello dell'abstract dal quale deriva e forse anche a modificare i nomi degli autori. Quest'ultimo aspetto può avere motivazioni reali dettate dal fatto che la mole di lavoro necessaria per trasformare un abstract congressuale in full paper è tale che è possibile che uno o più nuovi autori siano inseriti e che alcuni degli autori dell'abstract congressuale siano esclusi. Un'altra possibilità è che il numero di pazienti può essere aumentato nel tempo intercorso tra la submission dell'abstract congressuale e la stesura del full paper, oppure che si siano resi disponibili risultati che all'epoca della stesura dell'abstract non erano noti. Tutti questi eventi possono creare una condizione di ridotta tracciabilità del lavoro, incidendo così negativamente sulla percentuale di trasformazione rilevata dai lavori citati. *Consigliamo quindi agli autori italiani di limitare le modifiche, soprattutto del titolo, onde mantenere la tracciabilità delle origini congressuali del paper.*

10.5. Lo schema a quattro sezioni, le loro dimensioni e la sequenza di redazione

Main body

Un lavoro scientifico redatto in forma di *original article* segue inevitabilmente il seguente schema a quattro sezioni, talvolta detto *main body* o *corpo* del paper: Introduzione, Materiali e metodi, Risultati, Discussione. Sono possibili varianti terminologiche secondo lo stile delle rivista, per esempio: *Background* invece di *Introduction*, *Methods* o *Subjects and Methods* invece di *Materials and Methods* ecc., ma la sostanza non cambia. Le Conclusioni (che nell'Abstract sostituiscono l'intera *Discussion*) costituiscono invece la parte finale della Discussione.

Limiti alle dimensioni

È opportuno che i non esperti considerino una regola generale sulle dimensioni di ciascuna delle quattro sezioni e che verifichino attentamente le *Instruction for Authors* della rivista per verificare eventuali limiti alle dimensioni del paper. Se si utilizza un comune word processor su pagina in formato A4 con margini di 2 cm, carattere *Times New Roman* con dimensione 12 punti e interlinea doppia (richiesta da tutte le riviste), un tipico paper dovrebbe avere le seguenti dimensioni approssimative:

1. *Introduction*: 1-2 pagine;
2. *Materials and Methods*: 3 pagine (incluse eventuali tabelle e figure, considerate alle dimensioni che assumerebbero nel paper stampato);
3. *Results*: 3 pagine (incluse eventuali tabelle e figure, considerate alle dimensioni che assumerebbero nel paper stampato);
4. *Discussion*: 3-4 pagine.

La dimensione totale delle sole quattro sezioni (10 pagine o poco più) è spesso la metà della dimensione complessiva del paper che include anche *Blind Title Page*, *Abstract*, *References*, tabelle (ciascuna inserita in una nuova pagina), didascalie delle figure. Si ricordi, inoltre, che alcune componenti (tipicamente, per molte riviste, le figure) costituiscono *file* a sé. Infine, molte riviste impongono un limite alle dimensioni totali del main body dato dalle quattro sezioni (per esempio, 3000 parole per *Radiology*, 4500 parole per *AJR Am J Roentgenol*).

10.6. "Introduzione": perché l'avete fatto?

Nella stesura materiale di un lavoro scientifico non occorre seguire temporalmente la sequenza logica con la quale il paper si presenta usualmente. In particolare, non è opportuno iniziare dall'*Abstract*, neppure se avete a disposizione quello accettato a un Congresso (che talvolta è di dimensioni maggiori rispetto ai limiti imposti dalla rivista). Il motivo sostanziale perché la redazione dell'Abstract resti l'ultimo atto è che esso deve rappresentare in modo efficace la qualità del lavoro, l'originalità dei suoi risultati e il senso generale della loro interpretazione, nei limiti delle dimensioni imposte allo stesso abstract (v. Par. 10.11). Tale obiettivo può essere raggiunto solo quando l'intero testo, completo di grafici, tabelle e figure, è stato ultimato.

> È meglio non cominciare dall'Abstract

Si inizia allora dall'*Introduction*, come vorrebbe una logica formale? Il testo del progetto redatto per il Comitato Etico (spesso molto più lungo rispetto a quanto si richiede per l'*Introduzione* di un paper) è un ottimo punto di partenza. Potreste anche decidere (questo è il consiglio per i principianti) di rifinire l'*Introduction* dopo la redazione dei Materiali e metodi e dei Risultati, data anche la correlazione e, spesso, la parziale sovrapposizione, tra gli argomenti trattati nell'*Introduction* e quelli sviluppati nella *Discussion* (in particolare, il riferimento ai lavori già pubblicati sull'argomento).

L'*Introduction* deve rispondere sinteticamente all'interrogativo *"perché lo avete fatto?"*. Abbiamo detto 1-2 pagine (una pagina corrisponde a circa 300 parole), ma è bene limitarsi a non più di 400-500 parole. Il modello più semplice è quello che risponde alle due domande: *Qual è il problema?* e *Che cosa avete fatto per trovare una soluzione?* [GUSTAVII, 2003].

> Perché lo avete fatto?

Lo schema seguente è un po' più articolato ed è costituito da tre blocchi, contrassegnati nel testo dal punto a capo con successiva indentatura del testo:

> Introduzione con schema a tre blocchi

1. background generale (per esempio, note epidemiologiche sulla malattia);
2. background particolare (per esempio, le performance delle tecniche standard attuali per la diagnosi della malattia);
3. il vostro obiettivo (per esempio, valutare sensibilità e specificità di una nuova tecnica di imaging).

Secondo uno schema analogo ma a quattro blocchi, potreste:

> Introduzione con schema a quattro blocchi

1. riferire che nella diagnosi di una malattia X con la tecnica Y sussiste un problema;
2. riferire di quali tentativi sono stati fatti da altri autori per risolvere il problema;
3. illustrare i risultati ottenuti in un differente ambito clinico con un approccio nuovo (*Y new*) finora non utilizzato per la diagnosi di X con Y;
4. definire il vostro obiettivo, ovvero la valutazione delle performance di Y *new* nella diagnosi di X.

<table>
<tr><td>L'esordio dell'Introduzione</td><td>

Un consiglio utile è quello di esordire con una breve affermazione che riassuma il problema o il contesto in cui questo si pone. Per tornare all'esempio delle metastasi epatiche, un esordio potrebbe essere: *La conoscenza del numero e della sede delle metastasi epatiche è cruciale per la definizione del trattamento.* Occorre senz'altro sfuggire alla tentazione di scrivere ampie introduzioni che può derivare da un'approfondita conoscenza del tema oggetto di studio. Utilizzate una regola semplice: trasferire nella Discussione il materiale che porterebbe a superare i limiti che per tradizione consolidata sono imposti all'Introduzione.

</td></tr>
</table>

Un consiglio utile è quello di esordire con una breve affermazione che riassuma il problema o il contesto in cui questo si pone. Per tornare all'esempio delle metastasi epatiche, un esordio potrebbe essere: *La conoscenza del numero e della sede delle metastasi epatiche è cruciale per la definizione del trattamento.* Occorre senz'altro sfuggire alla tentazione di scrivere ampie introduzioni che può derivare da un'approfondita conoscenza del tema oggetto di studio. Utilizzate una regola semplice: trasferire nella Discussione il materiale che porterebbe a superare i limiti che per tradizione consolidata sono imposti all'Introduzione.

La fine dell'Introduzione

In ogni caso, l'*Introduction* deve terminare con il paragrafo che definisce lo scopo, l'obiettivo del lavoro (che può essere ripreso dal *Purpose* dell'abstract congressuale).

10.7. "Materiali e metodi": che cosa avete fatto e come l'avete fatto?

Fornire tutte le informazioni che possono consentire la ripetizione del vostro studio

Coloro che si accingono a scrivere per la prima volta la sezione dei Materiali e metodi (qui sinteticamente definiti come *Metodi*) di un paper devono innanzitutto cercare di comprenderne lo scopo generale. Quasi sempre, infatti, la persona inesperta si stupisce dell'elevato livello di dettaglio richiesto nella descrizione dei Metodi dalle riviste radiologiche. Si tratta, infatti, di comunicare al potenziale lettore del vostro lavoro non soltanto una descrizione sommaria di *"che cosa avete fatto"* e di *"come l'avete fatto"*, ma di *trasmettere tutte le informazioni che possono consentire la ripetizione del vostro studio su un analogo campione di pazienti e, quindi, di confermare o smentire i vostri risultati.*

Una rondine non fa primavera

Vale qui il principio generale (che rimanda alle questioni metodologiche di fondo discusse nel Cap. 3) secondo il quale *una rondine non fa primavera.* Un risultato nuovo e interessante, per esempio la superiore accuratezza nella diagnosi della malattia X mediante la tecnica Y rispetto alle tecniche standard, necessita di plurime conferme (ovvero di studi che riproducano i risultati ottenuti dal primo gruppo di autori) prima di poter essere dichiarato come effettivamente dimostrato. Tale quadro generale dello sviluppo medico-scientifico richiede come condizione indispensabile che i ricercatori conoscano in modo esatto le condizioni sperimentali nelle quali è stato eseguito il lavoro che cercano di riprodurre. Una parziale eccezione a questa regola può darsi quando uno o più aspetti dei Metodi sono stati dettagliatamente descritti in paper precedentemente pubblicati dal vostro o da altri gruppi di ricercatori (nel caso che si tratti del vostro gruppo non rendetelo palese, onde evitare di contravvenire alla regola dell'anonimato – v. Par. 10.12). In questo caso si può ricorrere alla formula *"as already described"* con indicazione dei riferimenti bibliografici. L'eccezione è parziale, perché è possibile che uno o più revisori vi richiedano comunque di descrivere almeno sommariamente gli aspetti metodologici già pubblicati, mantenendo i riferimenti bibliografici.

Sottosezioni dei Metodi

È consigliabile suddividere i Metodi in sottosezioni, i cui titoli sono lasciati alla scelta degli autori in relazione al loro contenuto. I più utilizzati sono i seguenti: *Study Design*; *Study Population*; *Imaging Protocol*; *Imaging Analysis*; *Standard of Reference* (spesso ma non sempre corrispondente alla *Pathologic Examination*); *Radiologic-Pathologic Correlation*; *Statistical Analysis*. Sono tuttavia possibili molte variazioni. La suddivisione in sottosezioni è comunque consigliata anche quando una o più di esse sono composte da poche righe di testo, per facilitare la ricerca del lettore interessato a valutare specifici aspetti metodologici.

Per la sottosezione *Study Design* rimandiamo al Capitolo 8.

La sottosezione *Study Population* deve fornire al lettore informazioni sufficienti per capire se i risultati dello studio possono o meno essere applicati a una data popolazione di pazienti. È quindi fondamentale non solo indicare la distribuzione dell'età e del sesso, ma anche la presenza o assenza di sintomi e le modalità dell'arruolamento, consecutivo o non consecutivo, ovvero i criteri di inclusione e di esclusione dallo studio (informazioni utili alla definizione della probabilità pre-test di malattia – v. Par. 1.4). Qui andranno dichiarati l'approvazione del Comitato Etico e l'ottenimento del consenso informato scritto da parte dei pazienti, le eventuali procedure di randomizzazione (non basta dire che è avvenuta la randomizzazione, bisogna spiegare come è stata realizzata), il livello di *blinding* dello studio (v. Cap. 8) e il periodo temporale nel quale lo studio è stato realizzato, mediante indicazione del mese e dell'anno nei quali sono avvenuti il primo e l'ultimo arruolamento.

Lo schema generale dell'arruolamento, di eventuali esclusioni e dei risultati ottenuti dallo studio è utilmente sintetizzato da un *diagramma di flusso*, sempre più richiesto dalle riviste. Un esempio è riportato nella Figura 10.1. Una dettagliata ricostruzione è particolarmente necessaria nel caso di studi randomizzati, con indicazione del numero di pazienti screenati, di quelli esclusi secondo i criteri di esclusione, di quelli eleggibili che hanno rifiutato il consenso, della randomizzazione, dei pazienti che si sono ritirati per qualsiasi motivo nel corso dello studio e, infine, di quelli che hanno completato lo studio per ciascun braccio. *Il numero di pazienti screenati ed esclusi (per controindicazione*

Study Design
Study Population

Diagramma di flusso
(flow chart)

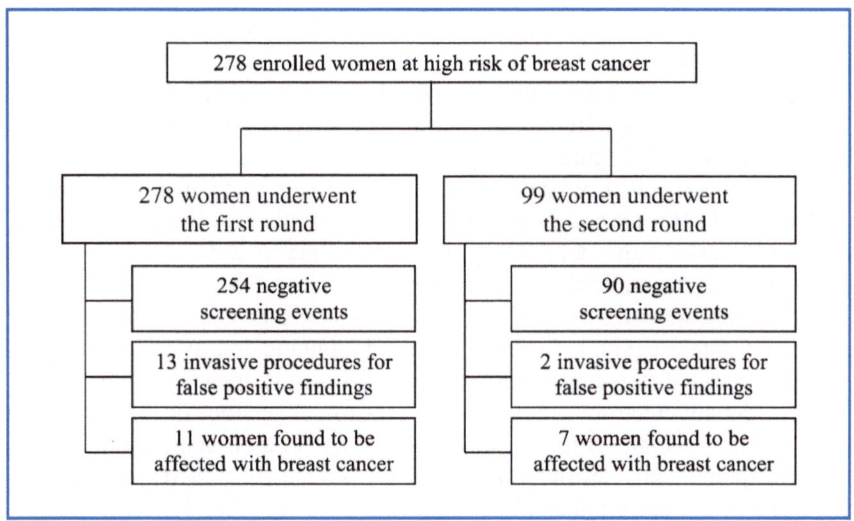

Figura 10.1. Diagramma di flusso (studio non randomizzato). Lo schema illustra in modo sinottico la distribuzione di un campione di 278 donne ad alto rischio genetico-familiare di tumore mammario nel primo e nel secondo round di un programma multimodale di sorveglianza e i risultati ottenuti [Da: SARDANELLI ET AL, 2007; Radiology 2007;242:698-715, con autorizzazione].

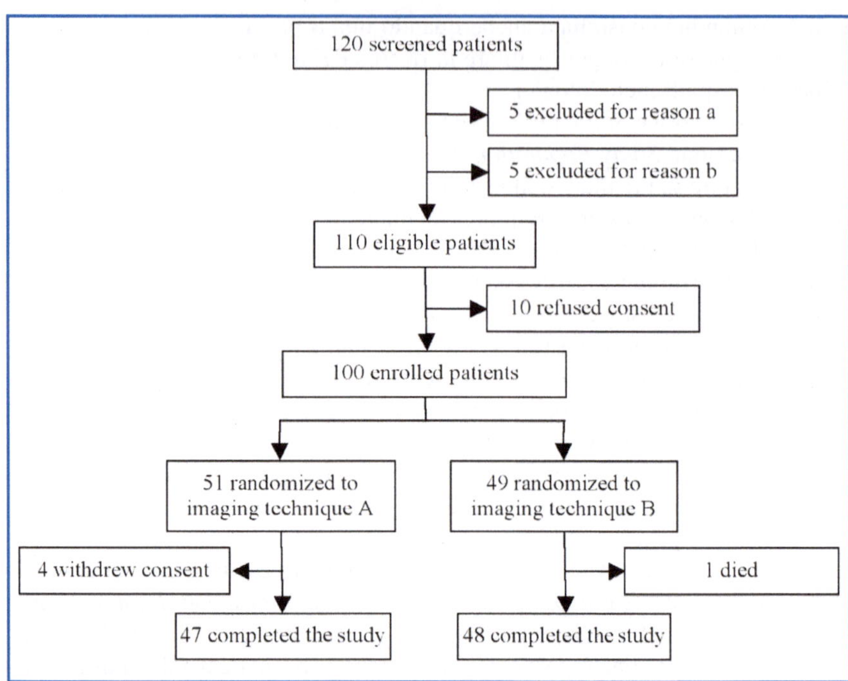

Figura 10.2. Diagramma di flusso (studio randomizzato). Lo schema illustra in modo sinottico come da 120 pazienti inizialmente screenati si giunge a 47 che hanno completato lo studio con la tecnica di imaging A e 48 che hanno completato lo studio con la tecnica di imaging B.

all'indagine o altri criteri di esclusione) è un dato importante anche negli studi radiologici non randomizzati, perché dà informazioni sull'applicabilità del protocollo proposto nella pratica clinica. Questo dato spesso non è fornito nei paper radiologici. Ciò avviene quando si elencano i criteri di esclusione ma non si riporta la differenza tra il numero di pazienti screenati e quelli effettivamente eleggibili. Un esempio teorico di diagramma di flusso per un trial randomizzato è riportato nella Figura 10.2.

Le due prime sottosezioni dei Metodi possono essere unite in un'unica sezione, detta *Study Design and Population*. Se nello studio è utilizzato un gruppo di controllo, esso andrà definito nel dettaglio in questa sottosezione o in una sottosezione apposita, detta *Control Group*.

Imaging Protocol

Nella sottosezione *Imaging Protocol* è necessario descrivere accuratamente come sono state eseguite le indagini, indicando il nome dell'azienda produttrice (con la città e il Paese in cui ha sede) e modello delle apparecchiature (compreso l'eventuale iniettore del mezzo di contrasto), la versione del software utilizzato e tutti i parametri tecnici impostati. Se questi dati hanno molti aspetti ripetitivi (come nel confronto tra molteplici sequenze in RM), può essere opportuno creare una o più tabelle che schematizzino tali dati. È necessario che siano riportati (qui o nella sottosezione di *Imaging Analysis*) gli anni di esperienza dei Radiologi che hanno eseguito (o interpretato) le indagini. Se il lavoro ha utilizzato molteplici tecniche di imaging è opportuno creare più sottosezioni, ciascuna delle quali dedicata a una particolare tecnica.

L'*Imaging Analysis* ha un'importanza analoga a quella dell'Imaging Protocol. Qui occorre descrivere chi (anni di esperienza specifica) e come ha interpretato le immagini, se su pellicole o su monitor, con quale finestra di rappresentazione, se disponendo o no delle informazioni cliniche o del risultato di precedenti indagini, verosimilmente in cieco rispetto alle informazioni che hanno rappresentato lo standard di riferimento. In presenza di due o più lettori occorre dichiarare se la loro lettura è stata indipendente o in consenso. Se uno o più lettori hanno effettuato più letture (per esempio, per la valutazione della variabilità intraosservatore – v. Cap. 7), occorre dichiarare quale intervallo temporale è trascorso tra le due letture e quali procedure sono state adottate per limitare la possibilità che il lettore ricordasse alla seconda lettura i risultati della prima (per esempio, randomizzando l'ordine di presentazione delle indagini). È necessario definire i criteri diagnostici utilizzati per l'attribuzione a variabili misurate su scale categoriali o ordinali (v. Cap. 2), ovvero quando l'indagine è stata definita negativa e quando è stata definita positiva, con eventuale riferimento a lavori pubblicati precedentemente. Se sono state misurate variabili continue, è necessario riportare il procedimento seguito e il calcolo di particolari indici. Se sono stati utilizzati software per l'imaging analysis, è necessario riportarne nome, azienda produttrice (con la città e il Paese in cui ha sede) e versione. Se l'imaging analysis è realizzata con particolari accorgimenti tecnici (per esempio, software innovativi di segmentazione delle immagini) o è stata basata su particolari aspetti semeiologici, una o più figure possono essere inserite nello sviluppo logico di questa sottosezione dei Metodi.

Imaging Analysis

Lo *Standard of Reference* può essere istopatologico ma può accadere, anche per ragioni etiche, che ciò non sia possibile. La verifica delle indagini negative, infatti, è spesso effettuata mediante follow-up clinico e/o strumentale. Talvolta la diagnosi definitiva di riferimento è ottenuta sulla base del risultato di un'altra indagine strumentale considerata come *standard of care* per la malattia oggetto di studio o mediante la combinazione del risultato di più indagini (*final assessment*). Tutto ciò va spiegato nel dettaglio. Se nel lavoro è invece compreso uno standard di riferimento istopatologico, è necessario riportare nella sottosezione (che può essere denominata *Pathologic Examination*) le tecniche di preparazione del materiale istologico e i criteri diagnostici, con riferimento a lavori precedentemente pubblicati. Qui è bene farsi consigliare dall'anatomo-patologo anche quando egli non è tra gli autori del paper.

Standard of Reference

In presenza di uno standard di riferimento istologico, spesso non è scontata la correlazione anatomo-topografica tra istologia e imaging, soprattutto in caso di lesioni multiple nello stesso organo o segmento d'organo. In queste situazioni (per esempio, metastasi epatiche o lesioni tumorali mammarie multifocali o multicentriche) è importante dichiarare la *Radiologic-Pathologic Correlation*, ovvero chi (anni di esperienza specifica) e come ha verificato che ogni singola lesione identificata all'imaging corrispondesse alle lesioni identificate all'istologia.

Radiologic-pathologic
Correlation

La sottosezione *Statistical Analysis* è quasi sempre l'ultima della sezione Metodi. Qui occorre definire come sono stati categorizzati i veri e i falsi positivi e negativi. Se sono stati utilizzati test statistici occorre dire quali; esplicitare il livello di errore α (ovvero la soglia a partire dalla quale la p è considerata significativa, per lo più $p < 0.05$ – v. Cap. 3) e, auspicabilmente negli studi prospettici, la potenza pianificata dallo studio, ovvero il complemento a 1 dell'errore β in relazione alla dimensione campionaria (v. Capp. 3 e 8). Il calcolo

Statistical Analysis

della potenza dev'essere considerato indispensabile nel caso di risultati non significativi. La scelta dei test statistici, soprattutto se si tratta di test non usuali, deve essere giustificata con eventuali indicazioni bibliografiche. In particolare, l'impiego di test parametrici dovrebbe essere giustificato con la preliminare valutazione della sussistenza delle condizioni necessarie (distribuzione normale dei dati nel campione o presunzione della distribuzione normale dei dati nella popolazione ecc. – v. Capp. 2 e 4). Infine, è necessario dichiarare quale software è stato utilizzato per i calcoli statistici. Si tenga presente che riviste ad alto impact factor possono inserire (o inseriscono sempre, come nel caso di *Radiology*) uno Statistico professionista tra i revisori del vostro lavoro.

Nell'esposizione dei Metodi, soprattutto in presenza di dati ripetitivi o comparativi, possono essere molto utili una o più tabelle.

10.8. "Risultati": che cosa avete trovato?

Corrispondenza biunivoca tra Metodi e Risultati

La prima regola da osservare per illustrare *"che cosa avete trovato"* è la seguente: *tutti i risultati del vostro lavoro devono trovare nella sezione Metodi la descrizione di come sono stati ottenuti e, viceversa, tutti i metodi decritti devono trovare la dichiarazione dei relativi risultati nella sezione Risultati*. La seconda regola è che *i risultati devono essere presentati in maniera neutra, senza aggettivi o commenti che ne esaltino o minimizzino il significato*. Anche per i risultati è gradita la suddivisione in sottosezioni con titoli specifici.

Tabelle e grafici

È consigliabile organizzare i risultati in una o più tabelle e/o uno o più grafici. *Non è necessario, anzi è sconsigliabile, riportare per esteso nel testo i dati forniti in tabelle e grafici*. Tuttavia, per ragioni di continuità, è talvolta utile fornire nel testo alcuni dati di sintesi. In pratica, la sezione dei risultati può talvolta ridursi a poche righe di testo che rimandano a tabelle e/o grafici.

La creazione di tabelle e grafici è una fase estremamente delicata. Le tabelle devono facilitare la lettura dei dati e devono essere organizzate tenendo conto, nei limiti del possibile, dello stile della rivista. Per i meno esperti è opportuno utilizzare come modello tabelle già pubblicate dalla rivista in paper che riportino studi con impianto analogo a quello che si sta scrivendo. Se i dati sono numerosi è buona regola suddividerli in più tabelle. È opportuno creare le tabelle utilizzando la funzione apposita del *word processor*, piuttosto che disporre i numeri su linee di testo e introducendo tabulazioni e spazi bianchi che possono provocare, nelle bozze del lavoro, problemi di allineamento. Ricordate sempre che, sia nelle tabelle che nel testo, *qualsiasi percentuale deve essere accompagnata dal rapporto numerico che la genera*.

I *grafici*, se opportunamente scelti, sono in grado di rappresentare i dati in modo senz'altro più efficace di un testo o anche di una tabella. Quasi sempre, i dati sorgente sono inseriti in un foglio elettronico (per esempio, Excel®) che offre la possibilità di generare diversi tipi di grafici esportabili come oggetti e inseribili come figure nel *file* del *main body* o, più opportunamente, salvati come immagini attraverso software dedicati (per esempio, Adobe Photoshop®). È consigliabile utilizzare formati digitali *tiff* e salvare i grafici con risoluzioni elevate (fino a 1200 dpi, *dots per inch*, punti per pollice), onde evitare che appaiano sfocati nelle immagini definitive. Ciò vale anche per i diagrammi di flusso dei quali abbiamo parlato al Paragrafo 10.7.

Tutte le *figure* che riproducono immagini radiologiche (ciascuna delle quali composte da una o, spesso, più immagini) sono tipicamente inserite nella sezione dei Risultati. Devono essere scelte secondo le seguenti regole: ridotte al numero indispensabile; emblematiche di ciò che intendono dimostrare; opportunamente ritagliate e ingrandite per consentire di riconoscere i reperti degni di nota. I reperti devono essere sempre evidenziati con frecce o altri indicatori grafici che saranno scelti secondo lo stile della rivista.

Tutte le *tabelle* devono essere numerate e necessitano di un titolo e, spesso, di note esplicative. Tutte le figure (grafici, disegni o immagini radiologiche) devono essere numerate e necessitano di una didascalia dettagliata che non può esaurirsi in un richiamo al testo. La regola aurea per la creazione delle tabelle e la redazione delle didascalie delle figure è la seguente: *tabelle e figure devono essere comprensibili anche per chi le osservi senza aver letto il testo, ovvero devono essere sufficientemente informative per poter recare il proprio messaggio a chi sfogliasse rapidamente le pagine che contengono il vostro articolo (in una parola, devono essere autoconsistenti).* Ecco perché il titolo di una tabella ripete opportunamente, per esempio, informazioni sul campione statistico dal quale sono ricavati i dati o perché tabelle e didascalie delle figure non devono contenere acronimi il cui significato non sia immediatamente comprensibile, anche se tali acronimi sono stati introdotti nel testo (v. Par. 10.12).

Tutte le tabelle e figure devono essere richiamate nel testo, poiché ne rappresentano un'estensione logica in punti nei quali offrono al lettore un'informazione efficace. Tipicamente, il primo richiamo a una figura o tabella è in forma estesa, per esempio *"I risultati di questa procedura sono illustrati in Figura X"*, oppure in forma parentetica, ovvero *"(Figura X)"*, inserito in un punto opportuno del testo. I richiami alla stessa tabella o figura successivi al primo sono per lo più inseriti in forma parentetica *"(v. Figura X)"*.

Fanno ovviamente parte dei Risultati tutte le significatività o non significatività ottenute con l'applicazione dei test statistici. Rammentiamo l'esigenza di fornire i valori numerici di p, sia quando inferiori alla soglia dell'errore α, ovvero significativi, sia quando siano uguali o superiori, ovvero non significativi. Le ragioni di tale esigenza sono illustrate nel Capitolo 3.

10.9. "Discussione": qual è il significato dei vostri risultati?

La Discussione è forse la parte *più creativa* della redazione dell'intero paper e quindi anche quella più libera nella sua struttura. È qui opportuno che i meno esperti si facciano consigliare da colleghi con maggiore esperienza. È possibile definire una regola generale: *nella Discussione di un paper occorre discutere i propri Risultati, non esprimere opinioni generali o generiche sul tema oggetto di studio.* Si tratta quindi di *una discussione mirata a interpretare e commentare i vostri risultati.*

Sono frequenti due possibili tipi di esordio della Discussione. Il primo tipo è quello che riassume sinteticamente i Risultati. Per esempio: *Il presente studio dimostra che nei pazienti con diagnosi di tumore colorettale la TC con MdC è più sensibile dell'ecografia nel riconoscimento di metastasi epatiche.* Un secondo tipo di esordio è quello che riprende i temi generali trattati nell'Introduzione, magari da un'angolazione particolare. Per esempio: *L'incidenza del carcinoma colorettale risulta in aumento in gran parte dei Paesi sviluppati, come mostrato da recenti studi epidemiologici…[riferimenti bibliografici].*

In ogni caso, dopo una breve "introduzione" alla Discussione, occorre entrare nel merito del proprio lavoro. Se ci sono aspetti dei Metodi che meritano di essere discussi, anche in rapporto con l'esperienza di altri autori, è possibile farlo. Ma il *cuore* di questa sezione è *la discussione, punto per punto, dei propri risultati*. Il consiglio pratico è: stampare su carta i Risultati (tabelle comprese) e commentare punto per punto ciò che si è trovato, confrontando i propri risultati con quelli ottenuti da altri studi (che vanno inseriti nelle References), cercando di spiegare il perché delle eventuali differenze o affermando esplicitamente che si confermano i risultati di altri. Se uno o più risultati sono scontati, si commenterà che sono *attesi (as expected)*. È qui che le *quantità* dichiarate nei risultati saranno motivo di *giudizi qualitativi*. Ciò consentirà di indicare *quali implicazioni cliniche abbia il vostro studio* o *quali aspetti meritino ulteriori ricerche*. Potranno essere qui evidenziati *gli elementi di originalità del lavoro*, anche se – come vedremo – occorre cautela nel dichiarare di essere i primi ad aver dimostrato questa o quella ipotesi di ricerca.

È importante che siano elencati i limiti della vostra ricerca (le cosiddette *Study Limitations*) cercando di cogliere eventuali bias (v. Cap. 9), a volte inevitabili per i più diversi motivi (etici, organizzativi, o d'altra natura). I lettori devono essere messi in guardia da voi stessi dal trarre conclusioni sull'applicabilità dei risultati del vostro lavoro a contesti clinici o epidemiologici diversi da quelli da voi descritti.

Infine, la maggior parte dei paper riassume alla fine della Discussione il messaggio essenziale dello studio, ovvero i suoi fondamentali risultati, a mo' di Conclusioni, senza che queste costituiscano una sezione separata del testo.

10.10. "References"

Le References sono il *biglietto da visita* del vostro lavoro nei confronti dei revisori. La loro scelta e la precisione della loro redazione nel pieno rispetto dello stile della rivista è un indicatore del livello qualitativo del gruppo di autori. Una bibliografia imprecisa o approssimativa può creare un pregiudizio negativo nel revisore. Alcune regole pratiche:

1. verificate eventuali limiti al numero di references posti dalle Instructions for Authors;
2. scegliete i lavori più significativi e più recenti che un gruppo di autori può aver prodotto su un dato tema;
3. eccezion fatta per la citazione di libri e per casi particolari[4], scegliere voci bibliografiche che siano reperibili su MEDLINE/PubMed;
4. non riportate *voci bibliografiche di seconda mano*, ovvero non ricopiatele dalle references di altri studi perché vi è il rischio di propagare errori di imprecisione, soprattutto se i paper utilizzati come fonti di references non sono recenti;
5. estraete da PubMed tutte le voci da riviste, mediante la tecnica del *copia-incolla* dopo aver attivato la funzione *send-to-text*, onde evitare errori non

---

[4] Ci riferiamo a casi nei quali informazioni ritenute rilevanti sono state pubblicate solo in abstract congressuali o su riviste non indicizzate.

soltanto nei nomi degli autori (quasi inevitabili per autori di alcune lingue straniere) e nei riferimenti numerici all'anno di pubblicazione, al volume e alle pagine, ma anche nel titolo;

6. se possibile, utilizzate software specifici (per esempio, EndNote®) che sono in grado di formattare la voce bibliografica secondo gli stili delle riviste;

7. rispettate *tutte* le regole della formattazione delle references tipica dello stile della rivista, anche per quanto riguarda la citazione di riviste *online* o di siti Web, per i quali è spesso richiesta la data di accesso.

Il rispetto delle regole di formattazione ha una rilevanza particolare non soltanto perché alcuni Editor chiedono ai revisori anche questo controllo, ma anche perché:

1. benché la responsabilità della correttezza della citazione sia degli autori del paper, alcune riviste o revisori eseguono controlli automatizzati di tutte le voci e rileverebbero le incongruenze;

2. *lo stile di formattazione spesso può rivelare che il paper è stato precedentemente inviato ad altra rivista che lo ha, evidentemente, rifiutato.*

Non rivelate
il precedente rifiuto

A scopo esemplificativo riportiamo nella Tabella 10.5 come una stessa voce bibliografica debba essere riportata per una serie di riviste radiologiche. È tuttavia sempre necessario consultare le Instructions for Authors relativamente ai dettagli che riguardano la citazione di libri, capitoli di libri, riviste online, siti Web ecc., e alle modalità per citare materiale non pubblicato o comunicazioni personali (questi riferimenti dovrebbero essere inseriti nel testo, tra parentesi).

Tabella 10.5. Stili richiesti per le references. La stessa voce, un original article su rivista, è riportata secondo le indicazioni date da cinque riviste radiologiche

Radiology	Sardanelli F, Iozzelli A, Losacco C, Murialdo A, Filippi M. Three subsequent single doses of Gd-chelate in brain MR of multiple sclerosis. AJNR Am Journal Neuroradiol 2003;24:658-662.
Invest Radiol	Sardanelli F, Iozzelli A, Losacco C, et al. Three subsequent single doses of Gd-chelate in brain MR of multiple sclerosis. *AJNR Am Journal Neuroradiol.* 2003;24:658-662.
J Magn Reson Imaging	Sardanelli F, Iozzelli A, Losacco C, Murialdo A, Filippi M. Three subsequent single doses of Gd-chelate in brain MR of multiple sclerosis. AJNR Am Journal Neuroradiol 2003;24:658-662.
Eur Radiol	Sardanelli F, Iozzelli A, Losacco C, Murialdo A, Filippi M (2003) Three subsequent single doses of Gd-chelate in brain MR of multiple sclerosis. AJNR Am Journal Neuroradiol 24:658-662
AJR Am J Roentgenol	Sardanelli F, Iozzelli A, Losacco C, Murialdo A, Filippi M. Three subsequent single doses of Gd-chelate in brain MR of multiple sclerosis. *AJNR Am Journal Neuroradiol* 2003;24:658-662

Si osservi, per esempio, che Invest Radiol richiede che siano indicati soltanto i primi tre autori seguiti da "et al." quando il numero degli autori è ≥ 4, mentre questa regola vale per *Radiology*, *J Magn Reson Imaging (JMRI)* e *AJR Am J Roentgenol (AJR)* quando il numero degli autori è ≥ 7 (Eur Radiol non specifica). Inoltre, *Invest Radiol* richiede il nome della rivista in corsivo seguito dal punto, mentre *AJR* richiede il titolo in corsivo non seguito dal punto. Infine *Eur Radiol* e *AJR* non richiedono il punto alla fine della voce bibliografica.

Le References sono l'unico elemento del paper per il quale è consigliabile una stretta aderenza allo stile della rivista, come esplicitamente indicato nelle Instructions for Authors. Per il resto, non è necessario preoccuparsi di imitare lo stile tipografico della rivista (caratteri, indentatura dei paragrafi, composizione delle tabelle ecc.). È sufficiente rispettare le regole dei *Vancouver Requirements* disponibili presso il sito web *www.icmje.org* o comunque redigere il testo secondo le regole generali descritte in questo capitolo.

10.11. "Abstract" e "Key words"

Soltanto a questo punto potrete scrivere l'Abstract, ovvero ciò che sarà, dopo il titolo, la presentazione del vostro lavoro al potenziale lettore, se il paper sarà pubblicato. Innanzitutto verificate quale tipo di abstract è richiesto, ovvero se *strutturato* (per esempio, *Radiology* e *AJR Am J Roentegenol*) o *non strutturato* (per esempio, *Eur Radiol*). Nel secondo caso non sarà esplicita la suddivisione in blocchi, ma il contenuto è analogo. Gli abstract strutturati sono costituiti da quattro sezioni non del tutto corrispondenti alle quattro sezioni del main body:

1. *Purpose* (o *Objectives*): riassume lo scopo del lavoro del lavoro e può essere ripreso dalla parte finale dell'Introduction del main body;
2. *Materials and Methods*: riassume l'analogo blocco del main body;
3. *Results*: riassume l'analogo blocco del main body;
4. *Conclusion(s)*: riassume l'interpretazione dei risultati e può essere ripreso dalla parte finale della Discussion del main body.

Nel caso dell'abstract non strutturato il contenuto delle quattro sezioni è giustapposto, senza sottotitoli e senza andare a capo all'inizio di ciascuna sezione. Le restrizioni imposte alle dimensioni dell'Abstract (spesso 250 parole, talvolta soltanto 200 parole) possono apparire un ostacolo insormontabile a chi non ha esperienza. Anche in questo caso sarà molto utile il consiglio di colleghi che hanno già affrontato questo problema. La consultazione degli abstract di paper su temi analoghi al vostro e pubblicati sulla stessa rivista può rivelarsi illuminante.

Alcune riviste richiedono *key words* libere o da scegliersi da elenchi predeterminati, per esempio il Medical Subject Headings (MeSH), il vocabolario controllato per l'indicizzazione di articoli su MEDLINE/PubMed (*http://www.nlm.nih.gov/mesh/meshhome.html*). Andrà posta attenzione alla *possibilità che le key words scelte da voi stessi determinino l'invio a revisori con esperienza e background culturali particolari, il che potrebbe portare a giudizi di valore del vostro paper molto diversi.*

10.12. Regole condivise

Una dettagliata esposizione delle regole che dovrebbero caratterizzare un orginal article di qualità sulla performance diagnostica delle tecniche di imaging è fornita da un paper di particolare rilevanza [BOSSUYT ET AL, 2003], pubblicato da *Radiology* e contemporaneamente anche da: *Annals of Internal Medicine, British Medical Journal, Clinical Chemistry, Journal of Clinical Microbiology,*

The Lancet, Nederlands Tijdschrift voor Geneeskunde. Si tratta di un vero e proprio manuale sintetico per controllare la qualità del proprio paper, che mette a disposizione un'utilissima *checklist* che evita di omettere informazioni importanti. Il titolo del lavoro è infatti: *Towards complete and accurate reporting of studies of diagnostic accuracy: the STARD initiative.* STARD è un acronimo per Standards for Reporting of Diagnostic Accuracy.

Gli autori hanno valutato criticamente 33 paper che proponevano checklist per la realizzazione di studi sulla ricerca in diagnostica. Da un primo elenco di 75 raccomandazioni potenziali ne sono stati estratte 25 ritenute realmente importanti. Una parte di queste raccomandazioni è stata trattata nelle pagine precedenti. Riteniamo tuttavia estremamente utile riportare per esteso la

Tabella 10.6. Checklist per il controllo di qualità di paper in tema di diagnostica secondo gli Standards for Reporting of Diagnostic Accuracy (STARD)

Section and Topic	Item #		On page #
TITLE/ABSTRACT/ KEYWORDS	1	Identify the article as a study of diagnostic accuracy (recommend MeSH heading 'sensitivity and specificity').	
INTRODUCTION	2	State the research questions or study aims, such as estimating diagnostic accuracy or comparing accuracy between tests or across participant groups.	
METHODS		Describe	
Participants	3	The study population: The inclusion and exclusion criteria, setting and locations where data were collected.	
	4	Participant recruitment: Was recruitment based on presenting symptoms, results from previous tests, or the fact that the participants had received the index tests or the reference standard?	
	5	Participant sampling: Was the study population a consecutive series of participants defined by the selection criteria in item 3 and 4? If not, specify how participants were further selected.	
	6	Data collection: Was data collection planned before the index test and reference standard were performed (prospective study) or after (retrospective study)?	
Test methods	7	The reference standard and its rationale.	
	8	Technical specifications of material and methods involved including how and when measurements were taken, and/or cite references for index tests and reference standard.	
	9	Definition of and rationale for the units, cutoffs and/or categories of the results of the index tests and the reference standard.	
	10	The number, training and expertise of the persons executing and reading the index tests and the reference standard.	
	11	Whether or not the readers of the index tests and reference standard were blind (masked) to the results of the other test and describe any other clinical information available to the readers.	
Statistical methods	12	Methods for calculating or comparing measures of diagnostic accuracy, and the statistical methods used to quantify uncertainty (e.g. 95% confidence intervals).	
	13	Methods for calculating test reproducibility, if done.	
RESULTS		Report	
Participants	14	When study was done, including beginning and ending dates of recruitment.	
	15	Clinical and demographic characteristics of the study population (e.g. age, sex, spectrum of presenting symptoms, comorbidity, current treatments, recruitment centers).	
	16	The number of participants satisfying the criteria for inclusion that did or did not undergo the index tests and/or the reference standard; describe why participants failed to receive either test (a flow diagram is strongly recommended).	
Test results	17	Time interval from the index tests to the reference standard, and any treatment administered between.	
	18	Distribution of severity of disease (define criteria) in those with the target condition; other diagnoses in participants without the target condition.	
	19	A cross tabulation of the results of the index tests (including indeterminate and missing results) by the results of the reference standard; for continuous results, the distribution of the test results by the results of the reference standard.	
	20	Any adverse events from performing the index tests or the reference standard.	
Estimates	21	Estimates of diagnostic accuracy and measures of statistical uncertainty (e.g. 95% confidence intervals).	
	22	How indeterminate results, missing responses and outliers of the index tests were handled.	
	23	Estimates of variability of diagnostic accuracy between subgroups of participants, readers or centers, if done.	
	24	Estimates of test reproducibility, if done.	
DISCUSSION	25	Discuss the clinical applicability of the study findings.	

Da: Bossuyt M, Reitsma JB, Bruns D E, et al. Towards Complete and Accurate Reporting of Studies of Diagnostic Accuracy: The STARD Initiative. Radiology 2003;226: 24-28 (con autorizzazione). La checklist è concepita proprio per essere utilizzata nella verifica di un paper, indicando nella colonna a destra il numero della pagina nella quale è applicata ciascuna raccomandazione.

Tabella che riassume le 25 raccomandazioni. Il consiglio pratico, soprattutto per i meno esperti, è di scrivere il proprio paper tenendo sul tavolo una copia della checklist riportata nella Tabella 10.6.

Altre regole condivise sono disponibili per articoli che riportano i risultati di studi randomizzati, il CONSORT statement [MOHER ET AL, 2001] o di metanalisi, il QUOROM statement [MOHER ET AL, 1999].

10.13. Consigli vari

Leggere le Instructions for Authors

Ripetiamo ancora l'esigenza vitale di un'attenta lettura delle *Instructions for Authors* e del rispetto dello stile della rivista, anche per evitare che, come tipicamente accade per le References, la formattazione tradisca il precedente invio ad altra rivista. È possibile tuttavia fornire una serie di ulteriori consigli.

Sequenza delle componenti. Senza considerare la *full title page*, la sequenza della vostra submission (in unico file o in più file) sarà in linea generale la seguente:

1. Abbreviated Title Page;
2. Abstract e key words;
3. Introduction;
4. Materials and methods;
5. Results;
6. Discussion;
7. References;
8. Tables;
9. Captions (Legends) for illustrations.

Molte riviste richiedono che ognuna di queste parti inizi in una nuova pagina. Tutte le pagine devono essere numerate. Gli eventuali Ringraziamenti (Acknowledgments) dovranno essere inviati in un file a parte, non visibile ai Reviewers, onde garantire l'anonimato.

Acronimi

Acronimi. Limitate l'utilizzo di acronimi a quelli di più comune utilizzo (fa qui eccezione l'abstract, nel quale la necessità di ridurre la lunghezza del testo può determinare la necessità di introdurre acronimi che potrebbero – spesso dovrebbero – non essere utilizzati nel testo). Introducete gli acronimi la prima volta che compare nel testo la loro definizione estesa e poi utilizzateli sistematicamente. Quanto detto vale anche per le abbreviazioni.

Consistency

Consistency. Utilizzate sempre la stessa denominazione per indicare un concetto, senza preoccuparvi delle eventuali ripetizioni di parole che sembrano rendere il testo poco elegante. Usate sempre le stesse unità di misura (per esempio, lunghezze sempre in mm oppure sempre in cm). In un elenco di dati numerici, utilizzate lo stesso numero di cifre decimali per tutti i dati forniti.

Anonimato

Anonimato. Se la rivista, come accade sovente, effettua una *blind review*, evitate sistematicamente qualsiasi riferimento possa rendere evidente che siete gli autori del paper. Ciò vale in particolare per il riferimento a propri lavori precedentemente pubblicati. La soluzione sarà citarli in modo impersonale o, soltanto se la prima soluzione è impraticabile, inserite la dizione "BLINDED" al posto della voce bibliografica corrispondente. Attenzione ad evitare la riconoscibilità della provenienza del paper da particolari delle figure (per esempio, la denominazione dell'Ospedale al margine delle immagini radiologiche).

"Significant". Non utilizzate mai l'aggettivo *significativo* in senso lato, ovvero per valutare la rilevanza di un risultato vostro o di altri autori o anche più semplicemente il peso di un tema nella letteratura scientifica o nella pratica clinica. Limitate strettamente l'utilizzo di questa parola all'affermazione di significatività o non significatività statistiche.

Cautela. Evitate di autovalutare la rilevanza del vostro lavoro con affermazioni eccessive e ridondanti. L'affermazione dell'assoluta novità della vostra osservazione dovrà essere preceduta da una formula rituale quale *"To the best of our knowledge, …"*. Ma è necessario che abbiate eseguito un'approfondita ricerca su MEDLINE/PubMed con molteplici parole chiave con esito negativo prima di fare una simile affermazione. Nell'eventuale critica ad altri autori ricordate che oggetto della critica sono i paper e non le persone dei loro autori (che potrebbero essere i vostri revisori…).

10.14. Quando arriva la risposta dell'Editor e la valutazione dei Revisori

Dopo circa due mesi (talvolta anche più di tre) arriva la risposta dell'Editor corredata dalla valutazione dei Revisori. La risposta dell'Editor può essere categorizzata come segue, da quella più positiva a quella più negativa:

1. accettazione del lavoro senza richiesta di modifiche;
2. richiesta di modifiche minori (*minor revision*);
3. richiesta di modifiche maggiori (*major revision*);
4. rifiuto con offerta di *resubmission*;
5. rifiuto.

L'accettazione del lavoro senza alcuna richiesta di modifiche accade raramente, ma accade. In tempi più o meno rapidi (ma mai inferiori ad alcuni mesi), dopo la correzione delle bozze (v. Paragrafo successivo) il lavoro sarà pubblicato sulla rivista.

In caso di richiesta di minor revision la probabilità di accettazione finale è molto elevata. Tale probabilità è alquanto ridotta, ma comunque ancora elevata, anche in caso di richiesta di major revision. In entrambi i casi, occorre molta attenzione. È necessario valutare punto per punto tutti i suggerimenti e tutte le critiche dei revisori ed elaborare una revisione del paper (il nuovo testo è spesso denominato con una estensione "R1", laddove "R" sta per *revision*). La maggior parte delle riviste richiede l'invio di:

1. un documento che indichi se e come si è tenuto conto di ciascun suggerimento o critica dell'Editor e dei revisori (se si valuta di non aderire a una richiesta di modifica è necessario illustrarne i motivi);

2. una copia del paper con le correzioni apportate poste in evidenza, ivi comprese le cancellazioni di parti del testo precedente (è utile a tal fine utilizzare l'apposito strumento *Revisioni* del word processor);
3. una copia del paper "pulita" (*clean copy*) con il testo definitivo, senza evidenza delle correzioni.

Una o più richieste di revisione

Di fronte a una richiesta di major revision, anche impegnativa, è quasi sempre opportuno tentare di rispondere e inviare la versione R1. Tuttavia, se ci si rende conto che uno o più revisori hanno evidenziato reali problemi di fondo che richiedono modifiche che non sono possibili (per esempio, la richiesta di dati clinici non più recuperabili) o che si ritengono troppo onerose in termini di tempo necessario (per esempio, rivalutazione di tutte le immagini o riesecuzione di procedure di segmentazione), si potrà optare per l'invio ad altra rivista, facendo comunque tesoro di tutte le osservazioni ritenute utili.

Non è infrequente che, dopo alcune settimane dall'invio della R1, giunga un'ulteriore richiesta di modifiche o perfezionamenti. Sarà allora necessario elaborare una terza versione (estensione "R2") seguendo le stesse modalità operative della R1.

Offerta di Resubmission

Talvolta ci si trova di fronte a un rifiuto del paper accompagnato da un'offerta di *resubmission*. Tale evento è molto frequente. In una recente analisi di 196 manoscritti consecutivi inviati ad *Am J Roentgenol*, 20 (10%) sono stati accettati, 106 (54%) sono stati rifiutati e 70 (36%) sono stati rifiutati ma con possibilità di *resubmission* [KLIEWER ET AL, 2004].

L'offerta di resubmission indica che l'Editor, talvolta anche in parziale dissenso rispetto alle valutazioni dei revisori, ritiene che il vostro lavoro sia interessante e intende offrirvi una seconda possibilità, ovvero vi offre di rinviare il paper alla rivista per un nuovo ciclo di valutazione nel quale uno dei revisori potrebbe essere scelto tra quelli che hanno eseguito la valutazione del primo invio. *In generale è opportuno accettare l'offerta di resubmission.* Rispetto alla richiesta di major revision, la resubmission implica un vantaggio e uno svantaggio. Il vantaggio è che non è necessario rispondere punto per punto ai revisori, né tenere conto di tutte le loro osservazioni. Lo svantaggio è che si inizia tutto daccapo, con l'elevata probabilità, se tutto va bene, di trovarsi ancora di fronte a una richiesta di minor (ma più frequentemente major) revision. Nell'esperienza di chi scrive, la resubmission allunga i tempi, ma è spesso coronata dal successo finale.

Non scoraggiatevi di fronte a uno o più rifiuti

Accade frequentemente che la risposta sia negativa, ovvero di rifiuto del vostro paper. Non scoraggiatevi. Può accadere anche a chi ha esperienza e per un paper di valore. I motivi sono molteplici. È possibile che nell'impostazione del lavoro, nel disegno dello studio, ci siano limiti di fondo, distorsioni sistematiche (bias) che avete sottovalutato. Ma è anche possibile che uno o più revisori (e l'Editor) non abbiano capito alcuni aspetti del lavoro, anche per mancanza di conoscenze specifiche. C'è sempre un elemento fortuito dato dall'assegnazione dei revisori e dalla loro disponibilità a effettuare una revisione coscienziosa. In questo caso potreste scrivere una cortese lettera all'Editor per evidenziare i limiti delle revisioni e richiedere la possibilità di effettuare una resubmission (nella quale comunque terrete conto delle osservazioni dei revisori che ritenete valide), assoggettandovi a un nuovo ciclo di valutazione.

Il rifiuto può avvenire anche in assenza di critiche metodologiche sostanziali, ma per una valutazione complessiva di non sufficiente priorità raggiunta dal vostro paper. In questo caso sarà opportuno optare per la submission ad altra rivista. Valutate comunque nel dettaglio i commenti dei revisori e fate tesoro delle loro osservazioni, una parte delle quali è quasi sicuramente utile. Modificate conseguentemente il testo e scegliete un'altra rivista tenendo conto delle nuove *Instructions for Authors*. Come già detto, se ritenete valido il vostro lavoro, potete scegliere una rivista a più alto impact factor della precedente e … incrociate le dita. Considerate anche la possibilità della submission a una rivista non radiologica. In ogni caso, abbiate fiducia in voi stessi. Se non ci sono gravi errori metodologici di fondo o difetti insormontabili (per esempio, la mancata approvazione del Comitato Etico), il vostro lavoro troverà spazio in un rivista con impact factor o almeno indicizzata su MEDLINE/Pubmed.

Chi non ha esperienza può ragionevolmente ritenere che dopo una o più risposte di rifiuto, una resubmission e una o due revisioni, ricevuta la lettera di accettazione del paper da parte dell'Editor, la fatica sia finalmente conclusa. Purtroppo non è così, anche se gli ultimi step finali, spesso ancora impegnativi, si affrontano a cuor leggero, sapendo che il risultato è ormai acquisito. Quali ultimi step?

Si tratta della risposta alle *queries* che l'ufficio editoriale della rivista pone agli autori. Alcune riviste hanno personale di altissima qualificazione che compone il testo comprendendone il significato in ogni dettaglio e che per ogni problema propone soluzioni per le quali comunque pretende l'assenso esplicito degli autori. Spesso in tale fase vengono scoperti errori di trascrizione, incongruenze tra abstract e testo, tra testo e figure o tra testo e tabelle, imprecisioni nelle references. È capitato a chi scrive che su un paper accettato dopo una resubmission e due revisioni, l'ufficio editoriale della rivista, in fase di composizione del testo, ponesse circa 90 queries, ciascuna delle quali richiedeva una risposta. La soluzione di taluni problemi implica talvolta un vorticoso flusso di e-mail tra voi e l'ufficio editoriale con proposte e controproposte fino a che non si trova la soluzione più adatta.

Per gli autori di lingua madre non inglese questa fase è aggravata dal fatto che alcune riviste effettuano un *rewording* del testo per rendere lo stile linguistico più elegante e comprensibile. Tuttavia, la pur elevata professionalità di coloro che realizzano questo *restyling* non può evitare l'introduzione di clamorosi errori determinati dal semplice fatto che non è stato capito il concetto che volevamo esprimere (forse l'avevamo espresso male?) e quindi la nuova versione inglese del testo è sì molto elegante ma dice un'altra cosa, talvolta l'opposto di ciò che volevamo significare. Questo è il motivo per il quale le riviste più qualificate chiedono sempre l'assenso degli autori per qualsiasi modifica venga introdotta nel testo, anche per il semplice spostamento di una virgola.

Se il controllo minuzioso del testo è effettuato in una fase precedente su un testo ancora dattiloscritto, il controllo delle bozze fotocomposte è "solo" una verifica finale che implica un impegno relativo. Spesso, tuttavia, composizione delle bozze, richiesta di queries e modificazioni del testo originario da parte dell'ufficio editoriale (anche senza specifiche segnalazioni nel testo) si sommano in una sola fase.

In questo caso la *correzione delle bozze* è veramente faticosa. Occorre stampare le bozze su carta e controllare ogni parte del testo, comprese non solo le tabelle e le didascalie delle figure ma anche i nomi degli autori e le loro affiliazioni, perché l'errore è sempre possibile per motivi tecnici (il salto di una tabulazione in una tabella; problemi di conversione del file con simboli algebrici che si trasformano in quadrati, numeri in apice che scendono sulla riga, ecc.) ma anche a causa di errori umani (trasposizione di parti di testo, cancellazione di interi paragrafi, inversione speculare o rotazione di immagini, attribuzione errata di didascalie a figure, trasposizione di figure e parti di figure, ecc.). Se non rileggete le bozze o lo fate in modo distratto o, peggio ancora, delegate la cosa a chi non ha lavorato alla redazione del testo, il risultato potrebbe essere pessimo. E la responsabilità sarà solo... vostra.

Quando si ritiene elevata la difficoltà di cogliere eventuali errori nel testo e nelle tabelle impaginati dall'ufficio editoriale della rivista, l'unica soluzione è il controllo incrociato da realizzarsi come segue: uno degli autori legge a voce alta il testo dattiloscritto finale e un altro autore, possibilmente il principale estensore del paper, verifica che nelle bozze non vi siano errori di trascrizione e sia mantenuto tutto il significato originario. In ogni caso, una *doppia lettura* indipendente con due autori che controllano le bozze garantisce un risultato migliore (come nello screening mammografico del carcinoma mammario!).

La correzione delle bozze dovrebbe essere effettuata in modo professionale secondo un linguaggio simbolico del quale esistono almeno tre versioni, quella europea continentale, quella britannica e quella americana [GUSTAVII, 2003]. Questi sistemi sono basati sulla scrittura a penna di simboli nel testo e sull'apposizione di richiami al margine con eventuale aggiunta del testo mancante. È tuttavia sufficiente che le correzioni necessarie siano chiare ed evidenti. Sarà necessario l'invio delle bozze corrette mediante fax. Un'alternativa è l'attuale disponibilità di strumenti digitali di commento al file *pdf*, con inserimento di richiami nel testo e di caselle di commento. Se le correzioni sono numerose e complesse, è utile allegare anche un documento che elenchi tutte le correzioni nella forma classica dell'*Errata-Corrige*, ovvero indicando per ogni correzione richiesta: numero di pagina, colonna, numero di riga, testo da modificare e testo modificato.

Lo ripetiamo ancora una volta. Non sottovalutate la correzione delle bozze. È l'ultima occasione che avete per correggere gli errori. È capitato più volte a chi scrive di accorgersi di errori importanti che erano contenuti nel testo originario o in un grafico creato all'epoca della prima presentazione congressuale di quel lavoro, sfuggito all'analisi dei revisori e a tutte le versioni successive del lavoro. Solo la stampa su carta e la lettura della pagina fotocomposta consente di osservare il tutto in modo nuovo e di scoprire l'errore.

10.15. Alcune considerazioni conclusive

Tempi lunghi   Quanto fin qui detto spiega perché i tempi della produzione scientifica siano molto più lunghi di quanto possano ritenere coloro che non si dedicano a questa faticosa attività. Tra l'ideazione di un lavoro prospettico (anche un semplice studio di accuratezza diagnostica) e la sua pubblicazione il tempo si misura in anni.

Il calcolo è presto fatto. Ideazione e discussione sulla base di casi aneddotici (2 mesi); redazione del protocollo per il Comitato Etico (un mese); approvazione da parte del Comitato Etico (2-3 mesi); arruolamento dei pazienti (6-12 mesi); raccolta e analisi dei dati (2-3 mesi); redazione del paper e online submission (2 mesi); attesa della risposta dell'Editor (2 mesi); redazione della risposta ai revisori e redazione della versione R1 (un mese); ritorno all'autore delle bozze (3 mesi); tempo di attesa per la pubblicazione (6 mesi); tempo totale 26-34 mesi, ovvero 2-3 anni. È vero che la pubblicazione *online first*, ovvero la disponibilità del paper sul sito Internet della rivista qualche mese prima della pubblicazione a stampa può accorciare la fase finale, ma chi ha esperienza concreta in questo campo converrà che molte delle valutazioni precedenti sui tempi delle singole fasi sono molto... ottimistiche. In caso di studi randomizzati con gruppo di controllo o di trial multicentrici, i tempi di quasi tutte le fasi sono molto più lunghi rispetto a quanto prospettato poco sopra.

E allora? Ne vale la pena? Talvolta quando si confronta il risultato con il tempo impiegato per raggiungerlo, non solo in termini di intervallo temporale ma anche e soprattutto in termini di ore-uomo dedicati a tutte le fasi di realizzazione, la domanda si pone inevitabilmente.

La risposta è soggettiva. Chi scrive è a favore di un'entusiastica risposta affermativa sulla base della ragione e della passione.

Sulla base della ragione perché non vi è dubbio che anche in campo radiologico valga l'assunto generale secondo il quale laddove si fa ricerca si è in grado di offrire al paziente un più avanzato grado di conoscenze che si traducono in migliori capacità di diagnosi e di cura. Fare ricerca in prima persona e lavorare affinché in un Servizio di Radiologia si crei un ambiente favorevole alla produzione scientifica significa operare a favore dei pazienti, missione centrale dell'impegno di un medico. Già questo ragionamento può motivare la passione.

Ma la passione trae origine anche da un'altra fonte, una fonte che assume nel tempo una rilevanza almeno pari a quella della ragione esposta poc'anzi. È la passione di un gioco mondiale per il quale, oggi ancora più di ieri grazie alla comunicazione digitale mediante la rete, potete interagire con i migliori esperti mondiali del vostro campo. Sono i revisori delle riviste internazionali. Potete misurarvi con il loro giudizio e imparare le regole del gioco della scienza "facendola", sul campo.

Scrive Luca Cavalli-Sforza concludendo la sua autobiografia [Cavalli-Sforza, 2005]:

"Trovo che il mio bisogno di essere sempre attivo abbia qualche somiglianza con la condizione di un bambino che gioca incessantemente, cambiando gioco ogni tanto. È naturale che il lettore pensi che se posso farlo è perché l'attività scientifica, in fondo, è equivalente a un gioco. Lo è senz'altro, nel senso che impegna tanto quanto un gioco, ma è diversa da molti giochi in quanto si pone uno scopo preciso, e non a breve termine".

La ricerca scientifica quindi come uno stupendo gioco dai tempi lunghi, al quale appassionarsi in sé (per il piacere intellettuale della conoscenza che essa dà, al di là di ogni ambizione accademica o di carriera) e per sé (per il riflesso in termini di elevamento qualitativo dell'attività clinica). Non si può ignorare il fatto che, là dove si fa ricerca, diagnosi e cura raggiungono standard qualitativi più elevati.

Ogni gioco ha le sue regole. Speriamo che le pagine di questo volume abbiano contribuito a spiegare alcuni aspetti di quelle che governano la ricerca in Radiologia.

Bibliografia

Bossuyt M, Reitsma JB, Bruns D E, et al. Towards Complete and Accurate Reporting of Studies of Diagnostic Accuracy: The STARD Initiative. Radiology 2003;226:24-28.

Cavalli-Sforza L, Cavalli-Sforza F. Perché la scienza. L'avventura di un ricercatore. Milano: Mondadori, 2005.

Gustavii B. How to write and illustrate a scientific paper. New York: Cambridge University Press, 2003.

Kerkut GA. Choosing a title for a paper. Comp Biocehem Physiol 1983;74A:1. Citato in: Gustavii B. How to write and illustrate a scientific paper. New York: Cambridge University Press, 2003.

Kliewer MA, DeLong DM, Freed K, et al. Peer review at the American Journal of Roentgenology: how reviewer and manuscript characteristics affected editorial decisions on 196 major papers. AJR Am J Roentgenol 2004;183:1545-1550.

Miguel-Dasit A, Marti-Bonmati L, Aleixandre R, Sanfeliu P, Bautista D. Publication of material presented at radiologic meetings: authors' country and international collaboration. Radiology 2006b;239:521-528.

Miguel-Dasit A, Marti-Bonmati L, Sanfeliu P, Aleixandre R. Scientific papers presented at the European Congress of Radiology 2000: publication rates and characteristics during the period 2000-2004. Eur Radiol 2006a;16:445-450.

Miguel-Dasit A, Marti-Bonmati L, Sanfeliu-Montoro A, Aleixandre R, Valderrama JC. Scientific papers presented at the European Congress of Radiology: a two-year comparison. Eur Radiol 2006c;17:1372-1376.

Moher D, Cook DJ, Eastwood S, Olkin I, Rennie D, Stroup DF. Improving the quality of reports of meta-analyses of randomised controlled trials: the QUOROM statement. Quality of Reporting of Meta-analyses. Lancet 1999;354:1896-1900.

Moher D, Schulz KF, Altman DG. The CONSORT statement: revised recommendations for improving the quality of reports of parallel-group randomised trials. Lancet 2001;357:1191-1194.

Rogers SM. Mastering scientific and medical writing. Berlin: Springer, 2007.

Sardanelli F, Podo F, D'Agnolo G, et al. Multicenter comparative multimodality surveillance of women at genetic-familial high risk for breast cancer (HIBCRIT study): interim results. Radiology 2007;242:698-715.

World Medical Association, 2004. Helsinki Declaration. http://www.wma.net/e/policy/b3.htm. Ultima consultazione: 9 aprile 2008.

<h1 style="text-align:right; color:#2e5ba8">Indice analitico e dei Nomi</h1>

I

Imaging analysis, 206
Imaging protocol, 206
Impact factor, 183
Impatto degli studi radiologici, 4-5, 5 tabella, 162
Imperfect standard bias, 163, 171-172
Incorporation bias, 173
Indici di
    dispersione, 44-46
    posizione o tendenza centrale, 42-44
International English, 186
Interosservatore, variabilità, v. Riproducibilità
Interpretazione, bias, 171
Interstudio, variabilità, 123
Intervalli di confidenza, 48, 49, 53-56, 76
Intraindividuale, studio, 145
Intraosservatore, variabilità, v. Riproducibilità
Introduzione, come si scrive, 203-204
Ipotesi
    nulla (H_0), 58
    sperimentale (H_1), 57, 58
ISI-Thomson Scientific, Journal Citation Report, 183, 185 tabella, 198 tabella
Istogramma, 37

J

JARVIK JG, 3

K

Kappa di Cohen, 131-135
Kappa pesata, 135
KELLY S, 162
KERKUT GA, 200
Key words, 212
KLIEWER MA, 216
KOCH GG, 134

Kruskall-Wallis, test di, 96-97
KUHN T, 59
KUNO S, 113

L

La Radiologia Medica, 185
LANDIS JR, 134
Lead time bias, 173, 174 figura
LEHMAN CD, 166
LEISENRING W, 88
Length bias, 173, 174 figura
Lettere all'Editor, 180
Lettori, bias, 171
Lettura indipendente, 147
Lettura, bias, 173-174
LI AH, 102
Likelihood ratio, positivo e negativo, 24-25
Limits of agreement, metodo di Bland-Altman, 124 nota
Linee-guida, 3
Livelli di evidenza, 157-159, 158 tabella
Longitudinali, studi, 141, 144
LUIS PCA, 1
LUPO EN, X

M

MACKENZIE R, 4
MACMAHON B, 143
Major revision, 215-216
MANCARDI G, VIII
Mann-Whitney, test U, 93-94
Matching, 144
Materiali e metodi, 204
MCNEMAR Q, 83, 88
    Test di McNemar, 85-88
Media (aritmetica), 42, 44 figura
    campionaria, 47
Mediana, 42-43, 44 figura
Medical Subject Headings, MeSH, 212
MEDINA LS, 3
MeSH, Medical Subject Headings, 212

Finito di stampare nel mese di maggio 2008